Günther Kundt
Helga Krentz
Änne Glass

# Epidemiologie
## und
# Medizinische Biometrie

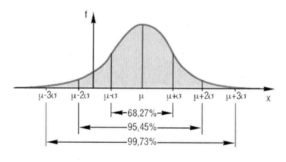

Eine kurzgefasste übersichtliche Einführung
Mit Prüfungsfragen und Übungsaufgaben

14. überarbeitete Auflage

Berichte aus der Statistik

**Günther Kundt**
**Helga Krentz**
**Änne Glass**

# Epidemiologie und Medizinische Biometrie

Eine kurzgefasste übersichtliche Einführung
mit Prüfungsfragen und Übungsaufgaben

14. überarbeitete Auflage

Shaker Verlag
Düren 2019

**Bibliografische Information der Deutschen Nationalbibliothek**
Die Deutsche Nationalbibliothek verzeichnet diese Publikation in der Deutschen
Nationalbibliografie; detaillierte bibliografische Daten sind im Internet über
http://dnb.d-nb.de abrufbar.

ISBN 978-3-8440-6991-4
ISSN 1619-0963

Shaker Verlag GmbH • Am Langen Graben 15a • 52353 Düren
Telefon: 02421 / 99 0 11 - 0 • Telefax: 02421 / 99 0 11 - 9
Internet: www.shaker.de • E-Mail: info@shaker.de

# Vorwort

Epidemiologie und Medizinische Biometrie sind Grundlagenfächer in vielen Studiengängen, so auch in der Medizin, der Psychologie und den Sozialwissenschaften. Bei den meisten Studenten sind sie wegen ihrer formalen Struktur nicht sehr beliebt. Sie haben eher ein unterkühltes Verhältnis zu diesen Fächern. Ursache ist die Verquickung üblicher Berührungsängste vor dem allzu formalen Gegenstand mit einer gehörigen Distanz des Faches zu ihrem Berufsbild. Eine Verbesserung der Motivation durch eigene wissenschaftliche Aktivitäten ist in der Regel erst zu einem späteren Zeitpunkt erreichbar. Der Student soll seine eigene Verantwortung gegenüber dem Studiengang wahrnehmen. Dieses Buch wird dabei zur Zeitersparnis beitragen und die Beschäftigung mit dem Inhaltlichen unterstützen.

Den Studenten der Medizin an der Universität Rostock stellen wir für das Querschnittsfach "Epidemiologie, Medizinische Biometrie und Medizinische Informatik" dieses Vorlesungsskript zur Verfügung. Dieses Buch kann und soll kein Lehrbuch ersetzen, sondern versteht sich als begleitender Text zur Vorlesung. Die Einführung in methodische Grundlagen wird durch viele leicht verständliche Beispiele ergänzt. Eine Reihe von Übungsaufgaben, deren ausführliche Lösungen im Kapitel 9 zu finden sind, erleichtert das Verständnis und den Einstieg in dieses Fach. Wichtige Begriffe werden im Kapitel 10 kurz erläutert.

In jedem Kapitel sind unterstützende MC-Fragen eingebunden, die freundlicherweise mit Absprache des Urhebers, dem IMPP (Institut für Medizinische und Pharmazeutische Prüfungsfragen) in Mainz, genutzt werden dürfen. Diese MC-Fragen sind immer am Seitenrand durch das Symbol

gekennzeichnet und am Ende des Buches wird die richtige Lösung genannt.


Ganz besonders möchten wir an dieser Stelle auf eine zusätzliche Lernunterstützung hinweisen. Das „Rostocker Biometriesystem" (ROBISYS) ist von uns als E-Learning Variante geschaffen worden und steht unter

https://ibima.med.uni-rostock.de/teaching/elearning/

zur Verfügung.
Es enthält folgende 4 Module:

- Deskriptive Statistik,
- Validierung diagnostischer Verfahren,
- Randomisierung,
- Grundlagen der modernen Epidemiologie.

Sie sind eng an die Texte dieses Vorlesungsskripts angelehnt, enthalten jedoch spezifische interaktive Übungselemente, die ein Buch nicht leisten kann.

Die Autoren möchten sich bei allen bedanken, die durch Fragen und Kritiken die heutige Form des Buches beeinflusst haben; ganz besonders bei Frau Almut Brauer, die mit unermüdlichem Einsatz und viel Engagement das druckfertige Manuskript erstellt hat, Herrn Frank Thiesen, der in bewährter Weise die sorgfältige Bearbeitung sämtlicher grafischer Abbildungen übernommen hat und Herrn Frank Weber, TU Dortmund, für die kritische Durchsicht.

Unser Dank gilt auch allen Rostocker Studenten der Humanmedizin und der Medizinischen Biotechnologie, die gemeinsam mit uns und dem „Gelben Skript" durch „Epi" gehen. Stellvertretend möchten wir an dieser Stelle die studentischen Tweedback-Rückmeldungen vom Tag des Dialogs (17. Mai 2018) an der Universitätsmedizin Rostock einfügen:

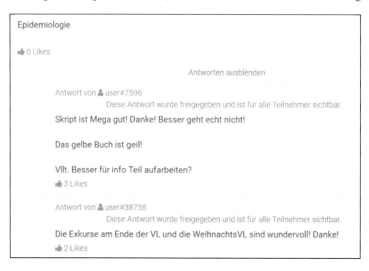

Wir wünschen allen Lesern viel Erfolg bei der Beschäftigung mit diesem Buch.
Hinweise, kritische Bemerkungen und Vorschläge zur Verbesserung nehmen wir gerne entgegen.

*Rostock, September 2019*                    *Änne Glass*


aenne.glass@uni-rostock.de

2

# Inhaltsverzeichnis

# 1    Einleitung

Die Epidemiologie und die Medizinische Biometrie lassen sich heute aus der Medizin nicht mehr wegdenken, sowohl um Forschung zu betreiben als auch um deren Ergebnisse in der Praxis anzuwenden.

Das primäre Ziel medizinischer Forschung ist es, Fragen zu beantworten, um das Wissen über Krankheiten, ätiologische Zusammenhänge, Diagnoseverfahren oder Therapiemöglichkeiten zu vergrößern und damit die Versorgung der Patienten zu verbessern. Zuverlässige Antworten auf solche Fragen erhält man, indem man Untersuchungen oder Experimente gut plant, ausführlich beschreibt und aufschlussreich interpretiert.

In der Medizin sind Erkenntnisse und Entscheidungen, anders als bei den exakten Naturwissenschaften, mit Unsicherheit behaftet. Aussagen sind nur in Verbindung mit Wahrscheinlichkeiten, als probabilistische Aussagen möglich. Deshalb lassen sich die Eigenschaften eines Individuums oder medizinisch-biologische Abläufe nur abschätzen, aber niemals exakt berechnen oder vorhersagen. Die Statistik als die Wissenschaft des Zufalls stellt Methoden zur Verfügung, um allgemein gültige Aussagen trotz der Unberechenbarkeit der Einzelvorgänge herzuleiten.

Obwohl die Medizin eine Jahrtausende alte Wissenschaft ist, können erst seit einigen Jahrzehnten neue Erkenntnisse in der medizinischen Forschung mit statistischen Methoden abgesichert werden.

Statistische Anfänge sind schon im Altertum begründet. Im Alten Testament wird im 4. Buch Mose eine Volkszählung erwähnt und es sind Volkszählungen aus Ägypten und Griechenland bekannt.

Bis ins 18. Jahrhundert hinein wurde Statistik fast ausschließlich für staatliche und bevölkerungspolitische Zwecke benutzt. Im 17. Jahrhundert entstanden an deutschen Universitäten Lehrstühle für Statistik, deren Aufgabe darin bestand, Zustände und Vorgänge eines Staates, insbesondere der Bevölkerung, des Heeres und des Gewerbes, übersichtlich darzustellen. Daraus entwickelte sich die **beschreibende (deskriptive) Statistik.**

Außerdem wurden zu dieser Zeit statistische Methoden in der Spieltheorie benutzt, um die Gewinnchancen bei Glücksspielen zu errechnen. Damit wurde die Wahrscheinlichkeitsrechnung wesentlich bereichert.

In diesem Zusammenhang sind Mathematiker wie Galileo Galilei (1564-1642), Blaise Pascal (1623-1662), Christiaan Huygens (1629-1695), Pierre Simon Marquis de Laplace (1749-1827) und Carl Friedrich Gauss (1777-1855) zu nennen.

| Galilei | Pascal | Huygens | de Laplace | Gauss |

Die Wahrscheinlichkeitsrechnung war die Grundlage für die Entwicklung der **schließenden (induktiven) Statistik,** die im Wesentlichen erst im letzten Jahrhundert entstand. Nun war es möglich, aufgrund einer relativ kleinen Stichprobe Aussagen bezüglich einer Grundgesamtheit herzuleiten. Dabei sind besonders hervorzuheben William Sealy Gosset (1876-1937), Karl Pearson (1857-1936) und Sir Ronald Aylmer Fisher (1890-1962).

Gosset          Pearson          Fisher

Die Anwendung der Statistik in der Medizin so wie es derzeit üblich ist, hat sich noch lange verzögert. Erst im 20. Jahrhundert setzten sich die entwickelten Methoden zögerlich durch. Das Aufkommen leistungsfähiger Computer und benutzerfreundlicher Software zu Beginn der 80er Jahre führten zu einer enormen Vereinfachung und Beschleunigung statistischer Berechnungen und zur Akzeptanz der Statistik in der Medizin.
Jeder Mediziner, der forscht und publiziert, benötigt statistische Methoden, um Untersuchungen durchzuführen, deren Ergebnisse darzustellen und zu verallgemeinern.

Die Aufgabe der beschreibenden Statistik ist es, sich einen Überblick über das vorhandene Datenmaterial (Untersuchungsmaterial) zu verschaffen. Zustände und Vorgänge werden mit Hilfe von Tabellen, grafischen Darstellungen, Verhältniszahlen und typischen Kenngrößen beschrieben. Diese Situation ist mit einer medizinischen **Befunderhebung** vergleichbar.

Die charakteristischen Eigenschaften können
**1. zahlenmäßig** dargestellt werden durch:

| | | |
|---|---|---|
| Mittelwert | Standardabweichung | Varianz |
| Median | Quartilsabstand | Standardfehler |
| Modus | Spannweite | Konfidenzintervall |
| Quartile | Schiefe | Häufigkeiten |
| Perzentile | Exzess | Anzahl |

**2. grafisch** dargestellt werden durch:

| | |
|---|---|
| Balkendiagramme | Boxplots |
| Liniendiagramme | Histogramme |
| Kreisdiagramme | Streudiagramme |
| Fehlerbalkendiagramme | Normalverteilungsdiagramme |

Im Anschluss müssen diese Eigenschaften, diese Ergebnisse dann interpretiert werden, das heißt aus ihnen werden Schlussfolgerungen im Sinne einer **Diagnosestellung** gezogen (siehe Kapitel 7).

# Epidemiologie

## 2   Grundlagen und Grundbegriffe

### 2.1  Einführung

Die Epidemiologie befasst sich mit der Untersuchung der Verteilung von Krankheiten und Krankheitsfolgen in Bevölkerungsgruppen sowie mit den Faktoren, die diese Verteilung beeinflussen. Dabei interessieren verbreitete Krankheiten genauso wie seltene Krankheitsbilder; der Fokus ist also keineswegs auf die Untersuchung von Epidemien und deren Entstehung beschränkt, obwohl der Begriff „Epidemiologie" dies vermuten lässt und auch ursprünglich davon abgeleitet wurde (exakt setzt sich „Epidemiologie" aus den griechischen Worten **epi** = über, **demos** = das Volk und **logos** = die Lehre zusammen und beschreibt „die Lehre von dem, was mit dem Volk geschieht").

Wer epidemiologische Erkenntnisse gewinnen möchte, wird **„epidemiologische Methoden"** kennen und richtig anwenden müssen. Dazu gehört zur Beschreibung des Krankheitszustands und der Krankheitsentwicklung einer Bevölkerungsgruppe die Verwendung (und das Verstehen) spezifischer **epidemiologischer Maßzahlen.**

Ist eine erste Deskription von Erkrankungshäufigkeiten erfolgt, stellt sich in der Regel die Frage nach den *Ursachen* der ermittelten Krankheitsverteilungen. Das geschieht
- durch die Darstellung des Zusammenhangs zwischen möglichen *Risikofaktoren* und den *Krankheits- (oder Todesfällen),*
- seiner *Quantifizierung* sowie
- durch Vergleiche, inwieweit betrachtete Risiken unterschiedlich sind.

Dazu werden spezifische **vergleichende epidemiologische Maßzahlen** verwendet.

Für die Durchführung von epidemiologischen Untersuchungen stehen unterschiedliche **Typen von Studien** zur Verfügung. Je nach Untersuchungsziel müssen verschiedene Studiendesigns zur Anwendung kommen, die sich in ihrer Art und Aussagefähigkeit unterscheiden. Dabei ist zum einen ein prospektiver Ansatz möglich *(und empfehlenswert)*, zum anderen (zum Beispiel bei sehr seltenen Erkrankungen und langer Latenzzeit) eine retrospektive Vorgehensweise notwendig und möglich.

Wer solide wissenschaftliche epidemiologische Untersuchungen durchführen möchte, wird somit
- eine richtige Vorgehensweise wählen müssen,
- die Beschreibung von Krankheitshäufigkeiten unter Verwendung üblicher epidemiologischer Maßzahlen vornehmen müssen
- und die Resultate von Vergleichen adäquat darzustellen haben unter Verwendung vergleichender epidemiologischer Maßzahlen.

Die folgenden Ausführungen in diesem Buch bilden dafür eine Grundlage. Zusätzlich steht innerhalb des „Rostocker Biometriesystems" (ROBISYS) das E-Learning Modul „Grundlagen der modernen Epidemiologie" unter der Internetadresse

http://ibima.med.uni-rostock.de/teaching/elearning/

zur Verfügung. Er ist eine sehr empfehlenswerte Möglichkeit, moderne Methoden der Epidemiologie zu erlernen und geeignet anwenden zu können.

## 2.2   Epidemiologische Maßzahlen

### 2.2.1   Maße von Krankheitshäufigkeiten

Maße für die Krankheitshäufigkeit müssen grundsätzlich unabhängig sein von der Größe der Bevölkerungsgruppe. Dazu relativiert man und setzt die Anzahl der Erkrankungsfälle in Bezug zur Anzahl der (unter Krankheitsrisiko stehenden) Personen in einer Bevölkerungsgruppe.

**Punktprävalenz P:** Anzahl M der Fälle einer bestimmten Krankheit zu einem bestimmten Zeitpunkt bezogen auf die betrachtete Population von N Personen, die bis dahin unter Risiko gestanden haben (aussagekräftig bei chronischen, lang andauernden Erkrankungen).

$$P = \frac{M}{N}$$

$$0 \le P \le 1$$

*Prävalenz* ist der aktuelle **Krankenstand** für eine **bestimmte Krankheit** zu einem **bestimmten Zeitpunkt** (Stichtag). Damit ist sie eine „Augenblicksaufnahme" und ermöglicht, den aktuellen Krankenstand abzulesen. Sie ist im Prinzip dimensionslos; eine Prozentangabe ist möglich.

**Beispiel 2.1:** Aus der Bevölkerung von Stockholm wurde eine Stichprobe von insgesamt 1038 Frauen im Alter von 70-74 Jahren ermittelt. Nach einer Untersuchung wurden 70 als an rheumatoider Arthritis erkrankt eingestuft. Die Punktprävalenz der rheumatoiden Arthritis war

$$P = \frac{70}{1038} = 0.067 \quad \text{für Frauen im Alter von 70 - 74 Jahren}$$

## MC-1

Bei einem Screeningprogramm an 500 Männern im Alter von 65 Jahren wurde in 80 Fällen eine bestimmte Erkrankung diagnostiziert. Dann betrug die Prävalenz für diese Erkrankung bei 65-jährigen Männern

(A)     65/80=0.81
(B)     500/80=6.25
(C)     80
(D)     80/500=0.16
(E)     keine der Angaben (A)-(D) ist richtig

## MC-2

Zum Zeitpunkt der Einberufung wurde in den Niederlanden an 19-jährigen Wehrpflichtigen ein Screening durchgeführt, das auch einen standardisierten Intelligenztest miteinschloss.
Von insgesamt 150000 getesteten Männern hatten 6000 eine leichte geistige Behinderung.
Dann beträgt die Prävalenz für die 19-jährigen Wehrpflichtigen

(A)     6000
(B)     150000
(C)     6000/150000=0.04
(D)     19
(E)     keine der Angaben (A)-(D) ist richtig

11

**Perioden–Prävalenz PP:** Anzahl (M+IN) der an einem bestimmten *Stichtag vorhandenen* (M) und innerhalb eines bestimmten (kurzen) *Zeitabschnitts aufgetretenen* (IN) Krankheitsfälle bezogen auf insgesamt N unter Risiko stehenden Personen in der Gesamtpopulation (aussagekräftig bei akuten, kurzzeitigen Erkrankungen)

$$PP = \frac{M + IN}{N}$$

Beide Prävalenzbegriffe gelten als Zustandsbeschreibung einer Krankheit.

**Kumulative Inzidenz CI:** Anzahl IN der Fälle einer bestimmten Krankheit innerhalb eines speziellen Zeitintervalls bezogen auf insgesamt N Personen, die am Beginn des Zeitintervalls unter Risiko stehen.

$$CI = \frac{IN}{N}$$

Zähler und Nenner schließen nur Personen ein, die zu Beginn des Zeitraumes nicht an der Krankheit erkrankt waren und somit ein Risiko bestand, dass sie an ihr erkranken. Die **kumulative Inzidenz** gibt somit die Größenordnung der Population an, die im Sinne der betrachteten Krankheit von einem krankheitsfreien Zustand zu Beginn des Zeitraumes in einen Krankheitszustand innerhalb des Zeitraumes wechselt. Der Zähler ist also eine Untergruppe des Nenners. Die kumulative Inzidenz wird direkt durch die Länge des Beobachtungszeitraumes beeinflusst; je länger der Zeitraum, desto größer die kumulative Inzidenz. Daher muss die kumulative Inzidenz stets gemeinsam mit der Länge des Beobachtungszeitraumes angegeben werden und diese in der Interpretation der für die kumulative Inzidenz ermittelten Werte mit aufgenommen werden.

*Inzidenz* ist folglich die *Neuerkrankungsrate* einer *bestimmten Krankheit* innerhalb eines *bestimmten Zeitraumes*.

**Beispiel 2.2:** Von insgesamt 3076 Männern im Alter von 20 bis 64 Jahren, die 1981 in der Kunststoffherstellung tätig waren, erkrankten von 1981 bis 1990 genau 11 an einem Hirntumor.

$$CI = \frac{11}{3076} = \underline{0.004} \quad \text{pro 10 Jahre}$$

Die **kumulative Inzidenz** lässt sich sehr einfach berechnen. Bei ihrer Definition setzt man jedoch im Prinzip voraus, dass die betrachtete Population sich während der Beobachtungsperiode nicht ändert, also keine Geburten, Todesfälle und Wanderungsbewegungen stattfinden. Die Annahme der stabilen Population ist im Normalfall eher fiktiv, üblicherweise sind hier Veränderungen zu unterstellen. Aus diesem Grund erscheint es sehr sinnvoll, eine weitere Inzidenzdefinition einzuführen. Diese sollte sich prinzipiell nicht nur auf eine neue Nennerdefinition stützen, sondern sollte auch die Zählerdefinition konkretisieren. So ist im Einzelfall zu überdenken, ob und in welchem Maße Wiedererkrankungen zugelassen sind. Betrachtet man etwa die Inzidenz von Erkältungserkrankungen über einen Zeitraum von einem

Jahr, so ist eine Wiedererkrankung möglich, und es ist zu fragen (und festzulegen), ob eine zweimal während des Jahres erkältete Person einmal oder zweimal in den Zähler eingehen soll.

**Inzidenz I:** Anzahl IN der Fälle einer bestimmten Krankheit innerhalb eines bestimmten Zeitintervalls bezogen auf die Summe PJ der Zeiträume, in denen jeder einzelne während des Beobachtungszeitraumes an der Krankheit erkranken konnte.

$$I = \frac{IN}{PJ}$$

Für jeden einzelnen besteht die Risikozeit aus dem Zeitraum, in dem er sich in der Studienbevölkerung befindet und nicht an der fraglichen Erkrankung erkrankt ist, somit also für ihn noch ein Erkrankungsrisiko besteht.

Sei $t_i$ die Zeit, in der das Individuum i krankheitsfrei unter Risiko stand. Dann ergibt sich PJ, der Nenner von I, als Summe der Risikozeiträume $t_i$ aller N Personen, das heißt

$$PJ = \sum_{i=1}^{N} t_i$$

Indem man die Anzahl der Erkrankungsfälle durch die „Risikozeit" PJ dividiert, berücksichtigt man die Dauer des Beobachtungszeitraumes. Außerdem kann auf diese Weise Probanden Rechnung getragen werden, die erst während des Beobachtungszeitraumes in die Population aufgenommen werden oder diese vorzeitig verlassen, sei es durch Migration, konkurrierende Erkrankungen oder sonstige Gründe.

Sollte die Risikozeit für jeden einzelnen nicht vorliegen, kann eine Annäherung an die Gesamtrisikozeit erreicht werden, indem man den Durchschnitt der Bevölkerungsgröße zu Beginn und am Ende des Beobachtungszeitraumes mit der Zeitdauer multipliziert. Eventuell kann man auch die Bevölkerungsgröße in der Mitte des Beobachtungszeitraumes zur Annäherung heranziehen.

**Beispiel 2.3:** Von 100 Männern im Alter von 50 bis 60 Jahren, die starke Raucher waren, erkrankten vom 1.1. bis 31.12. eines Jahres genau 10 an einem Herzinfarkt. Dabei traten zwei Erkrankungsfälle im Januar, zwei im Februar, drei im März, einer im April und zwei im September auf. Für die 90 nicht erkrankten Männer betrug die Risikozeit jeweils genau ein Jahr. Geht man davon aus, dass die Erkrankungsfälle im Durchschnitt in der Mitte eines Monats auftraten, so ergibt sich für die 10 erkrankten Männer eine Gesamtrisikozeit von

$$1/12 + 3/12 + 7.5/12 + 3.5/12 + 17/12$$
$$= 32/12 = 2.67 \text{ Jahren.}$$

Die Gesamtrisikozeit aller 100 Männer beträgt demnach 92.67 Jahre und für die Inzidenz ergibt sich

$$I = \frac{10}{92.67} = \underline{0.108} \quad \text{pro Jahr für stark rauchende Männer zwischen 50 und 60 Jahren.}$$

## MC-3
Während der ersten 8 Jahre der Framingham-Studie entwickelten 45 pro 1000 Personen, die ohne Krankheit in die Studie aufgenommen worden waren, eine koronare Herzkrankheit.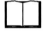

Welche der nachfolgenden epidemiologischen Maßzahlen erfasst diesen Sachverhalt?

(A)   Prävalenzrate
(B)   Periodenprävalenz
(C)   Inzidenzrate
(D)   standardisierte Morbiditäts-Ratio
(E)   attributales Risiko

**Merke:**

Die Prävalenz einer Krankheit ist abhängig von

- der (durchschnittlichen) Krankheitsdauer
  je größer die Dauer, desto größer die Prävalenz

- Inzidenz
  eine größere Anzahl Neuerkrankter wird die Zahl der bestehenden Fälle in der Tendenz erhöhen

- Letalität (Anzahl der Gestorbenen unter den Erkrankten) der Krankheit
  je höher die Letalität, desto geringer die Prävalenz

- Heilungsrate (Anteil Geheilter unter den Erkrankten)
  je höher die Heilungsrate, desto geringer die Prävalenz

**MC-4**
Für die Prävalenz einer Krankheit ist bedeutsam die

(1)     Dauer der Krankheit
(2)     Letalität der Krankheit
(3)     Inzidenz der Krankheit
(4)     Heilungsrate

(A)     Keine der Aussagen (1) - (4) ist richtig
(B)     nur 2 ist richtig
(C)     nur 1, 2 und 3 sind richtig
(D)     nur 1, 2 und 4 sind richtig
(E)     1-4 = alle sind richtig

Wann ist fast ausschließlich die Inzidenz von Bedeutung?

- bei allen akuten Erkrankungen mit kurzem Verlauf und völliger Heilung (zum Beispiel Grippe)

Bei chronischen Erkrankungen (Tuberkulose, Krebs, Diabetes, Arthrose und andere) ist neben der Aussage über die Neuerkrankungsrate (Inzidenz) auch die Krankenbestandsrate (Prävalenz) von Bedeutung.

Meistens:  Prävalenz >> Inzidenz

## 2.2.2 Weitere Kenngrößen

**Mortalität:** Verhältnis der Anzahl der Sterbefälle zum Durchschnittsbestand der Population über einen bestimmten Zeitraum (zum Beispiel 1 Jahr).

**MC-5**
Um die Mortalität für 60- bis 70-jährige Frauen eines Landkreises für 2006 zu bestimmen, benötigt man im Nenner folgende Bezugsgröße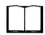

(A) die Anzahl aller im Landkreis in den letzten 5 Jahren Gestorbenen
(B) die Anzahl aller im Landkreis 2006 Gestorbenen
(C) die Anzahl aller im Landkreis 2006 gestorbenen Frauen
(D) die durchschnittliche Anzahl der 60- bis 70-jährigen Frauen in der Bevölkerung des Landkreises 2006
(E) die durchschnittliche Anzahl aller 60-70-Jährigen in der Bevölkerung des Landkreises 2006


**Letalität:** Verhältnis der Anzahl der *an einer bestimmten Krankheit* Verstorbenen zur Anzahl neuer Krankheitsfälle innerhalb eines bestimmten Zeitraumes.


**MC-6**
Bei einer Typhusepidemie erkrankten 1000 Personen mit den typischen Symptomen. 150 davon verstarben infolge der Krankheit.

Welche Maßzahl lässt sich aus diesen Angaben errechnen?

(A) Inzidenz
(B) Kontagionsindex
(C) Mortalität
(D) Prävalenz
(E) keine der Antworten (A) - (D) trifft zu


## 2.2.3 Vergleichende epidemiologische Maßzahlen

Als *Risiko* bezeichnet man im Rahmen der epidemiologischen Forschung die Wahrscheinlichkeit, dass eine Person innerhalb eines bestimmten Zeitraums an der zu untersuchenden Krankheit erkranken wird. Damit ist der Risikobegriff direkt mit dem Begriff der *Inzidenz* verknüpft; ein Risiko kann über die entsprechende Inzidenzmaßzahl quantifiziert werden.

Im Sinne der Ursachenforschung für das Auftreten einer bestimmten Erkrankung wird der Begriff des *Risikos* in dem Sinne formalisiert, dass Faktoren untersucht werden, die als Einflussgrößen eine Exposition mit einem (vermutlich) schädigendem Stoff, einer Verhaltensweise und anderen beschreiben. Dazu gehören Umweltbedingungen, soziale und genetische Faktoren, Lebensbedingungen bzw. -angewohnheiten, die eine bestimmte Erkrankung begünstigen oder gar verursachen könnten.

In der Epidemiologie steht stets eine ganze Bevölkerungsgruppe im Vordergrund der Betrachtung. Unter Verwendung des Inzidenzbegriffs wird für diese Gruppe *als ganzes* ein Einflussfaktor gegebenenfalls als Risikofaktor aufgezeigt. Wenn es sich tatsächlich um einen Risikofaktor handelt, wird es somit in der betrachteten Personengruppe einen größeren Anteil Erkrankter geben als in einer Vergleichsgruppe.

Für das einzelne Individuum innerhalb der betrachteten Personengruppe besteht dieses Risiko als (gegenüber einem Individuum einer Vergleichsgruppe erhöhten) *Wahrscheinlichkeit* zu erkranken. Das bedeutet, dass dies im Einzelfall nicht *mit absoluter Sicherheit* geschehen muss. Damit wird es immer wieder einzelne Personen geben, die trotz gesündester Lebensweise schwer erkranken, und genauso kann es dazu kommen, dass Menschen, die mit vielen bekannten Risikofaktoren ihr Leben gestalten, steinalt werden.

Trotzdem, es bleibt für jedes einzelne Individuum einer Personengruppe mit erhöhtem Risiko auch ein *erhöhtes individuelles* Risiko.

Wesentlicher Bestandteil der Ursachenforschung ist ein Vergleich von Risiken. Im einfachsten Fall ist dieser Vergleich dadurch möglich, dass man zwei Bevölkerungsgruppen betrachtet, von denen die Individuen der einen Gruppe durch das Vorhandensein eines Faktors gekennzeichnet sind (es liegt eine so genannte *Exposition* vor) und die der zweiten Gruppe nicht exponiert sind. Der betrachtete Faktor wird dann als *Risikofaktor* einzustufen sein, wenn das Risiko in der exponierten Gruppe das Risiko in der nicht exponierten Gruppe (deutlich) übertrifft. Eine Formalisierung dieser einfachen Kategorisierung sieht wie folgt aus:

Betrachtet wird eine Gruppe von Personen, die an einer speziellen Erkrankung leidet, und eine andere Gruppe von Personen, die gesund ist. Es muss jeweils angegeben werden können, ob im Einzelfall eine Exposition vorliegt oder nicht.

Damit ergibt sich folgende 4-Felder-Tafel:

|  | **exponiert** (E = 1) | **nicht exponiert** (E = 0) |
|---|---|---|
| **krank** (K = 1) | a | b |
| **gesund** (K = 0) | c | d |

wobei a, b, c und d absolute Häufigkeiten sind.
Hierin bezeichnet

a  die Anzahl von Personen, die exponiert sind und an einer spezifischen Erkrankung leiden

b  die Anzahl von Personen, die nicht exponiert sind und (trotzdem) erkrankt sind

c  die Anzahl von Personen, die exponiert sind, jedoch dabei nicht erkrankt sind

d  die Anzahl von Personen, die nicht exponiert und gesund sind

17

Das **Risiko unter den Exponierten** kann dann durch den Quotienten

$$P(\,\text{krank} \mid \text{exponiert}\,) = \frac{a}{a+c}$$

geschätzt werden. Das **Risiko unter den Nicht-Exponierten** ergibt sich aus

$$P(\,\text{krank} \mid \text{nicht exponiert}\,) = \frac{b}{b+d}$$

Für den Vergleich beider Risiken bieten sich im Wesentlichen zwei Möglichkeiten an. Einerseits ist es möglich zu fragen, um *wie viel* das Risiko in der Gruppe der exponierten Personen erhöht ist. Das führt zu einem *Quotienten* von Risiken, der als Faktor diese Risikoerhöhung beschreibt. Andererseits erscheint es auch sinnvoll, eine *Differenz* der Risiken zu betrachten und den erhaltenen Wert als die der Exposition zuschreibbare Risikoerhöhung zu interpretieren. Im Folgenden werden die wichtigsten dieser Maßzahlen vorgestellt.

### 2.2.3.1 Relatives Risiko (Risk Ratio)

Das Verhältnis des Risikos bei den Exponierten zum Risiko bei den Nicht-Exponierten wird als *Relatives Risiko (RR)* bezeichnet. Es gibt den multiplikativen Faktor an, um den sich die Erkrankungswahrscheinlichkeit erhöht, wenn man einer definierten Exposition ausgesetzt ist. Es wird durch

$$RR = \frac{P(\,\text{krank} \mid \text{exponiert}\,)}{P(\,\text{krank} \mid \text{nicht exponiert}\,)} = \frac{a/(a+c)}{b/(b+d)}$$

bestimmt.

Gilt $RR=1$, so sind beide Risiken identisch, und man sagt, dass die Exposition keinen Einfluss auf die Krankheit ausübt. Ist das Relative Risiko $RR > 1$, so ist die Wahrscheinlichkeit der Erkrankung unter Exposition größer als unter den nicht exponierten Personen; dann übt die Exposition einen *schädigenden Einfluss* aus. Dagegen haben Werte $RR < 1$ die Bedeutung, dass die Exposition einen *präventiven Einfluss* hat.

## MC-7

Wie errechnet sich für eine Kohortenstudie aus nachstehender Tabelle das relative Risiko?

|  | exponiert | nicht exponiert | gesamt |
|---|---|---|---|
| **krank** | a | b | a+b |
| **gesund** | c | d | c+d |
| **gesamt** | a+c | b+d | a+b+c+d |

(A) $\dfrac{a}{a+c}$

(B) $\dfrac{a}{a+b}$

(C) $\dfrac{a+d}{b+c}$

(D) $\dfrac{a+c}{b+d}$

(E) $\dfrac{a/(a+c)}{b/(b+d)}$

## MC-8

Im Verlaufe einer Kohortenstudie, an der n Raucher und m Nichtraucher teilnahmen, erkrankten $n_1$ Raucher und $m_1$ Nichtraucher an Lungenkarzinom.

Der Quotient $\dfrac{n_1}{n} : \dfrac{m_1}{m}$ ist ein Schätzwert für

(A)    die Prävalenz
(B)    das relative Risiko
(C)    die Inzidenz
(D)    das zuschreibbare Risiko
(E)    Keine der Aussagen (A)–(D) trifft zu

**MC-9**

Um den Zusammenhang von Zigaretten- bzw. Pfeifenrauchen und Auftreten eines Herzinfarktes zu bewerten, berechnet man am besten

(A)    das relative Risiko Raucher/Nichtraucher
(B)    die mittlere Überlebenszeit
(C)    die mediane Überlebenszeit
(D)    die Prüfgröße für den Wilcoxon-Test
(E)    die Prüfgröße für den Friedman-Test

## 2.2.3.2 Chancenverhältnis (Odds Ratio)

Neben dem *Relativen Risiko* gibt es ein weiteres multiplikatives Vergleichsmaß, das *Odds Ratio (OR)*. Es basiert auf den so genannten  *Odds*, die sich im Gegensatz zum Risiko, das eine Wahrscheinlichkeit darstellt, aus dem Begriff der *Chance* ergeben.
Allgemein definiert man als *Odds einer Wahrscheinlichkeit* P den Quotienten

$$\text{Odds}\,(P) = \frac{P}{1-P}$$

Die *Chance* für ein Ereignis ist somit der Quotient aus der Wahrscheinlichkeit für sein Eintreten und der Wahrscheinlichkeit für sein Nicht-Eintreten.

**Beispiel 2.4:** Ist zum Beispiel P = 0.5, das heißt ein Ereignis tritt mit einer Wahrscheinlichkeit von 50 % ein, so ergibt sich

$$\text{Odds} \ (0.5) = \frac{0.5}{1 - 0.5} = \frac{0.5}{0.5} = \underline{1}$$

oder umgangssprachlich eine Chance von 1:1. Für P = 0.8 erhält man

$$\text{Odds} \ (0.8) = \frac{0.8}{1 - 0.8} = \frac{0.8}{0.2} = \underline{4}$$

das heißt eine Chance von 4:1

Ähnlich wie beim *Relativen Risiko* wird ein Quotient gebildet, der das Verhältnis zweier *Chancen* bildet. Hierbei wird die *Chance* zu erkranken unter Exposition dividiert durch die *Chance* zu erkranken, falls man nicht exponiert ist.
Bezogen auf die obige 4-Felder-Tafel ist dann der Quotient

$$\frac{P\left(\text{krank} \mid \text{exponiert}\right)}{1 - P\left(\text{krank} \mid \text{exponiert}\right)} = \frac{P\left(\text{krank} \mid \text{exponiert}\right)}{P\left(\text{gesund} \mid \text{exponiert}\right)} = \frac{a/(a+c))}{c/(a+c)} = \frac{a}{c}$$

die Chance, dass eine exponierte Person erkrankt. Demgegenüber ist

$$\frac{P\left(\text{krank} \mid \text{nicht exponiert}\right)}{1 - P\left(\text{krank} \mid \text{nicht exponiert}\right)} = \frac{P\left(\text{krank} \mid \text{nicht exponiert}\right)}{P\left(\text{gesund} \mid \text{nicht exponiert}\right)} = \frac{b/(b+d))}{d/(b+d)} = \frac{b}{d}$$

die Chance, dass eine nicht exponierte Person erkrankt.

Dann ergibt sich das Odds Ratio durch

$$OR = \frac{a/c}{b/d} = \frac{a \cdot d}{b \cdot c}$$

## MC-10

Eine Fall-Kontroll-Studie soll Aufschluss erbringen, ob ein Zusammenhang zwischen der Medikation mit dem nichtsteroidalen Antiphlogistikum A und dem Auftreten einer Allergie besteht. Die Untersuchungsergebnisse sind der nachstehenden Tabelle zu entnehmen.

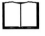

|  | Medikation | keine Medikation | Summe |
|---|---|---|---|
| **Fälle** | 40 | 60 | 100 |
| **Kontrollen** | 10 | 90 | 100 |
| Summe | 50 | 150 | 200 |

Die Studie legt nahe, dass unter Einnahme von A das Auftreten einer Allergie um den Faktor:

(A)    1.5
(B)    2.7
(C)    6.0
(D)    9.0
(E)    13.5

steigt.


## MC-11

In einer Fall-Kontroll-Studie über den Zusammenhang zwischen Übergewicht und chronischen Krankheiten wurden für Diabetes mellitus bei Männern zwischen 20 und 50 Jahren die folgenden Zahlen ermittelt:

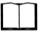

|  | Diabetes | kein Diabetes | Summe |
|---|---|---|---|
| **Fälle** | 16 | 428 | 444 |
| **Kontrollen** | 3 | 441 | 444 |
| Summe | 19 | 869 | 888 |

Dann beträgt das approximierte *Relative Risiko (Odds Ratio)* für Diabetes mellitus bei übergewichtigen Männern zwischen 20 und 50 Jahren

(A)    $(16 \cdot 441)/(3 \cdot 428) = 5.50$
(B)    $(16/869)/(19/428) = 0.41$
(C)    $(428/444)/(441/444) = 0.97$
(D)    $(16+3)/(28+441) = 0.02$
(E)    Keine der Aussagen (A)-(D) trifft zu.


Ist OR = 1, so sind die Erkrankungschancen unter Exposition und Nicht-Exposition gleich, und man unterstellt, dass die Exposition keinen Einfluss auf die Krankheit ausübt. Ist OR > 1, so ist die Erkrankungschance unter Exposition größer als unter den nicht exponierten Personen; dann übt die Exposition einen *schädigenden Einfluss* aus. Im Falle von OR < 1 ist die Situation einer *Prävention* gegeben.

Auf den ersten Blick ist das *Odds Ratio* ein wenig intuitives Vergleichsmaß. Es stellt sich die Frage, warum das Relative Risiko als verständliches, nahe liegendes multiplikatives Vergleichsmaß nicht ausreicht, denn das Motiv für die Einführung einer weiteren Maßzahl ist nicht ohne weiteres erkennbar.

### *Warum genügt das Relative Risiko nicht?*

Bei retrospektiven Studienansätzen (Fall-Kontroll-Studie) (vgl. nächsten Abschnitt: Studientypen) sind Risikoschätzungen (und damit die Bestimmung des *Relativen Risikos*) nicht mehr korrekt möglich; das *Odds Ratio* erweist sich aber auch dann anwendbar!!!!
Folgendes Beispiel mag das verdeutlichen:

Man könnte argumentieren, dass in einer Fall-Kontroll-Studie von den insgesamt (a+c) Exponierten genau ein Anteil von a/(a+c) krank sind (ein „Fall" waren), von den insgesamt (b+d) Nicht-Exponierten war es ein Anteil von b/(b+d).

Der Quotient

$$\frac{a\,/\,(a+c)}{b\,/\,(b+d)}$$

kann in diesem Fall nicht als *Relatives Risiko* verwendet werden; das wird deutlich, wenn man die Anzahl der „Kontrollen" (Gesunde) verdoppeln würde. Dann wäre zu erwarten, dass sich c und d verdoppeln und der Quotient

$$\frac{a\,/\,(a+2\cdot c)}{b\,/\,(b+2\cdot d)}$$

wäre in den meisten Fällen mit dem obigen nicht übereinstimmend.
Den Wert des *Odds Ratio* würde die Verdopplung jedoch nicht verändern!!!

**Beispiel 2.5:**  Exposition:  Einnahme eines bestimmten Medikaments
Krankheit:  Übelkeit

**1. Fall**

|  | exponiert (E=1) | nicht exponiert (E=0) | Summe |
|---|---|---|---|
| **krank** (K=1) | 8 | 3 | 11 |
| **gesund** (K=0) | 92 | 97 | 189 |
| **Summe** | 100 | 100 | 200 |

Bei der Verdopplung der Anzahl der "Kontrollen" und der Annahme, dass sich die Werte 92 und 97 auch verdoppeln, ergibt sich folgende Tabelle:

**2. Fall**

|  | exponiert (E=1) | nicht exponiert (E=0) | Summe |
|---|---|---|---|
| **krank** (K=1) | 8 | 3 | 11 |
| **gesund** (K=0) | 184 | 194 | 378 |
| **Summe** | 192 | 197 | 389 |

Dann erhält man:

**1. Fall:** $\qquad RR = \dfrac{8/100}{3/100} = \underline{\underline{2.67}}$ $\qquad\qquad OR = \dfrac{8/92}{3/97} = \underline{\underline{2.81}}$

**2. Fall:** $\qquad RR = \dfrac{8/192}{3/197} = \underline{\underline{2.73}}$ $\qquad\qquad OR = \dfrac{8/184}{3/194} = \underline{\underline{2.81}}$

**MC-12**
Welche der folgenden in der Epidemiologie üblichen statistischen Maßzahlen lässt sich – unter bestimmten Voraussetzungen – mittels des *Odds Ratio* approximativ bestimmen?

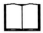

(A)   Prävalenz
(B)   Mortalität
(C)   Relatives Risiko
(D)   Inzidenz
(E)   Letalität

Manchmal wird das *Odds Ratio* als **„approximiertes Relatives Risiko"** bezeichnet. Man hat es aber nur dann mit einer guten Näherung für das *Relative Risiko* zu tun, wenn die Zahl der Kranken im Vergleich zu der Anzahl der Gesunden verschwindend klein ist. Dann stimmt (a+c) fast mit c und (b+d) fast mit d überein.

### 2.2.3.3 Zuschreibbares Risiko (Attributable Risk)

Mit Hilfe der beiden multiplikativen Vergleichsmaßzahlen *Relatives Risiko* und *Odds Ratio* sind Maßzahlen vorhanden, die als *Faktor* die Risiko- oder Chancenerhöhung bei vorliegender Exposition beschreiben. Sie sind jedoch dann nicht berechenbar, wenn unter Nicht-Exposition die Anzahl der Krankheitsfälle b=0 wird. Es gibt weitere Maßzahlen, deren Kern eine *Differenzbildung* der Risiken darstellt. Die Differenz aus der Wahrscheinlichkeit, bei Exposition unter einer spezifischen Erkrankung zu leiden, und der Wahrscheinlichkeit, bei Nicht-Exposition krank zu sein wird als *zuschreibbares Risiko* definiert. Es ergibt sich aus

$$AR = P \,(\, \text{krank} \mid \text{exponiert} \,) - P \,(\, \text{krank} \mid \text{nicht exponiert} \,)$$

$$= \frac{a}{a+c} - \frac{b}{b+d}$$

Diese Risikodifferenz beschreibt den (additiven) Zuwachs in der Erkrankungswahrscheinlichkeit durch die Exposition.

### 2.2.3.4 Populationsattributables Risiko

Angenommen, die Einnahme eines bestimmten Medikamentes vergrößert das Risiko, an einer speziellen Nebenwirkung (zum Beispiel Übelkeit) zu leiden, um den Faktor 4. Wenn durch übermäßigen Alkoholgenuss dieses Risiko sich nur um 3.5 erhöht, so kann daraus natürlich nicht gefolgert werden, dass die Einnahme eines bestimmten Medikaments *zu einem größeren Anteil von Personen* mit Übelkeit führt als übermäßiger Alkoholgenuss. Wenn nur sehr wenige Personen dieses Medikament einnehmen, so ist die Auswirkung der Einnahme des Medikaments auf die Gesundheit der gesamten Bevölkerung eher gering. Die Auswirkung eines Risikofaktors auf die gesamte Bevölkerung hängt sowohl vom *Relativen Risiko* ab als auch vom *Anteil der Bevölkerung*, die diesem Risiko ausgesetzt ist.

Sei

- $I_p$ die Inzidenz für das Auftreten einer Erkrankung in einer Population insgesamt (unabhängig von Expositionsstatus) und
- $I_{ne}$ die Inzidenz in der nicht exponierten Personengruppe.

Dann wird durch

$$PAR = \frac{I_p - I_{ne}}{I_p}$$

das so genannte *populationszuschreibbare Risiko* (population attributable risk) definiert. Es entspricht dem Anteil des Risikos in der Population, der dem Risikofaktor (Exposition) zugeschrieben werden kann, bzw. dem Anteil aller Erkrankten in der Population, der durch die Elimination der Exposition vermieden werden kann.

Das *zuschreibbare Risiko* ist am besten geeignet, um die gesundheitliche Gefährdung eines Landes durch einen bestimmten Schadstoff (welcher Art auch immer) zu beschreiben.

Es soll an dieser Stelle vermerkt werden, dass manche Autoren das populationszuschreibbare Risiko durch den Quotienten ($I_e - I_{ne}$) / $I_{ne}$ definieren; wir halten die obige Definition jedoch für logisch überzeugender.

**MC-13**
Welche epidemiologische Kenngröße ist am besten geeignet, um die gesundheit-liche Gefährdung der Bevölkerung eines Landes durch einen bestimmten Schadstoff zu kennzeichnen?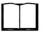

(A)     Relatives Risiko
(B)     zuschreibbares Risiko
(C)     Prävalenz
(D)     Letalität
(E)     Mortalität

## 2.3   Studientypen

Für die Durchführung von epidemiologischen Untersuchungen stehen unterschiedliche Typen von Studien zur Verfügung, die sich in ihrer Art und Aussagefähigkeit unterscheiden. Es handelt sich um *Beobachtungsstudien* ohne gezielten „Eingriff" in die Exposition; es wird „beobachtet", wie Krankheiten und Exposition in Beziehung stehen.

## 2.3.1 Kohortenstudie

Das Wort "Kohorte" stammt aus dem Lateinischen und bezeichnet dort den 10. Teil einer Legion oder allgemein eine größere Menschengruppe.

In Kohortenstudien wird eine Gruppe von Personen *identifiziert* und *prospektiv beobachtet*. Die Studienpopulation wird an Hand des Vorhandenseins bzw. Fehlens eines interessierenden Faktors (exponiert oder nicht exponiert) in zwei Gruppen (Kohorten) eingeteilt. Man beobachtet dann über die Zeit die Inzidenz der interessierenden Erkrankung.

Der prospektive Ansatz, der, von der Exposition als Ursache ausgehend, Veränderungen beobachtet, unterscheidet diese Studien von den retrospektiven Fall-Kontroll-Studien.

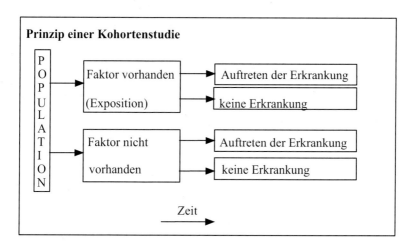

Kohortenstudien werden eingesetzt im Rahmen der Risikofaktorenforschung und zur Feststellung von Arzneimittelnebenwirkungen, jedoch nicht zur Arzneimittelprüfung in der Phase I.

<u>MC-14</u>
Eine „Kohortenstudie" ist eine

(A)  retrospektive Studie mit „matched-pairs-Technik"
(B)  prospektive Studie
(C)  klinische Fallkontrollstudie
(D)  Studie zur Erfassung von Todesursachen
(E)  Querschnittstudie

**Vorteile von Kohortenstudien:**
- Repräsentativität, das heißt die Studienpopulation bzw. die Kohorten werden als Zufallsstichproben einer definierten Grundgesamtheit gebildet.

- Der Risikofaktor liegt zuerst vor und die Erkrankung als eine Folgeerscheinung lässt einen Kausalitätszusammenhang erkennen.

**Nachteile:**
- Kohortenstudien sind in ihrer praktischen Durchführbarkeit begrenzt, da sie über eine lange Zeitdauer laufen und mit hohen Kosten verbunden sind.

- Sie sind eher zur Untersuchung häufiger Ereignisse praktikabel. Tritt eine Erkrankung seltener auf (bzw. hat sie eine lange Latenzzeit), muss häufig eine extrem große Kohorte definiert werden, damit überhaupt prospektiv eine ausreichend große Anzahl von Krankheitsfällen beobachtet werden kann.

  Eine Fall-Kontroll-Studie ist dann eher geeignet.


## 2.3.2  Fall-Kontroll-Studie

In der *Fall-Kontroll-Studie* beginnt man mit Personen, die an einer bestimmten Krankheit leiden – den so genannten *"Fällen"* –, und befragt sie nachträglich nach dem Vorhandensein oder Nichtvorhandensein des interessierenden Faktors (Exposition), der im Verdacht steht, als Ursache oder Auslöser in Frage zu kommen.
Gleichzeitig bildet man eine Gruppe von Nicht-Erkrankten, den *„Kontrollen"* und stellt für jede einzelne Person fest, ob eine (zeitlich vorausgegangene) Exposition durch den interessierenden Faktor vorgelegen hat oder nicht.

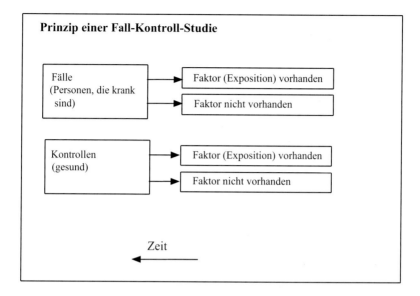

**Prinzip einer Fall-Kontroll-Studie**

| | |
|---|---|
| Fälle (Personen, die krank sind) | Faktor (Exposition) vorhanden |
| | Faktor nicht vorhanden |
| Kontrollen (gesund) | Faktor (Exposition) vorhanden |
| | Faktor nicht vorhanden |

Zeit ←

Voraussetzung und Kernpunkt für solide Ergebnisse ist die *Vergleichbarkeit* beider Gruppen. Bei Fall-Kontroll-Studien wird die Vergleichsgruppe so zusammengestellt, dass es für jeden „Fall" (mindestens) eine Person („Kontrolle") gibt, die in Bezug auf eine Reihe von Einflussfaktoren (zum Beispiel Alter, Geschlecht, andere Erkrankungen und andere) vergleichbar ist. Damit wird einer Gruppe von Fällen eine „ähnliche" Kontrollgruppe zugeordnet.

Die Methodik der Bildung „statistischer Zwillinge", das heißt die Zusammenfassung jeweils eines „Falls" und einer oder mehrerer „Kontrolle(n)" zu einem Block, mit der Strukturgleichheit angestrebt wird, heißt **matched-pairs-Technik**.

### MC-15
Bei einer Fall-Kontroll-Studie

(A)   ist die Zuordnung von „Kontrollen" zu „Fällen" zufällig
(B)   gibt es keine Einflussgrößen
(C)   wird einer Stichprobe von Fällen eine „ähnliche" Kontrollgruppe zugeordnet
(D)   wird einer zufälligen Stichprobe von Probanden ein zu untersuchendes Medikament und ein Placebo in zufälliger Reihenfolge gegeben
(E)   muss die Fallgruppe größer als die Kontrollgruppe sein

**MC-16**
Welche Aussage trifft **nicht** zu?

Bei einer Fall-Kontroll-Studie

(A)     bedeutet Beobachtungsgleichheit, dass Fälle und Kontrollen in gleicher Weise unter-
        sucht und befragt werden
(B)     geht man von Personen mit einer bestimmten Krankheit und von solchen, die nicht diese
        Krankheit haben, aus
(C)     handelt es sich stets um ein Experiment
(D)     ist Matching eine Technik der Auswahl der Kontrollen
(E)     muss bei der Benutzung vorhandener Register dafür gesorgt werden, dass keine
        zusätzliche Selektion stattfindet (etwa durch Weglassen besonders schwerer oder
        leichter Fälle)


**MC-17**
Matched-pairs-Technik ist eine Methode

(A)     bei der Durchführung des Vorzeichen-Tests
(B)     zur Zuordnung von Rangzahlen bei verbundenen Stichproben
(C)     zur Erreichung von Strukturgleichheit in einer Fall-Kontroll-Studie
(D)     zur Vermeidung systematischer Fehler bei Versuchen mit natürlichen Blöcken
(E)     zur Erreichung von Beobachtungsgleichheit bezüglich unbekannter Einflussgrößen
        (Störgrößen)


**Vorteile von Fall-Kontroll-Studien:**
-   relativ kurze Studiendauer,
-   geringer Aufwand an Personal und Kosten,
-   vergleichsweise kleine Stichproben und
-   die Eignung für Krankheiten, die selten sind oder lange Latenzzeiten
    aufweisen.


**MC-18**
Die Einnahme eines bestimmten Analgetikums kann in seltenen Fällen zum
Auftreten von Agranulozytose führen.

Das Risiko der Arzneimittelexposition ermittelt man am besten durch

(A)     eine kontrollierte klinische Studie
(B)     eine Longitudinalstudie
(C)     eine Fall-Kontroll-Studie
(D)     eine Kohortenstudie
(E)     keine Studie vom Typ (A)-(D)

**Nachteile:**
- die Studienpopulation ist nicht repräsentativ, so dass keine Verallgemeinerungen vorgenommen werden können,
- es ist nicht immer möglich, zu bestimmen, ob der Risikofaktor der Erkrankung vorausgeht oder umgekehrt und
- Inzidenzen und damit das *Relative Risiko* können nicht direkt bestimmt werden (vgl. *Odds Ratio*).

**Beispiele für Fragestellungen, die durch eine Fall-Kontroll-Studie untersucht werden können:**
- Tritt eine bestimmte Allergie gehäuft während der Schwangerschaft auf?
- Tritt Wundinfektion nach Appendektomie in einer Klinik häufiger als in einer anderen Klinik auf?
- Kann die Einnahme eines bestimmten Analgetikums in seltenen Fällen zum Auftreten von Agranulozytose führen?

## MC-19

Es wurde vermutet, es bestehe ein Zusammenhang zwischen der Einnahme eines bestimmten „Appetitzüglers" und dem Auftreten einer pulmonalen Hypertonie. Zur Abklärung des Verdachtes wurde eine Gruppe erkrankter Personen einer adäquat gebildeten Gruppe Nicht-Erkrankter gegenübergestellt. In beiden Gruppen wurde die Anzahl der Probanden, die den „Appetitzügler" eingenommen hatte, ermittelt.

Der Studientyp lässt sich am zutreffendsten charakterisieren als

(A) Fall-Kontroll-Studie
(B) Felduntersuchung
(C) Querschnittsstudie
(D) Filteruntersuchung
(E) Longitudinalstudie

## MC-20
Eine Fall-Kontroll-Studie

(A) ist ein Sonderfall einer kontrollierten klinischen Therapiestudie, bei dem die Randomisierung jeweils innerhalb der „Fallgruppe" und der „Kontrollgruppe" erfolgt
(B) setzt die zufällige Einteilung der Beobachtungseinheiten in „Fälle" und „Kontrollen" voraus
(C) ist eine retrospektive Studie, bei der man zu einer vorliegenden Stichprobe von Fällen eine Stichprobe möglichst „ähnlicher" Kontrollen sucht
(D) ist nur bei gleichem Umfang von „Fallgruppe" und „Kontrollgruppe" möglich
(E) wird stets mittels eines Tests für verbundene Stichproben ausgewertet, weil „Fall" und „Kontrolle" als Block interpretiert werden

# Medizinische Biometrie

## 3    Grundlagen und Grundbegriffe

### 3.1    Beobachtungen und Experiment

#### 3.1.1    Prinzipien

Jeder von uns hat erlebt, dass er wie der eingebildete Kranke und der eingebildete Gesunde echte Zusammenhänge oder echte Unterschiede nicht erkennt bzw. dass er nicht existente Unterschiede oder Zusammenhänge zu erkennen glaubt. Im Alltag erfassen wir einen Zusammenhang oder einen Unterschied mit Hilfe von Sachkenntnis und nach dem so genannten "Eindruck". Der Wissenschaftler, der neue Erscheinungen beobachtet, Abhängigkeiten, Trends und Effekte vieler Art entdeckt, benötigt eine Methodik, zu entscheiden, ob allein der **Zufall** dafür verantwortlich zu machen ist oder nicht.

*Die Frage, ob beobachtete Erscheinungen nur als Zufallsergebnisse gelten können oder typisch sind, kann beantwortet werden mit den Methoden der Statistik.*

Den Gegenstand empirischer Wissenschaften bilden nicht einmalig isolierte, ein einzelnes Individuum betreffende Ereignisse, sondern **wiederholbare Erfahrungen**, eine Gesamtheit von - als gleichartig betrachteten - Erfahrungen, über die Aussagen gefordert werden.

Statistische Methoden sind überall da erforderlich, wo Ergebnisse nicht beliebig oft und exakt reproduzierbar sind. Die Ursachen dieser Nichtreproduzierbarkeit liegen in **unkontrollierten und unkontrollierbaren Einflüssen**, in der Ungleichartigkeit der Versuchsobjekte, der Variabilität des Beobachtungsmaterials und in den Versuchs- und Beobachtungsbedingungen. Wie viele Patienten müssen untersucht, behandelt und beobachtet werden, um die Wertigkeit einer Therapie sicher genug beurteilen zu können? Welche von mehreren Zahnpasten ist für die Kariesprophylaxe zu empfehlen? Ist das neue Medikament zur Behandlung der Hypertonie wirklich besser? Zur Beantwortung dieser und anderer Fragen und Behauptungen benötigt man **Daten**.

*Daten sind wichtig, um Annahmen zu bewerten und neues Wissen zu entdecken.*

Statistische Methoden befassen sich mit Daten aus unserer Umwelt, mit ihrer Gewinnung und Aufbereitung, Beschreibung, Auswertung und Beurteilung. Ihre Grundlagen sind **systematische, geplante Beobachtungen**.

Die moderne Statistik dient einer problemgerechten und am Modell orientierten Planung, Durchführung und Auswertung von **Experimenten** und **Erhebungen**. Das **Experiment** ist eine geplante und kontrollierte **Einwirkung** eines Untersuchers auf Objekte; eine **Erhebung** ist eine geplante und kontrollierte **Erfassung** eines Zustandes oder Vorganges an Objekten einer Gesamtheit.

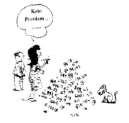

Unter **Biometrie** versteht man die Anwendung mathematischer Verfahren, vor allem der Wahrscheinlichkeitsrechnung, in Biologie und Medizin, um zufallsabhängige Erscheinungen zu beschreiben.

## 3.1.2 Deterministische und zufällige Ereignisse

Ist ein Ereignis exakt reproduzierbar oder genau vorhersehbar, also festgelegt (**deterministisch**), so bedarf es keiner Statistik.

Andere Ereignisse (Wurf einer Münze, Auftreten von Nebenwirkungen bei Medikamenten usw.) sind nicht genau vorhersehbar. Man bezeichnet sie als **zufällige Ereignisse**. Wenn unkontrollierte und unkontrollierbare Einflüsse in Beobachtungsreihen zu einer "Streuung" quantitativ erfasster Merkmale führen, kann ein gefundener Einzelwert kaum exakt reproduziert werden und sichere und eindeutige Schlussfolgerungen müssen zurückgestellt werden. Diese Streuung führt damit zu einer **Ungewissheit**.

*Statistische Methoden erlauben uns, vernünftige optimale Entscheidungen im Falle von Ungewissheit zu treffen.*

## 3.1.3 Hypothesen

Forschen heißt Annahmen bewerten und/oder neues Wissen entdecken. Beobachtungen erlauben die Definition und Beschreibung von Problemen. Die Analyse führt durch Abstraktion wesentlicher Elemente zu **Hypothesen** bzw. zu einer **Theorie**. Diese Theorie lässt eine Voraussage neuer Ereignisse und Erkenntnisse zu, die es mittels der Gewinnung neuer Daten zu überprüfen gilt. Die Bewertung von Annahmen und die Entdeckung von neuem Wissen vollziehen sich im oben beschriebenen Kreislauf.

Werden Hypothesen bestätigt, dann werden die Prüfungsbedingungen durch präzisere Fassung und Erweiterung der Voraussagen so lange verschärft, bis schließlich irgendeine Abweichung gefunden wird, die eine Verbesserung der Theorie erforderlich macht. Ergeben sich Widersprüche zur Hypothese, so wird eine neue Hypothese formuliert, die mit der größeren Anzahl von beobachteten Fakten übereinstimmt.

*Endgültige Wahrheit kennt die tatsachenbezogene Wissenschaft überhaupt nicht.*

Die Vergeblichkeit aller Versuche, eine bestimmte Hypothese zu widerlegen, wird unser Vertrauen in sie vergrößern; ein endgültiger Beweis, dass sie stets gilt, lässt sich nicht erbringen.

*Hypothesen können nur geprüft, nie aber bewiesen werden !!!*

Ein Teilgebiet der Statistik, die so genannte beurteilende (schließende) Statistik, ermöglicht den **induktiven Schluss** von den Daten in einer Stichprobe auf die zugehörige Grundgesamtheit, das heißt auf allgemeine Gesetzmäßigkeiten, die über den Beobachtungsbereich hinaus gültig sind.

Umgekehrt fällt dem **deduktiven Schluss** die Aufgabe zu, mittels der Wahrscheinlichkeitsrechnung die auf Grund bisheriger Modellkenntnis (in der Grundgesamtheit) latenten Konsequenzen des Modells aufzuzeigen, die besten Verfahren zur Errechnung der Schätzwerte für die Parameter der Grundgesamtheit aus der Stichprobe auszuwählen und die Natur der statistischen Verteilung dieser Schätzwerte für zufällige Stichproben zu deduzieren.

*Die Verbindung deduktiver und induktiver Schlussweisen ist wesentlich für wissenschaftliches Vorgehen.*

## 3.2 Planung von Beobachtungen und Experimenten

### 3.2.1 Grundprinzipien

Bei einer Untersuchung beobachtet man Objekte oder Individuen. Man nennt sie auch **Untersuchungseinheiten, Beobachtungseinheiten bzw. Merkmalsträger.**

Solche Beobachtungseinheiten sind beispielsweise Tiere, Probanden, Patienten oder biologisches Material wie etwa Serienschnitte.

**MC-21**
Es soll das Blutbild gesunder Menschen untersucht werden. Dazu wird in einem Laborversuch das Blutbild von 150 gesunden, zufällig ausgewählten Blutspendern bestimmt.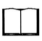

Die Beobachtungseinheit(en) in diesem Versuch ist (sind)

(A)  das Zählverfahren
(B)  die als "Blutbild" gezählten verschiedenen Zellformen
(C)  das Labor
(D)  die 150 Blutspender
(E)  Da es sich um ein Experiment handelt, gibt es keine Beobachtungseinheiten.

**MC-22**
Unter "Beobachtungseinheit" versteht man

(A)  die Maßeinheit, in der die Ergebnisse für quantitative Merkmale angegeben werden
(B)  die technische Ausrüstung zur Durchführung des Versuchs
(C)  das einzelne Versuchsergebnis
(D)  die Personen, die den Versuch durchführen
(E)  das einzelne Objekt, an dem jeweils Beobachtungen vorgenommen werden

**MC-23**
Bei 300 Patienten, die mit der Verdachtsdiagnose "Glaukom" in eine Augenklinik überwiesen wurden, konnte an 150 Augen ophtalmologisch ein erhöhter Druck (Glaukom) bestimmt werden. Es wird eine Studie über die psychischen Folgen der Krankheit durchgeführt.
Die Beobachtungseinheit ist

(A)  der Therapieerfolg
(B)  der Patient
(C)  die Glaukomkrankheit
(D)  die Glaukombehandlung
(E)  die Augenklinik

Auf Grund der Ergebnisse eines Versuchs können zwar immer Aussagen über die am Versuch beteiligten Beobachtungseinheiten gemacht werden, dies ist aber oft zu wenig.

*Ziel eines Versuchs ist meist, diese Aussagen in angemessener Form zu verallgemeinern.*

Die **Grundgesamtheit** ist die Menge der Beobachtungseinheiten, über die auf Grund der Ergebnisse des Versuchs Aussagen gemacht werden sollen.

Die **Stichprobe** ist die Menge der Beobachtungseinheiten, die im Versuch tatsächlich beobachtet (untersucht) werden soll.

## MC-24
Bei der Versuchsplanung versteht man unter der Stichprobe die Menge der Beobachtungseinheiten,

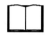

(A)    über die eine Aussage gemacht werden soll
(B)    die untersucht werden soll
(C)    auf die die zu prüfende Hypothese zutrifft
(D)    die bezüglich der interessierenden Einflussgrößen extrem verschieden ist
(E)    für die die Zielgrößen eine möglichst geringe Variabilität aufweisen


Soll aus den Ergebnissen einer Stichprobe auf die Verhältnisse in der Grundgesamtheit geschlossen werden, dann benötigt man ein Verfahren, nach dem die Beobachtungseinheiten der Stichprobe ausgewählt werden. Weiterhin bedarf es statistischer Methoden, die dieses Verfahren bei den Rückschlüssen auf die Grundgesamtheit berücksichtigen.

### Ziehen einer zufälligen Stichprobe
Dieses Verfahren garantiert, dass jedes Element der Grundgesamtheit die gleiche Chance hat, gezogen zu werden.

### Beispiel 3.1
Eine Kleinstadt habe 14376 gemeldete Einwohner, deren Personaldaten in einer durchnummerierten Datei vorliegen. Es ist eine zufällige Stichprobe vom Umfang 300 zu bilden.

Lösung: Man verwende eine Tabelle von Zufallszahlen, die jedes statistische Lehrbuch enthält (vgl. zum Beispiel Sachs, L.: Angewandte Statistik, 7. Auflage 1992, Springer Verlag, S. 101).

44983 33834 54280 67850 96025 96117 00768 14821 69029 25453 48798 15486
89494 34431 44890 59892 79682 20308 82510 53609 13258 89631 80497 49167
54430 52632 94126 95597 48338 67645 44676 14730 22642 21919 21050 87791
96999 42104 34377 63309 82181 00278 28209 95629 75818 09043 48564 87355
usw.

Man beginnt an einem beliebigen Punkt, zum Beispiel in Zeile 2 Spalte 6. Dort findet man folgende Ziffernfolge

34431 44890 59892 79682 20308 82510 53609 13258 89631 80497 49167
54430 52632 94126 95597 48338 67645 44676 14730 22642 21919 21050 87791
96999 42104 34377 63309 82181 00278 28209 95629 75818 09043 48564 87355
usw.

Alle 5-stelligen Zahlen über 14376 werden weggelassen. Man erhält als erste auszuwählende Person diejenige, die die Nummer 13258 hat; es folgen die Nummern 00278, 09043 usw.

Ein einfacheres Verfahren besteht darin, dass man bei den 5-stelligen Zufallszahlen die erste Ziffer als 0 interpretiert, wenn diese gerade ist, und als 1, wenn sie ungerade ist. Man erhält dann die Nummern 4890, 308, 2510, 13609, 13258, 9631 usw.

Tritt eine Zufallszahl mehrfach auf, so wird sie nur einmal berücksichtigt.

Das Verfahren kann nur angewandt werden, wenn zuerst die Grundgesamtheit definiert und dann die Stichprobe gezogen wird. Wenn man zuerst die Stichprobe hat, ist es nicht möglich, im Nachhinein eine Grundgesamtheit zu finden, aus der sich die gegebene Stichprobe als zufällig interpretieren lässt, das heißt

*wer zufällig eine Stichprobe hat, hat damit noch lange keine zufällige Stichprobe.*

## 3.2.2 Studientypen

Wissenschaftliche Untersuchungen bezeichnet man oft als **Studien**. Je nachdem, welche Fragestellung bearbeitet wird und wie sich das Untersuchungsgut zusammensetzt, ergeben sich unterschiedliche Studientypen mit jeweils spezifischen Problemen bei der Planung, Durchführung und Auswertung.

**Querschnittsstudie:** Untersuchung von verschiedenen Gruppen hinsichtlich eines oder mehrerer Merkmale *zu einem bestimmten Zeitpunkt*, zum Beispiel einmalige Untersuchung einer Gruppe von Rauchern auf Beschwerden infolge Tabakkonsums.
Sie ist eine **Erhebung**, die sich auf das Erfassen der Daten beschränkt, ohne dass der Untersucher modifizierend in das untersuchte Geschehen eingreift. Ein typisches Beispiel für eine Querschnittsstudie ist die amtliche Sterbetafel, die man im Statistischen Jahrbuch der Bundesrepublik Deutschland findet.

**Beispiel 3.2**
Quelle: Statistisches Jahrbuch 1999 für die Bundesrepublik Deutschland,
3.31 Sterbetafeln in abgekürzter Form, S. 74 oben (Auszug)

| Vollendetes Altersjahr x | Von 100 000 Lebendgeborenen erreichen das Alter x Deutschland 1995/97 | |
|---|---|---|
| | männlich | weiblich |
| 0 | 100 000 | 100 000 |
| 1 | 99 436 | 99 556 |
| 2 | 99 385 | 99 514 |
| 5 | 99 308 | 99 453 |
| . | ………. | ………. |
| . | ………. | ………. |
| 20 | 98 781 | 99 181 |
| 25 | 98 295 | 99 014 |
| . | ………. | ………. |
| . | ………. | ………. |
| 70 | 68 037 | 83 332 |
| 75 | 54 837 | 74 422 |
| 80 | 38 803 | 60 682 |
| . | ………. | ………. |
| . | ………. | ………. |

**Längsschnittsstudie:** Untersuchung von ein oder mehreren Merkmalen in einer Gruppe _zu verschiedenen Zeitpunkten_, zum Beispiel den Einfluss von Tabakkonsumgewohnheiten auf die Entstehung von chronischen Bronchitiden, Lungenkrebs usw. über mehrere Jahre.

Querschnitts- und Längsschnittserhebungen kann man **prospektiv** und **retrospektiv** gewinnen.

**Retrospektive Reihen** stellt man auf Grund bereits vorliegender Daten zusammen, zum Beispiel aus Archiven, Krankenakten usw. Eine retrospektive Erhebung ist eine **rückblickende** Untersuchung. Sehr viele medizinische Dissertationen beschäftigen sich mit der nachträglichen Auswertung von Krankengeschichten und stellen ein gutes Beispiel für eine retrospektive Untersuchung dar.
Ein Beispiel sind so genannte **Fall-Kontroll-Studien.** In der Regel dienen sie der Klärung ätiologischer Faktoren. In ihnen werden retrospektiv erhobene Daten von "Fällen" einer Gruppe von Kranken einer Kontrollgruppe gegenübergestellt. Die Kontrollgruppe wird so zusammengestellt, dass es für jeden Probanden aus der Fallgruppe (mindestens) einen Probanden aus der Kontrollgruppe gibt, der in Bezug auf möglichst viele Einflussfaktoren vergleichbar ist. Dieses Verfahren ist zwar ökonomisch, häufig jedoch zur Beantwortung einer wissenschaftlichen Fragestellung insuffizient, da die Daten unter ganz anderen Gesichtspunkten erhoben wurden und uneinheitlich oder ungenau sind.

**Prospektive Reihen** basieren auf neu gewonnenen Daten, die planmäßig, das heißt von einem bestimmten Kollektiv - unter Berücksichtigung der besonderen Fragestellung - erhoben werden. Eine prospektive Studie ist eine **vorausschauende** Untersuchung, bei der mit der Datenerhebung begonnen wird, bevor die interessierenden Ereignisse eingetreten sind. Der Vorteil einer hohen Datenqualität muss in der Regel mit einem hohen finanziellen und organisatorischen Aufwand und mit einer langen Dauer der Untersuchung erkauft werden.

Als Beispiel sind **Kohortenstudien** zu nennen. Sie sind **epidemiologische prospektive Studien**, bei denen eine Gruppe oder mehrere größere Gruppen von **gesunden Personen**, die **einem bestimmten Risiko** ausgesetzt sind, über einen längeren Zeitraum beobachtet werden.

Sehr wichtig sind **kontrollierte klinische Studien**. Sie dienen zum Beispiel der breiten Erprobung einer neuen Therapie unter den Bedingungen der klinischen Praxis. Vor der Durchführung einer kontrollierten klinischen Therapiestudie muss ein **Studienprotokoll** erarbeitet werden. Es ist eine schriftliche "gedankliche Vorwegnahme" der Studie, ihre Festlegung im Detail. Es sollte unter anderem Aussagen enthalten über

- *die klar definierte Fragestellung, das heißt über Zielkriterien der Studie,*

- *die Methode der Patientenauswahl, das heißt es müssen Ein- und Ausschlusskriterien für Probanden klar definiert werden,*

- *die notwendige Anzahl von Patienten, die an der Studie teilnehmen sollen,*

- *die Behandlungsverfahren,*

- *die Anzahl und die Zeitpunkte der Kontrolluntersuchungen,*

- *das Vorgehen bei Komplikationen,*

- *Kriterien zum eventuellen Studienabbruch,*

- *die zufällige Zuweisung eines Medikaments (Therapie) durch Randomisierung,*
  Die Therapiegruppen dürfen sich im Prinzip nur durch die Behandlung unterscheiden. Das ist die Voraussetzung, dass die Therapien als Ursache für das Ergebnis zu betrachten sind. Eine annähernde Gleichverteilung vieler anderer Faktoren in den Behandlungsgruppen wird durch Randomisierung, das heißt zufällige Zuweisung der Therapien zu den Patienten erreicht. Das Verfahren der Randomisierung muss angegeben werden und hinreichend kontrolliert und überprüft werden.

- *den Erhebungsbogen,*

- *die Festlegung der Auswertungsverfahren.*


Die Bezeichnung "kontrolliert" besagt, dass die Ergebnisse in der Studiengruppe mit denen einer Kontrollgruppe verglichen werden.

Die Therapiegruppen sollten sich nur durch die Therapie unterscheiden. Damit später nachgewiesene Unterschiede der Wirksamkeit von Therapien auch durch diese verursacht worden sind, ist **Strukturgleichheit** herzustellen, das heißt in wichtigen Merkmalen der Patienten (zum Beispiel Alter, Schweregrad und ähnliches) ist Gleichartigkeit von Behandlungs- und Kontrollgruppe(n) erforderlich.

**Strukturgleichheit** wird durch Randomisierung erreicht, das heißt durch zufällige Zuweisung der Therapien zu den Patienten.

**Beobachtungsgleichheit** beinhaltet, dass beide Gruppen mit gleicher Sorgfalt und Methode kontrolliert werden und nicht etwa eine Gruppe besser observiert wird, weil man hier sowieso einen besseren Effekt erwartet.

Im **Arzneimittelgesetz (AMG)** in der Fassung vom 26.11.1986 (BGBl I S. 2089) findet man in den §§ 40, 41 und 42 allgemeine Voraussetzungen, besondere Voraussetzungen und Ausnahmen für die klinische Prüfung eines Arzneimittels, die sich auf den Schutz des Menschen bei der klinischen Prüfung beziehen.

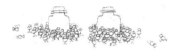

**MC-25**
Auf welchem epidemiologischen Untersuchungsansatz beruht die amtliche Sterbetafel?

(A)  Retrospektive Studie
(B)  Kohortenstudie
(C)  Querschnittsstudie
(D)  Interventionsstudie
(E)  Follow-up-Studie

# 3.3  Merkmale

## 3.3.1  Merkmalsstrukturen

Bei einer Untersuchung beobachtet man Objekte oder Individuen. Sie werden Untersuchungseinheiten oder **Beobachtungseinheiten** genannt.

Jede Beobachtungseinheit ist ein **Merkmalsträger**.

Die für eine Untersuchung relevante Variable einer Beobachtungseinheit (der Merkmalsträger) bezeichnet man als **Merkmal**. Verschiedene Werte oder Qualitäten des Merkmals heißen **Merkmalsausprägungen** bzw. **Messwerte**.

**Beispiel 3.3**
Merkmalsträger:          Personen, Männer, Frauen
Merkmal:                 Blutgruppe, Hämoglobingehalt
Merkmalsausprägungen:    A     B     0     und andere
Messwerte:               Hb (g/l)

**MC-26**

Es wird ein Versuch geplant, bei dem die Wirkung eines Medikaments auf die Herzfrequenz bei Bradykardie untersucht werden soll. Ordnen Sie den Begriffen die entsprechenden Oberbegriffe zu.

| | **Begriff** | | **Oberbegriff** |
|---|---|---|---|
| (1) | Patient Meier | (a) | Beobachtungseinheit |
| (2) | 45/min | (b) | Grundgesamtheit |
| (3) | Herzfrequenz | (c) | Merkmal |
| (4) | Menge aller bradykarden Patienten | (d) | Ausprägung |
| (5) | Bradykardie | | |

(A)  1-a, 2-c, 3-d, 4-b
(B)  1-a, 2-d, 3-c, 4-b
(C)  1-a, 2-d, 3-c, 5-b
(D)  1-c, 2-d, 3-a, 4-b
(E)  1-d, 2-c, 3-a, 5-b

## 3.3.2 Merkmalstypen

Unter statistischen Gesichtspunkten unterscheidet man zwischen **Ziel-, Einfluss- und Begleitvariablen.**

**Zielvariable:** Merkmal, auf das eine wissenschaftliche Untersuchung ausgerichtet ist und über dessen Verteilung bzw. Abhängigkeit von anderen Merkmalen eine Aussage getroffen werden soll.

**Einflussvariable:** Merkmal, von dem man glaubt, dass es auf die Zielvariable wesentlichen Einfluss hat.

**Begleitvariable:** Merkmal, das eher "begleitend" erfasst wird, um zum Beispiel bei Vergleichen die Forderung nach Strukturgleichheit prüfen zu können.

### Beispiel 3.4

Interessiert das Auftreten von Anämie bei verschiedenen Grunderkrankungen, so stellt der Hämoglobingehalt die Zielvariable und die Krankheit die Einflussvariable dar. Krankheitsdauer, Alter und Geschlecht könnten als Begleitvariablen eine Rolle spielen.

### 3.3.3 Merkmalsskalierung

Man unterscheidet zwischen **qualitativen** und **quantitativen** Merkmalen.

**Qualitative** Merkmale sind nicht-quantifizierbare Eigenschaften von Objekten, auf Grund derer man sie in Klassen oder Kategorien einteilen kann, zum Beispiel Nationalität, Geschlecht, Haarfarbe, Blutgruppe, krank oder gesund usw.

**MC-27**
Welches Merkmal entspricht der Merkmalsart "qualitatives Merkmal"?

(A)  Körpergewicht
(B)  Nüchternblutzucker
(C)  Blutgruppe
(D)  spezifisches Gewicht des Urins
(E)  Anzahl der Geschwister eines Patienten

**Quantitativen** Merkmalen kann man Zahlen zuerkennen. Können diese nur bestimmte (ganzzahlige) Zahlenwerte annehmen, nennt man sie **diskret** (zum Beispiel Kinderzahl). Ergebnisse von Zählvorgängen sind stets diskret.

**MC-28**
Welches Merkmal entspricht der Merkmalsart "quantitativ diskretes Merkmal"?

(A)  Körpergewicht
(B)  Nüchternblutzucker
(C)  Blutgruppe
(D)  spezifisches Gewicht des Urins
(E)  Anzahl der Geschwister eines Patienten

**MC-29**

Gegeben seien die folgenden Merkmale:

(1)   Anzahl früherer Geburten
(2)   Anzahl Risikofaktoren
(3)   Augenfarbe
(4)   Blutgruppe
(5)   Diagnose
(6)   Geburtsgewicht
(7)   Körpergröße
(8)   Krankheitszustand
(9)   Risikofaktor
(10)  Verweildauer

Die quantitativ skalierten Merkmale sind:

(A)   (1), (2), (6), (7), (10)
(B)   (1), (3), (9)
(C)   (2), (3), (4), (8), (9)
(D)   (2), (5), (8), (9), (10)
(E)   (3), (4), (5), (8), (9)

Sofern sie innerhalb gewisser Grenzen jede beliebige rationale Zahl annehmen können, spricht man von **stetigen** Merkmalen (zum Beispiel Körpertemperatur, Größe, Gewicht usw.).

Qualitative Merkmale lassen sich auf einer **Nominalskala** auftragen. Hierbei werden den Merkmalsausprägungen zwar Zahlen zugewiesen; den numerischen Relationen dieser Zahlen wie Differenz oder Verhältnis kommt jedoch keine empirische Bedeutung zu. Wichtig ist nur, dass gleichen bzw. verschiedenen Merkmalsausprägungen gleiche bzw. verschiedene Zahlen zugeordnet werden.

**Beispiel 3.5**

Geschlecht:    männlich = 1
               weiblich = 2
Symptom:       vorhanden = 1
               nicht vorhanden = 2

Quantifizierbare Merkmale können nun je nach Charakter auf höherrangigen Skalen aufgetragen werden.

**Beispiel 3.6**
Schmerzwahrnehmung
In diesem Fall kann man zumindest zwischen
- leicht
- mittel
- stark
unterscheiden, also eine Reihenfolge angeben.


Erkennt man diesen verschiedenen Graden eine Zahl zu (zum Beispiel 1 bis 3), so kann man sie auf der **Ordinalskala** einordnen. Bei der Ordinalskala gibt also die kleiner - größer Beziehung der Zahlen einen empirischen Sinn.
Beispiele sind Schulnoten, Qualifikation, Schmerz, Verträglichkeit oder Infektionsgrad.


**MC-30**
In einer kontrollierten klinischen Studie sollen zwei Analgetika verglichen werden. Ziel- und Laborparameter für die Prüfung waren:

Geschlecht (m, w)
Erkrankung (Ersterkrankung, Rezidiverkrankung)
Schmerz (vor und nach Therapiebeginn: + = mäßig, ++ = stark, +++ = sehr stark)
Alter ([Jahre])
Hämoglobin (vor/nach [g/l])
SGOT ([U/l])
Nebenwirkungen (- - = gravierend, - = leicht, + = unerheblich, ++ = keine Nebenwirkungen)

Welche beiden Variablen sind ordinal skaliert?

(A)   Geschlecht und Erkrankung
(B)   Erkrankung und Schmerz
(C)   Schmerz und Nebenwirkungen
(D)   Schmerz und Alter
(E)   Alter und SGOT


# 3.4   Übungsaufgaben

**Aufgabe 3.1**
Welche der folgenden Merkmale sind qualitativ?

a)   Anzahl der Risikofaktoren
b)   Blutgruppe
c)   Körpergröße
d)   Augenfarbe

**Aufgabe 3.2**

Ordnen Sie den Begriffen die folgenden Oberbegriffe zu:

| Begriff | Oberbegriff |
|---|---|
| (1) Patient Schulz | (a) Grundgesamtheit |
| (2) 1.73 m | (b) Merkmal |
| (3) Körpergröße | (c) Ausprägung |
| (4) Menge aller Hypertoniepatienten | (d) Beobachtungseinheit |

# 4    Darstellung und Beschreibung von Studienergebnissen

*„Statistik ist die Kunst, Daten zu gewinnen,*
*darzustellen, zu analysieren und zu interpretieren,*
*um zu neuem Wissen zu gelangen." (Sachs, 2009)*

## 4.1    Eindimensionale Häufigkeitsverteilungen

Das Datenmaterial nach wissenschaftlichen Untersuchungen ist häufig sehr umfassend und wenig überschaubar. Die **Beschreibende (Deskriptive)** Statistik hat die Aufgabe, Informationen aus den Daten herauszuarbeiten mit dem Ziel einer übersichtlichen Darstellung und der Beschreibung charakteristischer Eigenschaften. Dies geschieht zweckmäßig mittels

- graphischer Darstellungen und dem Zusammenfassen und Ordnen der Daten in Tabellen, die Häufigkeiten enthalten, sowie
- der Berechnung spezifischer Maßzahlen.

In den folgenden Abschnitten des Kapitels 4 werden die Methoden der **Deskriptiven Statistik** vorgestellt.

Zusätzlich steht als Ergänzung innerhalb des „Rostocker Biometriesystems" (ROBISYS) der E-Learning Modul „BIOMEDOS" unter der Internetadresse

http://ibima.med.uni-rostock.de/teaching/elearning/

zur Verfügung. Er ist eine sehr empfehlenswerte Möglichkeit, die Methoden der **Deskriptiven Statistik** tiefer zu verstehen.

## 4.1.1    Häufigkeiten

Statistische Auswertungen bei **qualitativen** Merkmalen beschränken sich in der Regel darauf, auszuzählen, wie viele Probanden eine bestimmte Merkmalsausprägung aufweisen. Die in einer empirischen Untersuchung gesammelten Messwerte oder Beobachtungen sind zunächst ungeordnet und bieten ein unüberschaubares Bild. Die Form der Darstellung bezeichnet man als **Urliste**.
Diese Messwerte sollen verständlich und übersichtlich dargestellt werden. Ein besserer Überblick lässt sich gewinnen, wenn man gleiche Messwerte mit der Anzahl ihres Auftretens versieht. Diese Anzahl bezeichnet man als **Häufigkeitszahl**.

Die **Häufigkeit** ist allgemein eine Zahl, die angibt, wie oft verschiedene Merkmalsausprägungen eines Merkmals zu beobachten sind. (Zum Beispiel: Die Blutgruppe A wurde bei 80 untersuchten Patienten genau **32**-mal festgestellt.) Diese Zahl, die durch Abzählen oder Auszählen der Einheiten, die für das Merkmal $X$ den gleichen Wert aufweisen, erhalten wird, nennt man **absolute Häufigkeit $h(x)$.** Die Summe der absoluten Häufigkeiten aller Werte eines Merkmals entspricht der Anzahl aller untersuchten Merkmalsträger. Sie wird auch Stichprobenumfang genannt und mit $n$ bezeichnet.

Die **relative Häufigkeit** $f(x)$ eines Merkmals $X$ ist der Quotient aus der Anzahl einer Merkmalsausprägung (der absoluten Häufigkeit) $h(x)$ und der Anzahl der untersuchten Merkmalsträger (Stichprobenumfang) $n$.

$$f(x) = \frac{h(x)}{n}$$

Da die absolute Häufigkeit $h(x)$ minimal 0 und maximal $n$ sein kann, nimmt die relative Häufigkeit $f(x)$ nur Werte zwischen 0 und 1 an.

$$0 \le f(x) \le 1$$

Durch Multiplikation mit 100 wird die relative Häufigkeit in Prozent angegeben.
Die Summe der relativen Häufigkeiten aller Werte eines Merkmals ist 100 %. Bei einer prozentualen Häufigkeitsangabe sollte man nicht auf die Angabe der Gesamtzahl $n$ verzichten, weil Glaubwürdigkeit und Reproduzierbarkeit prozentualer Angaben mit größerem $n$ zunehmen.

## MC-31

Von 10 Frauen haben Sie die Daten zur Fruchtlage. Die Daten sind wie folgt verschlüsselt:
1 normal, 2 Beckenendlage, 3 Querlage, 4 fehlende Angabe

| Patientin Nr. | 1 | 2 | 3 | 4 | 5 | 6 | 7 | 8 | 9 | 10 |
|---|---|---|---|---|---|---|---|---|---|---|
| Fruchtlage | 1 | 4 | 1 | 3 | 1 | 1 | 2 | 1 | 4 | 2 |

Die relative Häufigkeit für eine normale Fruchtlage unter den Frauen ohne fehlende Angabe ist:

(A)  1/10
(B)  1/5
(C)  5/10
(D)  5/8
(E)  Diese relative Häufigkeit kann aus den obigen Daten nicht berechnet werden.

## MC-32

Welche der folgenden Zahlen kann nicht die relative Häufigkeit einer Merkmalsausprägung sein?

(A)  -5
(B)  0
(C)  0.25
(D)  0.5
(E)  1

**MC-33**
Bei einer Untersuchung wurden die Körpergrößen von 300 Schulkindern gemessen.
Dabei wurde festgestellt, dass 60 % der Kinder kleiner als 145 cm sind.

Die relative Häufigkeit der Kinder, die mindestens 145 cm groß sind, ist

(A)  0.4
(B)  0.6
(C)  40
(D)  120
(E)  180

Bei ordinalskalierten und metrischen Merkmalen ist es sinnvoll, die Häufigkeiten beginnend bei der kleinsten Merkmalsausprägung in aufsteigender Reihenfolge aufzuaddieren. Diese Häufigkeiten nennt man **kumulative** oder **Summenhäufigkeiten**. Sie können für absolute und für relative Häufigkeiten angegeben werden. Man erhält durch sie eine Aussage darüber, wie viele der Werte größer oder kleiner als ein bestimmter (kritischer) Wert sind.

Aus der Tabelle 4.1 in Beispiel 4.2 kann man hierzu ablesen, dass 53.3 % der Patientinnen am Ende des 12. Tages entlassen waren. 90.0 % der Patientinnen waren am Ende des 15. Tages entlassen.

**Beispiel 4.1**
Für eine spezielle wissenschaftliche Untersuchung sind aus Patientenakten von $n$=20 Patienten unter anderem Werte des systolischen Blutdrucks erfasst worden. Es ergaben sich folgende Angaben:

| | | | |
|---|---|---|---|
| *Pat.1:*  100 | *Pat.6:*  150 | *Pat.11:*  110 | *Pat.16:*  120 |
| *Pat.2:*  130 | *Pat.7:*  140 | *Pat.12:*  150 | *Pat.17:*  130 |
| *Pat.3:*  160 | *Pat.8:*  120 | *Pat.13:*  110 | *Pat.18:*  110 |
| *Pat.4:*  120 | *Pat.9:*  150 | *Pat.14:*  120 | *Pat.19:*  130 |
| *Pat.5:*  140 | *Pat.10:* 130 | *Pat.15:*  150 | *Pat.20:*  130 |

Diese ungeordnete Form von Messwerten (Beobachtungen) einer Untersuchung, die der Reihe ihres Auftretens nach zusammengestellt worden sind, nennt man eine **Urliste**.
Der Größe nach sortiert erhält man folgende Tabelle:

| | Werte | absolute Häufigkeit | relative Häufigkeit | absolute Summenhäufigkeit | relative Summenhäufigkeit |
|---|---|---|---|---|---|
| 1 | 100 | 1 | 0.05 | 1 | 0.05 |
| 2 | 110 | 3 | 0.15 | 4 | 0.20 |
| 3 | 120 | 4 | 0.20 | 8 | 0.40 |
| 4 | 130 | 5 | 0.25 | 13 | 0.65 |
| 5 | 140 | 2 | 0.10 | 15 | 0.75 |
| 6 | 150 | 4 | 0.20 | 19 | 0.95 |
| 7 | 160 | 1 | 0.05 | 20 | 1.00 |
| | | $n$=20 | 1.00 | | |

**Beispiel 4.2**

Urliste der Liegezeiten von $n = 30$ Patienten nach Kaiserschnitt. Die Liegedauer ist in Tagen und Stunden angegeben, die durch ein Semikolon getrennt wurden (10;05 bedeutet demnach 10 Tage und 5 Stunden).

| 10;05 | 14;02 | 13;01 | 11;04 | 14;22 |
|-------|-------|-------|-------|-------|
| 9;13  | 11;23 | 20;18 | 11;09 | 11;08 |
| 14;01 | 11;12 | 28;00 | 12;08 | 12;06 |
| 14;22 | 10;04 | 10;17 | 12;04 | 13;23 |
| 15;08 | 17;19 | 13;19 | 8;20  | 12;12 |
| 12;08 | 13;06 | 15;20 | 14;03 | 11;16 |

Zur weiteren Auswertung sortiert man diese Urliste um, indem die Beobachtungseinheiten vom kleinsten zum größten Messwert in aufsteigender Reihenfolge notiert werden. Die Messwerte werden dadurch klassiert (nach Tagen und Stunden) und sind in Tabelle 4.1 eingetragen.

Die Form der Tabelle vermittelt auch grafisch einen Eindruck von der Verteilung der Werte:

| Tage | Stunden | absolute Häufigkeit $h(x)$ | relative Häufigkeit $f(x)$ | Summenhäufigkeit $s(x)$ |
|------|---------|------------|-----------|-----------------|
| 8  | 20              | 1 | 0.033 | 0.033 |
| 9  | 13              | 1 | 0.033 | 0.067 |
| 10 | 04,05,17        | 3 | 0.100 | 0.167 |
| 11 | 04,08,09,12,16,23 | 6 | 0.200 | 0.367 |
| 12 | 04,06,08,08,12  | 5 | 0.167 | 0.533 |
| 13 | 01,06,19,23     | 4 | 0.133 | 0.667 |
| 14 | 01,02,03,22,22  | 5 | 0.167 | 0.833 |
| 15 | 08,20           | 2 | 0.067 | 0.900 |
| 16 |                 | 0 | 0.000 | 0.900 |
| 17 | 19              | 1 | 0.033 | 0.933 |
| 18 |                 | 0 | 0.000 | 0.933 |
| 19 |                 | 0 | 0.000 | 0.933 |
| 20 | 18              | 1 | 0.033 | 0.966 |
| 21 |                 | 0 | 0.000 | 0.966 |
| 22 |                 | 0 | 0.000 | 0.966 |
| 23 |                 | 0 | 0.000 | 0.966 |
| 24 |                 | 0 | 0.000 | 0.966 |
| 25 |                 | 0 | 0.000 | 0.966 |
| 26 |                 | 0 | 0.000 | 0.966 |
| 27 |                 | 0 | 0.000 | 0.966 |
| 28 | 00              | 1 | 0.033 | 1.000 |

**Tabelle 4.1:** Messwerte und ihre Häufigkeiten, Beispiel 4.2

Häufigkeitsverteilungen mit vielen verschiedenen Ausprägungen sollten zur besseren Übersicht und leichteren Interpretation klassiert werden, das heißt es sollten **klassierte Häufigkeiten** gebildet werden. Grundsätzlich lässt sich jedes Merkmal klassieren, egal welches Skalenniveau und welchen Wertetyp (diskret oder stetig) es aufweist.

Bei ordinal- und metrischskalierten Merkmalen gibt es eine obere und eine untere Klassengrenze. Die Klassen werden aufsteigend angeordnet.

Bei nominalskalierten Merkmalen spricht man von **Gruppieren** statt von Klassieren. Nach inhaltlichen Gesichtspunkten werden mehrere Ausprägungen zu einer Kategorie zusammengefasst. Zum Beispiel lassen sich verschiedene Städte in Kreise, in Bundesländer und in den Regionen Nord, West, Ost, Süd zusammenfassen. Die Klassenbildung basiert oft nicht auf einer mathematischen Regel, sondern auf ganz bestimmten Interessen. Will man aktuelle Ergebnisse mit früheren oder mit Publikationen anderer Institute oder Universitäten vergleichen, richtet man sich zwangsläufig nach diesen Einteilungen.

Bezüglich der Klassenbildung gibt es zwar keine allgemeingültigen, strengen Vorschriften, aber einige "Faustregeln", die einen Kompromiss zwischen einem geringen Informationsverlust einerseits und einer übersichtlichen Darstellung andererseits beinhalten: Die Anzahl der Klassen $k$ richtet sich nach dem Stichprobenumfang $n$ und lässt sich durch $k \approx \sqrt{n}$ bestimmen. Wenn $n \geq 1000$ ist, wählt man für $k \approx 10 \cdot \lg n$. Die Breite der Klassen, das heißt die Anzahl der Elemente in jeder Klasse, sollte konstant sein.

**Beispiel 4.3**
Die Häufigkeiten für das Merkmal "Alter" von $n=30$ Personen sollen ermittelt werden. Die Personen sind zwischen 18 und 39 Jahre alt. Für eine symmetrische Klassenverteilung mit gleicher Intervallgröße bieten sich 5 Klassen mit 5 verschiedenen Altersjahren an.

| Klassennummer $i$ | Klassengrenzen $x$ | absolute Häufigkeit $h(x)$ | relative Häufigkeit $f(x)$ | Summenhäufigkeit $s(x)$ |
|---|---|---|---|---|
| 1 | bis 20 | 3 | 0.100 | 0.100 |
| 2 | 21 - 25 | 8 | 0.267 | 0.367 |
| 3 | 26 - 30 | 6 | 0.200 | 0.567 |
| 4 | 31 - 35 | 11 | 0.366 | 0.933 |
| 5 | ab 36 | 2 | 0.067 | 1.000 |

**Tabelle 4.2:** Klassierte Messwerte und ihre Häufigkeiten, Beispiel 4.3

## 4.1.2 Maßzahlen

Um einen Überblick über das vorhandene Datenmaterial zu erhalten, werden für **quantitative** Merkmale statistische Kennwerte, statistische Maßzahlen berechnet. Diese Maßzahlen fassen die vorhandenen Informationen durch wenige besonders charakteristische Kennzahlen zusammen.

Man unterscheidet zwischen den **Maßzahlen der Lage** und den **Maßzahlen der Streuung**.

**Maßzahlen der Lage** kennzeichnen die Lage der Messwerte auf der Abszissenachse und ihr Zentrum. Sie geben Auskunft darüber, welche Werte besonders häufig, selten oder gar nicht vertreten sind.

**Maßzahlen der Streuung** kennzeichnen die Breite der Verteilung der Messwerte um das Zentrum und geben Auskunft darüber, ob es Werte gibt, die von den üblichen Werten stark abweichen (Ausreißer).

## 4.1.2.1 Maßzahlen der Lage

Im Folgenden werden die wichtigsten Maßzahlen der Lage eingeführt. Für die Anwendung der verschiedenen Lagemaße müssen unterschiedliche Voraussetzungen der Messwerte erfüllt sein.

### Das arithmetische Mittel

Das gebräuchlichste und wichtigste Lagemaß ist das arithmetische Mittel. Umgangssprachlich ist es auch als "Durchschnitt" bekannt. Es wird mit $\bar{x}$ (x quer) bezeichnet und nach folgender Formel berechnet:

$$\bar{x} = \frac{1}{n} \cdot \sum_{i=1}^{n} x_i \ .$$

Es ergibt sich aus der Summe aller Messwerte eines Merkmals $X$ geteilt durch die Anzahl dieser Werte.

Das arithmetische Mittel hat dieselbe Maßeinheit wie die Merkmalsmesswerte der Stichprobe. Es hat in der Statistik aufgrund folgender Eigenschaften eine hohe Bedeutung:

- Die Summe der Abweichungen der Einzelwerte vom arithmetischen Mittel ist Null. Positive und negative Abweichungen gleichen sich gegenseitig aus.

$$\sum_{i=1}^{n} (x_i - \bar{x}) = 0$$

- Die Summe der quadrierten Abweichungen vom arithmetischen Mittel ist ein Minimum.

$$\sum_{i=1}^{n} (x_i - \bar{x})^2 = \min$$

Das arithmetische Mittel ist von Extremwerten (Ausreißern) stark nachteilig beeinflusst. Es sollte generell nur berechnet werden, wenn die Merkmale metrisch sind und ist hauptsächlich sinnvoll bei symmetrischen, eingipfeligen Verteilungen.
Treten gleiche Messwerte jeweils mehrfach auf, zum Beispiel bei Klasseneinteilungen, so berechnet man $\bar{x}$ wie folgt:

$$\bar{x} = \frac{1}{n} \cdot \sum_{i=1}^{m} h(x_i) \cdot x_i$$

dabei ist   $h(x_i)$   die absolute Häufigkeit des Messwertes $x_i$,

         $x_i$     der $i$-te der verschiedenen Messwerte,

         $m$     die Anzahl verschiedener Messwerte.

**Beispiel 4.4**
Von 4 Patienten liegen folgende Werte des systolischen Blutdrucks vor:
130, 140, 150, 180.

Der arithmetische Mittelwert beträgt:

$$\bar{x} = \frac{1}{4} \cdot (130 + 140 + 150 + 180) = \underline{\underline{150}}$$

und es gilt:

| Wert | Differenzen zum Mittelwert |
|---|---|
| 130 | 130 - 150 = -20 |
| 140 | 140 - 150 = -10 |
| 150 | 150 - 150 = 0 |
| 180 | 180 - 150 = +30 |
| **Mittelwert: 150** | **Summe = 0** |

**Beispiel 4.5**
Eine Messreihe besteht aus den Werten
2, 5, 3, 12, 10, 5, 3, 10, 7, 3.

Der arithmetische Mittelwert beträgt

$$\bar{x} = \frac{1}{10} \cdot \sum_{i=1}^{10} x_i = \frac{1}{10} \cdot 60 = \underline{\underline{6}}$$

**Beispiel 4.6**
Für das Beispiel 4.2 soll die mittlere Liegedauer in Tagen für die Patientinnen nach Kaiserschnitt berechnet werden. Aus der Tabelle geht hervor, dass $n=30$ und $m=11$ ist.

$$\bar{x} = \frac{1}{30} \cdot \sum_{i=1}^{11} h(x_i) \cdot x_i$$

$$= \frac{1}{30} \cdot (1 \cdot 8 + 1 \cdot 9 + 3 \cdot 10 + 6 \cdot 11 + 5 \cdot 12 + 4 \cdot 13 + 5 \cdot 14 + 2 \cdot 15 + 1 \cdot 17 + 1 \cdot 20 + 1 \cdot 28)$$

$$= \frac{1}{30} \cdot 390 = \underline{\underline{13}}$$

**MC-34**
Darf man bei diskreten Merkmalen (zum Beispiel Kinderzahl) Mittelwerte berechnen?

(A) Man darf Mittelwerte nur errechnen, wenn sie ganze Zahlen ergeben.
(B) Mittelwerte dürfen überhaupt nicht berechnet werden, weil sie beliebige Zwischenwerte annehmen können, die im Einzelfall real nicht vorkommen.
(C) Man darf Mittelwerte auch bei diskreten Merkmalen ohne Einschränkung berechnen.
(D) Man muss dabei die Formel für geometrische Mittel benutzen.
(E) Keine Antwort ist richtig.

## MC-35

In einer Schulklasse wird der Kariesbefall der Zähne bei Kindern untersucht. Es ergibt sich die folgende Häufigkeitstabelle:

| Anzahl mit Karies befallener Zähne | 0 | 1 | 2 | 3 | 4 |
|---|---|---|---|---|---|
| absolute Häufigkeit | 4 | 7 | 5 | 3 | 1 |

Der arithmetische Mittelwert der Daten ist

(A)  1
(B)  1.5
(C)  2
(D)  4
(E)  5

## MC-36

Welche der genannten Eigenschaften trifft für den arithmetischen Mittelwert $\bar{x}$ zu?

(A)  Die Einzelwerte liegen stets streng symmetrisch um $\bar{x}$.
(B)  Die Summe der Abweichungen der Einzelwerte von $\bar{x}$ ist Null.
(C)  Stets liegen 50 % der Einzelwerte oberhalb und 50 % unterhalb $\bar{x}$.
(D)  $\bar{x}$ ist robust gegenüber Abweichungen von der Gauß'schen Normalverteilung.
(E)  $\bar{x}$ hat in jedem Fall einen positiven Wert.

## Der Median

Immer wenn die Berechnung des arithmetischen Mittels nicht sinnvoll ist, eignet sich die Benutzung des Medians $M$ (auch Zentralwert genannt) besonders, das heißt seine Angabe ist erlaubt und sinnvoll bei ordinalskalierten Messwerten, bei nicht-symmetrischen, schiefen Verteilungen, bei vorhandenen Extremwerten (Ausreißern) und bei sehr kleinen Stichproben. Extremwerte bewirken, dass das arithmetische Mittel und der Median voneinander abweichen, als Hinweis auf eine schiefe Verteilung. Wenn beide ungefähr übereinstimmen, deutet das auf eine symmetrische Verteilung hin. Ein Vergleich der beiden Lagemaße liefert also einen Hinweis auf die Form der zugrunde liegenden Verteilung.

Der Median hat, genau wie das arithmetische Mittel, dieselbe Maßeinheit wie die Messwerte. Zur Bestimmung des Medians $M$ werden alle Messwerte der Größe nach sortiert, so dass eine **Rangliste** entsteht.
Bei ungerader Anzahl von Messwerten ist der Median die mittlere Zahl der Rangliste.
Bei gerader Anzahl von Messwerten ist der Median der Mittelwert von den zwei in der Mitte der Rangliste liegenden Werten. Deshalb kann er auch Werte annehmen, die in der ursprünglichen Messreihe gar nicht vorkommen.

$n$ ungerade:     $M = x_{(n+1)/2}$

$n$ gerade:     $M = \dfrac{x_{(n/2)} + x_{(n/2+1)}}{2}$

wobei $(n+1)$, $(n/2)$ und $(n/2+1)$ die Nummer (der Index) des Messwertes in der nach der Größe sortierten Rangliste aller $n$ Messwerte ist.

Der Median ist durch seine Bestimmung ein Wert, der von höchstens der Hälfte aller Werte unterschritten und von höchstens der Hälfte aller Werte überschritten wird. Er ist robust gegen Verzerrungen durch Extremwerte.

**Beispiel 4.7**
Von 7 Patienten liegen folgende Werte des systolischen Blutdrucks vor:
110, 130, 120, 170, 110, 130, 120           ($n = 7$).

Zur Bestimmung des Medians ordnen wir die Zahlen nach der Größe:
110  110  120  <u>120</u>  130  130  170
und erhalten als Median den viertgrößten Wert, also
$M = \underline{120}$.

Falls nur von 6 Patienten Werte vorliegen, zum Beispiel
110, 130, 120, 170, 110, 130           ($n = 6$),

ergibt sich der Größe nach geordnet:
110  110  <u>120  130</u>  130  170.

Dann ist der Median das arithmetische Mittel aus dem dritt- und viertgrößten Wert, also:
$M = (120+130) / 2 = \underline{125}$

**Beispiel 4.8**
Der Median der Messreihe           2,  5,  3,  12,  10,  5,  3,  10,  7,  3
wird aus der sortierten Rangliste   2,  3,  3,  3,  5,  5,  7,  10,  10,  12
bestimmt, indem der Mittelwert von den beiden in der Mitte liegenden Werten 5 und 5 gebildet wird, da $n=10$ (gerade) ist.

$$M = \frac{5+5}{2} = \underline{\underline{5}}$$

**Beispiel 4.9**
Der Median der Messreihe   1,  2,  3,  4,  5,  6,  7,  8,  9,  10
wird bestimmt, indem der Mittelwert von den beiden in der Mitte liegenden Werten 5 und 6 gebildet wird und ist somit ein Wert, der nicht in der Messreihe vorhanden ist.

$$M = \frac{5+6}{2} = \underline{\underline{5.5}}$$

**Beispiel 4.10**
Der Median der Messreihe   1, 2, 3, 4, 5
ist der Wert, der in der Mitte liegt, da $n = 5$ (ungerade) ist.
$M = \underline{\underline{3}}$

## MC-37
Welche Aussage trifft nicht zu?

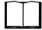

Der Median verändert sich,

(A)   wenn zum Mittelwert eine Zahl addiert wird
(B)   wenn zu jedem Wert eine Zahl addiert wird
(C)   wenn der höchste und niedrigste Wert weggelassen werden
(D)   wenn man den höchsten Wert eliminiert
(E)   wenn man den niedrigsten Wert eliminiert

## MC-38
In einer Schulklasse wurden die Zähne von 10 Kindern auf Kariesbefall untersucht.
Die Anzahl der mit Karies befallenen Zähne für die einzelnen Kinder ist:

| Kind-Nr. | 1 | 2 | 3 | 4 | 5 | 6 | 7 | 8 | 9 | 10 |
|---|---|---|---|---|---|---|---|---|---|---|
| Anzahl mit Karies befallener Zähne | 0 | 1 | 1 | 2 | 2 | 1 | 0 | 4 | 1 | 1 |

Der empirische Median der Daten ist

(A)   1
(B)   1.3
(C)   1.5
(D)   4
(E)   5.5

## MC-39
Eine Beobachtungsreihe soll aus den 17 Messwerten $x_1, ..., x_{17}$ bestehen. Der empirische Median dieser Beobachtungen ist definiert als

(A)   $x_{(9)}$

(B)   $x_{(8,5)}$

(C)   $x_{(8)}$

(D)   $\dfrac{1}{2}(x_{(8)} + x_{(9)})$

(E)   $\dfrac{1}{2}(x_8 + x_9)$

Der Median entspricht dem zweiten Quartil $Q_2$.

Das **untere** oder **erste Quartil** $Q_1$ ist der Punkt (Wert), wo genau 25 % der Messwerte kleiner oder gleich $Q_1$ sind, während dementsprechend 75 % der Messwerte größer oder gleich $Q_1$ sind. Als **oberes** oder **drittes Quartil** $Q_3$ bezeichnet man den Punkt (Wert), wo genau 75 % der Messwerte maximal so groß wie $Q_3$ und das restliche Viertel (25 %) größer oder gleich $Q_3$ sind. Dementsprechend ist das **mittlere** oder **zweite Quartil** $Q_2$ der Median (unterhalb und oberhalb $M$ liegen jeweils 50 % der Messwerte).

Eine weitere Verfeinerung ermöglichen die **Quantile,** die für alle Zahlen $\alpha$ mit $0 \le \alpha \le 1$ definiert sind. Spezielle Quantile sind mit $\alpha = 0.50$ der Median, sowie mit $\alpha = 0.25$ bzw. $\alpha = 0.75$ die beiden Quartile.

Von **Dezilen** spricht man, wenn $\alpha = 0.1, 0.2, ..., 0.9$.

Von **Perzentilen** spricht man, wenn $\alpha = 0.01, ..., 0.99$.

Quantile, Dezile und Perzentile lassen sich aus der Rangliste der Messwerte bestimmen. Dazu berechnet man das Produkt $n \cdot \alpha$.

Ist $n \cdot \alpha$ keine ganze Zahl (zum Beispiel 2.25), so ist das $\alpha$-Quantil der $k$-te Wert der Rangliste, wobei $k$ die auf $n \cdot \alpha$ folgende ganze Zahl ist (für $n \cdot \alpha = 2.25$ ist $k = 3$, das heißt der 3. Wert der Rangliste ist der gesuchte Wert).

Ist $n \cdot \alpha$ eine ganze Zahl (zum Beispiel 16), so wird zur Bestimmung des $\alpha$-Quantils aus den Werten $x_{(n \cdot \alpha)}$ und $x_{(n \cdot \alpha + 1)}$ der Rangliste der Mittelwert gebildet (für $n \cdot \alpha = 16$ wird also aus dem 16. Messwert und dem 17. Messwert der Rangliste der Mittelwert gebildet).


**Der Modalwert**

Der Modalwert $D$ (auch Modus genannt) ist derjenige Wert, der in einer Messreihe am häufigsten vorkommt. Kommt jeder Wert nur einmal vor, so gibt es keinen Modalwert. Der Modalwert kann bei allen Skalentypen ermittelt werden. Er lässt sich direkt aus der Wertetabelle oder aus der grafischen Darstellung entnehmen.

Wenn es in der geordneten Messreihe zwei Werte mit gleich großen Häufigkeiten gibt, so hat die Messreihe zwei Modalwerte, das heißt die Verteilung der Werte ist **bimodal**, sie hat zwei "Gipfel".

Der Modalwert ist gegenüber Extremwerten (Ausreißern) unempfindlich. Er kann sich aber schon bei kleinsten Veränderungen der Messwerte stark ändern. Bei gruppierten Messwerten entspricht der Modalwert der Klassenmitte der Klasse mit der größten Häufigkeit.


**Beispiel 4.11**

Der Modalwert der Messreihe 2, 5, 3, 12, 10, 5, 3, 10, 7, 3 ist $D = \underline{3}$, da der Wert 3 am häufigsten vorkommt.


**Beispiel 4.12**

Der Modalwert der Messreihe 3, 4, 4, 5, 5, 5, 6, 6, 7, 8, 8, 8, 9 ist $D_1 = \underline{5}$ und $D_2 = \underline{8}$.

**Zusammenhang der Lagemaße arithmetisches Mittel, Median und Modalwert**

**für streng symmetrische Verteilungen gilt:**
Modalwert = Median = arithmetisches Mittel

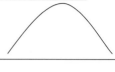

**für rechtsschiefe (=linksgipflige) Verteilungen gilt:**
Modalwert < Median < arithmetisches Mittel

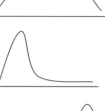

**für linksschiefe (=rechtsgipflige) Verteilungen gilt:**
arithmetisches Mittel < Median < Modalwert

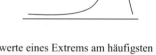

Bei links- oder rechtsschiefen Verteilungen treten die Messwerte eines Extrems am häufigsten auf und die Häufigkeit in Richtung zum anderen Extrem nimmt ab. Diese Verteilungen sind **asymmetrisch**.

**Das gewogene (gewichtete) arithmetische Mittel**
Das gewogene arithmetische Mittel $\overline{x}_G$ ist ein Gesamtmittelwert (gemeinsamer Mittelwert), der für mehrere Einzelmittelwerte verschiedener Stichproben berechnet wird. Die Stichproben stammen aus einer Grundgesamtheit. Für jede Stichprobe wurde ein Stichprobenmittelwert bestimmt und der Stichprobenumfang ist bekannt. Bei der Berechnung des Gesamtmittelwertes gehen die Stichprobenmittelwerte entsprechend dem Stichprobenumfang jeweils mit verschiedenen Gewichten in den Gesamtmittelwert ein. Er wird nach folgender Formel berechnet:

$$\overline{x}_G = \frac{\sum\limits_{i=1}^{k} n_i \cdot \overline{x}_i}{\sum\limits_{i=1}^{k} n_i}$$

dabei ist $k$ die Anzahl der Stichproben,
$n_i$ der Umfang der $i$-ten Stichprobe,
$\overline{x}_i$ das arithmetische Mittel der $i$-ten Stichprobe.

**Beispiel 4.13**
10 Männer sind im Durchschnitt 1.78 m groß. Bei 5 Frauen beträgt die durchschnittliche Körpergröße 1.64 m.
Dann wird die durchschnittliche Körpergröße aller 15 Personen **nicht** korrekt bestimmt durch (1.78+1.64)/2=1.71 m,

sondern richtig ist:

$$\overline{x_G} = \frac{10 \cdot 1.78 + 5 \cdot 1.64}{15} = \frac{17.8 + 8.2}{15} = \frac{26.0}{15} = \underline{\underline{1.73\,m}}$$

**Beispiel 4.14**
Für 100 Studentinnen wurde die durchschnittliche Körpergröße von 170 cm bestimmt. 50 Studenten sind im Durchschnitt 184 cm groß. Der Gesamtmittelwert beträgt dann:

$$\overline{x_G} = \frac{100 \cdot 170 + 50 \cdot 184}{100 + 50} = \frac{26200}{150} = \underline{\underline{174.66\ cm}}$$

**Das geometrische Mittel**
Das geometrische Mittel $G$ wird bei Messwertreihen berechnet, deren Abstände sich untereinander proportional zur Größe der Messwerte verhalten, die einer geometrischen Reihe ähnlich sind. (Bei relativen Änderungen, bei denen sich der Unterschied zweier Merkmalsausprägungen besser durch einen Quotienten als durch eine Differenz beschreiben lässt.) Das ist bei Wachstumserscheinungen, zum Beispiel Bevölkerungszunahme, Zunahme der Unterhaltskosten in einer Klinik, sowie bei Verdünnungsreihen, zum Beispiel Antikörpertiter, der Fall.
Wenn $x_i$ die relativen Änderungen bezeichnet ($x_i > 0$ und dimensionslos), berechnet man das geometrische Mittel nach folgender Formel:

$$G = \sqrt[n]{x_1 \cdot \ldots \cdot x_n}$$

**Beispiel 4.15**
Eine Bakterienkultur wächst durchschnittlich um 50 %. Die Zuwachsrate schwankt zufällig. Folgende Populationsbestände wurden für fünf Zeiteinheiten gemessen:

| Bestand | 1000 | 1800 | 2520 | 3276 | 4586 |
|---|---|---|---|---|---|
| Veränderungsfaktor | | 1.8 | 1.4 | 1.3 | 1.4 |
| Zuwachs | | 800 | 720 | 756 | 1305 |

57

Der durchschnittliche Veränderungsfaktor soll bestimmt werden. Zum Vergleich werden das arithmetische Mittel und das geometrische Mittel berechnet:

$$\bar{x} = \frac{1.8 + 1.4 + 1.3 + 1.4}{4} = \underline{1.4750}$$

$$G = \sqrt[4]{1.8 \cdot 1.4 \cdot 1.3 \cdot 1.4} = \underline{1.4634}$$

Wenn man den Ausgangsbestand (1000) viermal mit dem richtig berechneten Mittelwert multipliziert, sollte sich der Bestand nach dem vierten Zeitabschnitt (4586) ergeben.

$$1000 \cdot \bar{x}^4 = 1000 \cdot 1.475^4 = 4733$$

$$1000 \cdot G^4 = 1000 \cdot 1.4634^4 = 4586$$

Bei Multiplikation mit dem geometrischen Mittel wird der Wert vorhergesagt, der wirklich aus den gemittelten Wachstumsraten resultiert.


**Das harmonische Mittel**
Das harmonische Mittel $H$ wird berechnet, wenn Indexzahlen zu mitteln sind und das Zähler-merkmal in den Einzelwerten konstant ist (Kilometer pro Stunde, Preis pro Liter usw.). Damit lassen sich beispielsweise eine Durchschnittsgeschwindigkeit, eine Durchschnittsleistung oder eine mittlere Dichte berechnen. Es lässt sich berechnen durch:

$$H = \frac{n}{\sum\limits_{i=1}^{n} \frac{1}{x_i}}$$


**Beispiel 4.16**
Ein Autofahrer fährt auf seinem Weg zur Arbeit in einer Woche jeden Morgen mit unterschiedlicher Geschwindigkeit (in km/h).

| Wochentag | Mo | Di | Mi | Do | Fr |
|---|---|---|---|---|---|
| Geschwindigkeit | 40 | 80 | 50 | 80 | 100 |

Wie hoch war die Durchschnittsgeschwindigkeit?
Die Berechnung des arithmetischen Mittelwertes

$$\bar{x} = \frac{1}{5} \cdot (40 + 80 + 50 + 80 + 100) = \frac{1}{5} \cdot 350 = \underline{70 \text{ km/h}}$$

ist an dieser Stelle unrealistisch, da die Merkmalsgröße eine Verhältniszahl ($v = s/t$) ist. Durch die Berechnung des harmonischen Maßes erhält man die gesuchte Durchschnitts-geschwindigkeit

$$H = \frac{5}{\frac{1}{40} + \frac{1}{80} + \frac{1}{50} + \frac{1}{80} + \frac{1}{100}} = \frac{5}{0.08} = \underline{62.5 \text{ km/h}}$$

## 4.1.2.2 Maßzahlen der Streuung

Die Angabe einer der in Abschnitt 4.1.2.1 beschriebenen Lagemaßzahl reicht zur Charakterisierung einer Stichprobe nicht aus. Stichproben, die den gleichen Mittelwert besitzen, können aufgrund der Streuung der Messwerte völlig verschieden sein. Die Streuungsmaße (oder Dispersionsmaße) geben Auskunft über die Variabilität der Messwerte.

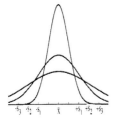

Stichproben A, B, C

A : $(\bar{x}, s_1)$
B : $(\bar{x}, s_2)$
C : $(\bar{x}, s_3)$

**Abb. 4.1:**   Verschiedene Messwertverteilungen mit gleichem Mittelwert

Man erkennt in Abbildung 4.1, dass trotz identischer Mittelwerte die Stichproben sehr verschieden sind. Bei der "schmalen" Stichprobe A sind die Messwerte in der Nähe des Mittelwertes konzentriert, während die Messwerte bei der "breiten" Stichprobe C stärker "streuen". Stichprobe B stellt das Bild einer "normalverteilten" Stichprobe dar. Im Folgenden werden verschiedene Streuungsmaße beschrieben.

### Die Spannweite

Die Spannweite $R$ (Variationsbreite oder Range) gibt den gesamten Streuungsbereich der Messwerte einer Stichprobe an. Sie ergibt sich aus der Differenz des größten und des kleinsten Beobachtungswertes.

$$R = x_{max} - x_{min}$$

Die Spannweite hat die gleiche Maßeinheit wie die ursprünglichen Messwerte. Sie kann für alle Skalenniveaus, mit Ausnahme der Nominalskala, berechnet werden. Für die Verteilung der Werte insgesamt ist sie nicht sehr repräsentativ. Gegenüber einzelnen sehr extremen Werten ist die Spannweite sehr anfällig.

### Beispiel 4.17

Die Spannweite der folgenden 7 Werte ist zu bestimmen:
110  130  120  170  110  130  120                    ($n = 7$).

Nachdem die Werte der Größe nach geordnet wurden, ergibt sich:
110  110  120  <u>120</u>  130  130  170

und für die Spannweite gilt:

$$R = x_{max} - x_{min} = 170 - 110 = \underline{\underline{60}}$$

59

**Beispiel 4.18**
Die Spannweite der Messreihe   2,  5,  3,  12,  10,  5,  3,  10,  7,  3   ist $R = 12 - 2 = \underline{\underline{10}}$.


**Der Interquartilbereich**
Der Interquartilbereich $QA$ gibt den durch das untere ($Q_1$) und obere Quartil ($Q_3$) begrenzten Bereich an, in dem die mittleren 50 % der Beobachtungswerte liegen. Er wird berechnet durch:
$$QA = Q_3 - Q_1$$

Der Interquartilbereich hat die gleiche Maßeinheit wie die ursprünglichen Messwerte und ist im Unterschied zur Spannweite unabhängig von Extremwerten.


**Die Varianz**
Wenn in mehreren Stichproben Lagewerte und die Spannweite eines Merkmals identisch sind, so können sich die Verteilungen des Merkmals sehr voneinander unterscheiden. Um die Streuung zu erfassen, muss die Abweichung aller Messwerte vom Mittelwert der Verteilung berechnet werden. Dabei ist es unwichtig, ob ein Messwert rechts oder links vom Mittelwert liegt. Entscheidend ist nur sein Abstand vom Mittelwert.
Werden die absoluten Beträge aller Abstände vom Mittelwert summiert und durch die Anzahl der Messwerte geteilt

$$\frac{1}{n} \cdot \sum_{i=1}^{n} |x_i - \bar{x}| = \frac{\text{Summe aller Abstände vom Mittelwert}}{\text{Anzahl der Messwerte}},$$

erhält man zwar den plausibelsten Streuungsparameter von Stichprobenwerten, der aber für weitere Berechnungen durch die absoluten Beträge in der Regel sehr umständlich ist.
Der Mathematiker Carl Friedrich Gauss hat deshalb vorgeschlagen, anstelle der Abstandsbeträge $|x_i - \bar{x}|$ deren Abstandsquadrate $|x_i - \bar{x}|^2 = (x_i - \bar{x})^2$ zu benutzen (Prinzip der kleinsten Fehlerquadrate). Aus Anwendungsgründen wird diese Summe dann nicht durch die Anzahl der Messwerte $n$, sondern durch $n-1$ geteilt, damit das Ergebnis Grundlage für die Schätzung des entsprechenden Parameters in der Grundgesamtheit ist.

Es ergibt sich also der Ausdruck

$$s^2 = \frac{1}{n-1} \cdot \sum_{i=1}^{n} (x_i - \bar{x})^2 = \frac{\text{Summe der Abstandsquadrate vom Mittelwert}}{\text{Anzahl der Messwerte} - 1},$$

die Varianz der Stichprobe.

Gebräuchlich ist auch die folgende Formel, die ohne direkte Berechnung der Abstände vom Mittelwert auskommt:

$$s^2 = \frac{n \sum_{i=1}^{n} x_i^2 - (\sum_{i=1}^{n} x_i)^2}{n \cdot (n-1)}$$

**Beispiel 4.19**

Für 10 Patienten wird ein Glucosebelastungstest durchgeführt. Dabei werden 1 h nach der Belastung mit 75 g folgende Werte in [mg/dl] ermittelt:

$x_1 = 168$   $x_2 = 192$   $x_3 = 185$   $x_4 = 179$   $x_5 = 175$
$x_6 = 181$   $x_7 = 177$   $x_8 = 178$   $x_9 = 182$   $x_{10} = 183$

Der Mittelwert beträgt

$$\bar{x} = \frac{1}{10} \cdot \sum_{i=1}^{10} x_i = \underline{180}$$

Die Varianz ist

$$s^2 = \frac{1}{10-1} \cdot ((168-180)^2 + (192-180)^2 + \ldots + (183-180)^2)$$
$$= \frac{1}{9} \cdot 366$$
$$= \underline{40.7}$$

Die Berechnung der Varianz ist nur für metrische Skalen zulässig.
Die Maßeinheit der Varianz ist schwer interpretierbar, da sie nicht mehr der Maßeinheit des gemessenen Merkmals entspricht. Für das Merkmal Körpergröße, gemessen in Metern, in einer Stichprobe, hat die Varianz die Maßeinheit Quadratmeter. Zieht man jedoch die Quadratwurzel aus der Varianz, ergibt sich wieder die ursprüngliche Maßeinheit. Zugleich erhält man das wichtigste Streuungsmaß, die Standardabweichung.

**MC-40**

Zur Berechnung der Varianz kann man von jedem einzelnen Messwert eine feste Größe a abziehen (bei der Körperlänge von Erwachsenen zum Beispiel 100 cm), damit bei der Rechnung nicht zu große Zahlen auftreten. Dies muss am Schluss der Rechnung berücksichtigt werden durch

(A)   Addition von a
(B)   Multiplikation mit a
(C)   Addition von $a^2$
(D)   Multiplikation mit $a^2$
(E)   a wird bei der Berechnung der Varianz nicht berücksichtigt

**Die Standardabweichung**

Die Standardabweichung $s$ (auch Streuung genannt) ist die Quadratwurzel aus der Varianz. Sie ist das gebräuchlichste Maß zur Kennzeichnung der Variabilität einer Verteilung und folgendermaßen definiert

$$s = \sqrt{\frac{1}{n-1} \cdot \sum_{i=1}^{n}(x_i - \bar{x})^2}$$

Bei der Berechnung der Standardabweichung und der Varianz fallen mit der Quadrierung größere Abweichungen (Extremwerte) stärker ins Gewicht. Je mehr die einzelnen Messwerte von ihrem Mittelwert abweichen, desto größer wird die Standardabweichung.
Die Standardabweichung ist inhaltlich unmittelbar interpretierbar, da ihre Maßeinheit der Maßeinheit des gemessenen Merkmals entspricht.
Wie bei der Varianz ist ein metrisches Skalenniveau für die Berechnung der Standardabweichung Voraussetzung.
Auch die anderen Formeln der Varianz, ergänzt um das Wurzelzeichen, können angewendet werden.

Die Standardabweichung und die Varianz fließen in die Formeln weiterer Kennwerte, insbesondere in die Formeln der Zusammenhangsmaße (siehe 4.2.2.1 Korrelation und 4.2.2.2 Regression), ein.

**Beispiel 4.20**
Von 5 Patienten liegen folgende Werte für den systolischen Blutdruck vor:
110, 130, 120, 170, 110.

Als Maß für die biologische Variabilität ist die Standardabweichung zu bestimmen.
Es ergibt sich:

| Einzelwerte | Abweichungen vom Mittelwert | quadratische Abweichungen vom Mittelwert |
|---|---|---|
| 110 | 110 – 128 = -18 | $(-18)^2 = 324$ |
| 130 | 130 – 128 = +2 | $2^2 = 4$ |
| 120 | 120 – 128 = -8 | $(-8)^2 = 64$ |
| 170 | 170 – 128 = +42 | $42^2 = 1764$ |
| 110 | 110 – 128 = -18 | $(-18)^2 = 324$ |
| Mittelwert = (110+130+120+170+110)/5= 640/5=<u>128</u> | Summe = 0 | Summe = 2480 |

und

$$s = \sqrt{\frac{2480}{5-1}} = \sqrt{620} = \underline{\underline{24.9}}$$

**Beispiel 4.21**
Für die Messwerte aus Beispiel 4.19 soll die Standardabweichung berechnet werden. Im Beispiel wurde schon die Varianz berechnet mit $s^2 = 40.666$.
Daraus ergibt sich die Standardabweichung $s$.

$$s = \sqrt{s^2} = \sqrt{40.666} = \underline{\underline{6.377}}$$

## Der Standardfehler des Mittelwertes

Berechnet man den Mittelwert einer Beobachtungsreihe, so stellt sich die Frage nach der Genauigkeit der Angabe dieses Lageparameters. Der arithmetische Mittelwert ist eine Schätzung des theoretischen Erwartungswertes der Verteilung der Daten und hat als solche Schätzung eine Variabilität. Der Standardfehler des Mittelwertes beschreibt die Variabilität von Mittelwerten aus Stichproben mit dem gleichen Stichprobenumfang $n$ und ist somit ein Maß für die Präzision der Schätzung des Erwartungswertes durch den Mittelwert (siehe dazu auch Abschnitt 5.2.2). Er wird als Streuungsmaß für den Mittelwert einer Messreihe bezeichnet. Er gibt an, wie groß etwa die Streuung von $\bar{x}$ um den wahren Mittelwert der Grundgesamtheit ist. Der Standardfehler des Mittelwertes (mittlerer Fehler des Mittelwertes) $s_{\bar{x}}$ ergibt sich aus der Standardabweichung gemäß

$$s_{\bar{x}} = \frac{s}{\sqrt{n}}$$

Der Standardfehler wird mit wachsendem Stichprobenumfang kleiner. Er ist umso größer, je größer die Streuung ist.

Der Standardfehler ist zur Datenbeschreibung einer einzelnen Stichprobe mit einem Mittelwert nicht sinnvoll. Er hat eine große Bedeutung bei der schließenden Statistik, lässt aber für die Beschreibung von Daten aus einer Stichprobe keine unmittelbare Interpretation zu.


## MC-41

Die empirische Standardabweichung der Daten 3, 6, 9 ist

(A)   2.0
(B)   2.5
(C)   3.0
(D)   3.5
(E)   4.0

**Der Variationskoeffizient**

Der Variationskoeffizient $V$ (auch Variabilitätskoeffizient genannt) misst die Variation (die Streuung) im Vergleich zum Mittelwert, das heißt für mehrere Stichproben mit verschiedenen Mittelwerten können so die Streuungen verglichen werden. Dazu wird jeweils die Standardabweichung $s$ durch das arithmetische Mittel $\bar{x}$ geteilt.

$$V = \frac{s}{\bar{x}}$$

Um das Verhältnis der Standardabweichung zum Mittelwert in Prozent auszudrücken, multipliziert man das Ergebnis noch mit 100 %.

$$V = \frac{s}{\bar{x}} \cdot 100\%$$

Der Variationskoeffizient ist also ein auf das arithmetische Mittel bezogenes dimensionsloses Streuungsmaß und eignet sich besonders zum Vergleich der relativen Genauigkeit verschiedener Messreihen.

**Beispiel 4.22**

Für zwei verschiedene Parameter liegen folgende Mittelwerte und Standardabweichungen vor:

Blutdruck: $\bar{x} = 135$ $\quad$ $s = 25$
Alter: $\bar{x} = 48$ $\quad$ $s = 10$

Ein Vergleich der biologischen Variabilität auf der Basis des Variationskoeffizienten ergibt:

$$V_{Blutdruck} = \frac{25}{135} \cdot 100\% = \underline{\underline{18.5\%}} \qquad V_{Alter} = \frac{10}{48} \cdot 100\% = \underline{\underline{20.8\%}}$$

**Beispiel 4.23**

Für 128 Mädchen wurden im Rahmen einer Studie die Körpergrößen bestimmt. Dabei waren 77 Mädchen 6 Jahre alt und 51 Mädchen waren im Alter von 17 bis 18 Jahren. Die folgende Tabelle weist die Auswertung der Messergebnisse aus:

| Messung der Körpergröße | $n$ | $\bar{x}$ | $s$ | $V\%$ |
|---|---|---|---|---|
| 6 Jahre | 77 | 112.6 | 4.64 | 4.12 % |
| 17 - 18 Jahre | 51 | 162.6 | 5.12 | 3.15 % |

Der Vergleich der Standardabweichungen $s$ zeigt eine kleinere Variabilität bei den 6-jährigen Mädchen als bei den 17- bis 18-jährigen. Das liegt aber nur an der durchschnittlich geringeren Körpergröße der 6-jährigen, die auch eine kleinere Abweichung zur Folge hat.
Vergleicht man nun aber die Variationskoeffizienten $V_1 = 4.12$ % und $V_2 = 3.15$ %, so erkennt man, dass in Wirklichkeit die Streuung bei den 6-jährigen Mädchen relativ größer ist.

**MC-42**
Welche der Aussagen trifft nicht zu?

Werden die Beobachtungen in Zentimetern statt in Millimetern ausgedrückt, ändert sich

(A)  die Varianz
(B)  das arithmetische Mittel
(C)  die Standardabweichung
(D)  der Median
(E)  der Variationskoeffizient


**MC-43**
Welche Maßzahl einer Stichprobe aus einer stetigen Zufallsvariablen mit unimodaler Verteilung ist gegenüber "Ausreißern" besonders robust?

(A)  geometrischer Mittelwert
(B)  Spannweite (Range)
(C)  Median
(D)  arithmetischer Mittelwert
(E)  Varianz


**4.1.2.3 Bedeutung von Mittelwert und Streuung**

Symmetrische, glockenförmige Verteilungen werden hinreichend genau durch den Mittelwert $\bar{x}$ und die Standardabweichung $s$ beschrieben.

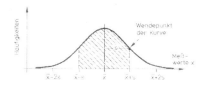

**Abb. 4.2:**  Darstellung einer Verteilung mit Mittelwert $\bar{x}$ und Standardabweichung $s$


Der Mittelwert $\bar{x}$ liegt unter dem Maximum und $\bar{x} - s$ bzw. $\bar{x} + s$ schätzen die Wendepunkte der Verteilung.
Wie bei einem Histogramm (siehe Abschnitt 4.1.3) entspricht auch hier die Fläche unter der Kurve dem Stichprobenumfang, also 100 % der Messwerte. Ist die Form der Verteilung der Messwerte glockenförmig, sollte geprüft werden, ob das Merkmal **normalverteilt** ist (siehe Abschnitt 5.2.2 und 7.2.2).

Falls ein Merkmal normalverteilt ist, liegt über dem Intervall

$[\bar{x}-s \quad ; \bar{x}+s \quad ]$ etwa 68 % der Fläche (schraffiert),

$[\bar{x}-2\cdot s\,; \bar{x}+2\cdot s]$ etwa 95 % der Fläche,

$[\bar{x}-3\cdot s\,; \bar{x}+3\cdot s]$ etwa 99 % der Fläche.

Da diese Fläche der Anzahl der Beobachtungen entspricht, liegen also entsprechend viel Prozent der beobachteten Werte im jeweiligen Intervall. Im Bereich zwischen $\bar{x}-2\cdot s$ und $\bar{x}+2\cdot s$ liegen also ca. 95 % der beobachteten Messwerte.

### 4.1.3 Grafische Darstellung

Die grafische Darstellung von Messwerten gehört grundsätzlich zu jeder statistischen Auswertung. Sie gibt einen Überblick über die Messwerte, dient der Entdeckung fehlerhafter Werte und stellt sicher, dass nachfolgende Auswertungsschritte sinnvoll sind. Computerprogramme bieten heute eine Vielzahl von Grafiken (Diagrammen) an, die einfach anzufertigen sind. Grafiken müssen immer äußerst aufmerksam und kritisch betrachtet werden, da nicht selten durch Manipulation ein falscher Eindruck erweckt wird.

Bei eindimensionalen Verteilungen dient die **Abszissenachse** (x-Achse) zur Darstellung der Merkmalsausprägung und die **Ordinate** (y-Achse) repräsentiert die Häufigkeiten. Der Maßstab für die Einheiten auf Abszisse und Ordinate darf und wird meistens verschieden sein. Die Verwendung einer Grafik hängt immer vom Typ der Messwerte ab. Wir unterscheiden zwischen qualitativen (kategoriellen) und quantitativen Messwerten. Getrennt für diese, werden im Folgenden einige grafische Darstellungen erläutert. Weitere grafische Darstellungsmöglichkeiten und die Anleitung zum Anfertigen dieser können nachgelesen werden in Helga Krentz: "Statistische Analysen mit SPSS in der Medizin, Band 3: Grafische Darstellung statistischer Kennwerte".

**Qualitative Messwerte**
Für qualitative Messwerte sind die Häufigkeiten der möglichen Kategorien von Interesse. Sie werden mit Balkendiagrammen, Kreisdiagrammen oder Histogrammen dargestellt.

**Das Balkendiagramm**
Balkendiagramme sind besonders geeignet, relative bzw. absolute Häufigkeiten qualitativer Merkmale darzustellen. Die Balken (Säulen, Stäbe) repräsentieren die Häufigkeit einer der Kategorien des Merkmals. Sie können horizontal oder vertikal angeordnet werden.

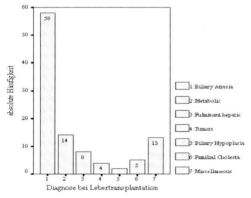

**Abb. 4.3:** Balkendiagramm; Darstellung der absoluten Häufigkeit des Merkmals "Diagnose bei Lebertransplantation"

## Das Histogramm

In einem Histogramm rücken die Säulen des Balkendiagramms direkt aneinander, das heißt, wo eine Merkmalsausprägung endet, beginnt sofort die nächste. Diese Darstellung ist für nominalskalierte Merkmale nicht sinnvoll (wenn zum Beispiel bei einer Länderdarstellung Deutschland endet, beginnt nicht sofort Kanada). Bei vielen ordinalskalierten Merkmalen oder bei klassifizierten bietet sich diese Form eines Diagramms an, die auch einer Treppe ähnelt. Die Fläche unter der "Treppe" gibt die Gesamtzahl der Beobachtungen wieder. Wenn parallel zur x-Achse für die Häufigkeiten Linien gezogen werden, entstehen unter der "Treppe" Quadrate, die dem Stichprobenumfang entsprechen.

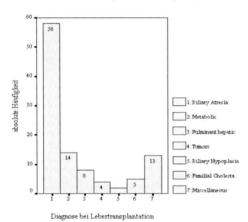

**Abb. 4.4:**  Histogramm für das Merkmal "Diagnose bei Lebertransplantation"

## Der Polygonzug

Aus dem Histogramm kann man durch Verbinden der Mittelpunkte der oberen Rechteckseiten einen Polygonzug erhalten. Durch Fortsetzen des Linienzuges bis zur Abszissenachse bleibt die Fläche unter dem Polygon erhalten und entspricht auch dem Stichprobenumfang.

## Das Kreisdiagramm

Kreisdiagramme sind eine beliebte Darstellungsform für kategoriale Merkmale, wenn die Anzahl der Kategorien nicht zu groß ist. Jeder Sektor eines Kreises repräsentiert die absolute oder die relative Häufigkeit einer Kategorie.

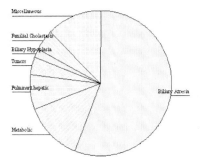

**Abb. 4.5:** Kreisdiagramm; Darstellung der Häufigkeiten des Merkmals "Diagnose bei Lebertransplantation"

## Das Summenhäufigkeitsdiagramm

Auch Summenhäufigkeiten lassen sich grafisch veranschaulichen. So kann man optisch erfassen, wie häufig Mess- bzw. Beobachtungswerte auftraten, die kleiner als ein festgelegter Wert waren. Für die kumulativen Häufigkeiten zeichnet man entweder ein Histogramm oder einen Polygonzug, die wie **Treppendiagramme** aussehen. Auf der Abszissenachse sind die Merkmalsausprägungen dargestellt und auf der Ordinate die Summenhäufigkeiten (absolute oder relative).

Wählt man die Polygondarstellung, so muss man beachten, dass die kumulativen Häufigkeiten nicht über den Klassenmitten sondern über den Klassenenden eingetragen werden.

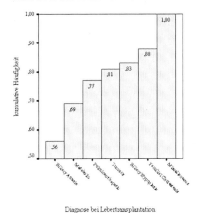

**Abb. 4.6:** Summenhäufigkeitsdiagramm für das Merkmal "Diagnose bei Lebertransplantation"

69

## Quantitative Messwerte

Für quantitative Messwerte gibt es verschiedene grafische Darstellungsmöglichkeiten. Häufig werden Histogramme, Polygonzüge oder Boxplots verwendet.

## Das Histogramm

Wie schon beschrieben ist das Histogramm für ordinale Merkmale (mit quantitativer Bedeutung, zum Beispiel Gruppenzugehörigkeit mit steigender Medikamentendosierung, Intelligenzquotient) und für in Klassen eingeteilte Merkmale die bekannteste Darstellungsform. Dabei repräsentieren die Rechtecke die absoluten oder relativen Häufigkeiten der Klassen. Die Wahl der Anzahl der Klassen, der Klassengrenzen und der Skalen kann das Histogramm stark verändern.

Durch lineare Verbindungen werden die Rechtecke des Histogramms "geglättet". Das so entstandene Diagramm nennt man **Polygonzug**. Polygonzüge eignen sich zum Vergleich verschiedener Gruppen in einem Diagramm.

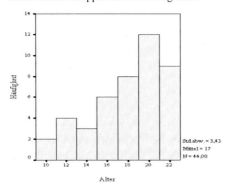

**Abb. 4.7:** Histogramm für 7 Altersklassen

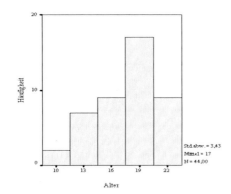

**Abb. 4.8:** Histogramm für 5 Altersklassen

70

## Der Boxplot

Im Boxplot (Kastendiagramm) werden im Unterschied zu den zuerst beschriebenen Diagrammen zusammenfassende Statistiken grafisch dargestellt. Dabei wird für jede Stichprobe eine Box gezeichnet, die vom 1. und 3. Quartil (25. bzw. 75. Perzentil, vgl. 4.1.2.2 Interquartilbereich) begrenzt wird und 50 % der Messwerte beinhaltet. Innerhalb der Box wird die Lage des Medians durch eine Linie gekennzeichnet. Ferner werden der kleinste (Minimum) und der größte Wert (Maximum) sowie Ausreißer und Extremwerte markiert.

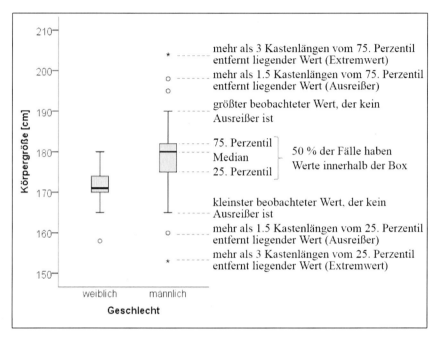

**Abb. 4.9:** Boxplot für Körpergrößen Medizinstudierender der Vorlesung Biostatistik 2017/18 nach Geschlechtergruppen

# 4.2 Zweidimensionale Häufigkeitsverteilungen

Bei den meisten medizinischen Untersuchungen werden mehrere Merkmale gleichzeitig beobachtet und in Zahlen erfasst. Sie sollen nicht nur einzeln beschrieben und ausgewertet werden, sondern gerade die Zusammenhänge zwischen 2 oder mehreren Merkmalen sind von großem Interesse. Das Auftreten bestimmter Krankheiten ist abhängig von vielen Risikofaktoren. Deshalb können bestimmte Merkmale nicht isoliert von den anderen betrachtet werden.
Über die Darstellung und Beschreibung der Zusammenhänge zwischen den Merkmalen entscheidet der Merkmalstyp.
Sind die Merkmale **qualitativ**, so werden Kontingenztafeln (siehe Abschnitt 4.2.1) und Kontingenzmaße erstellt.
Sind die Merkmale **quantitativ** (stetig), so lassen sich Zusammenhänge durch Korrelation (siehe Abschnitt 4.2.2.1) und Regression (siehe Abschnitt 4.2.2.2) darstellen und beschreiben.
Hier besteht ebenfalls die Möglichkeit, die Daten zu klassieren und somit in einer Kontingenztafel darzustellen.

## 4.2.1 Kontingenztafeln

In diesem Abschnitt soll das gleichzeitige Beobachten zweier qualitativer Merkmale an $n$ Beobachtungseinheiten betrachtet werden. Die Ausprägungen dieser Merkmale sollen $x_i$ und $y_j$ sein, wobei $k$ die Anzahl der Merkmalsausprägungen von $X$ und $l$ die Anzahl der vom Merkmal $Y$ ist.
Die absolute Häufigkeit $n_{ij}$ bezeichnet die Anzahl der Beobachtungseinheiten, bei denen die Merkmalsausprägungen $x_i$ und $y_j$ gemeinsam auftreten. Man nennt sie auch **Verbundhäufigkeit**.
Die relative Häufigkeit $f_{ij}$ wird bestimmt durch

$$f_{ij} = \frac{n_{ij}}{n} \quad \text{mit } i = 1,\ldots,k \text{ und } j = 1,\ldots,l.$$

Sie schwankt, wie die relative Häufigkeit bei eindimensionalen Verteilungen (siehe Abschnitt 4.1.1), zwischen 0 und 1.

Die tabellarische Zusammenstellung der absoluten oder relativen Verbundhäufigkeiten nennt man **Kontingenztafel**. Zusätzlich zu den Verbundhäufigkeiten wird sie durch die Randsummen der Zeilen und der Spalten sowie durch die Gesamtsumme (Gesamtanzahl) $N$ ergänzt.

|  | $Y_1$ | $Y_2$ | $Y_3$ | $Y_4$ | – |
|---|---|---|---|---|---|
| $X_1$ | $n_{11}$ | $n_{12}$ | $n_{13}$ | $n_{14}$ | $n_{1\bullet}$ |
| $X_2$ | $n_{21}$ | $n_{22}$ | $n_{23}$ | $n_{24}$ | $n_{2\bullet}$ |
| – | $n_{\bullet 1}$ | $n_{\bullet 2}$ | $n_{\bullet 3}$ | $n_{\bullet 4}$ | $N = n_{\bullet\bullet}$ |

**Tabelle 4.3:** Formale Darstellung einer Kontingenztafel

Die Kontingenztafel in Tabelle 4.3 hat also $k = 2$ Zeilen und $l = 4$ Spalten. In den dadurch vorhandenen 8 Zellen sind die Verbundhäufigkeiten $n_{ij}$ $(n_{11}, n_{12}, \ldots, n_{24})$ eingetragen, mit $i = 1, \ldots, k$ und $j = 1, \ldots, l$, das heißt mit $i = 1,2$ und $j = 1, \ldots, 4$.

Die Randsummen $n_{i\bullet}, 1 \leq i \leq 2$ und $n_{\bullet j}, 1 \leq j \leq 4$ sind definiert als:

$$n_{i\bullet} = \sum_{j=1}^{l} n_{ij} = n_{i1} + n_{i2} + \ldots + n_{il}$$

$$n_{\bullet j} = \sum_{i=1}^{k} n_{ij} = n_{1j} + n_{2j} + \ldots + n_{kj}$$

Das bedeutet für Tabelle 4.3:

$n_{i\bullet}$ ist mit $i=1,2$ Zeilen und $l=4$ Spalten

$$n_{1\bullet} = n_{11} + n_{12} + n_{13} + n_{14}$$
$$n_{2\bullet} = n_{21} + n_{22} + n_{23} + n_{24}$$

$n_{\bullet j}$ ist mit $j=1, \ldots, 4$ Spalten und $k=2$ Zeilen

$$n_{\bullet 1} = n_{11} + n_{21}$$
$$n_{\bullet 2} = n_{12} + n_{22}$$
$$n_{\bullet 3} = n_{13} + n_{23}$$
$$n_{\bullet 4} = n_{14} + n_{24}$$

Der Punkt stellt also den Index dar, für den die Summe "läuft".
Entsprechend ist $n_{\bullet\bullet}$ die Doppelsumme über alle $n_{ij}$ mit

$$n_{\bullet\bullet} = \sum_{i=1}^{k} \sum_{j=1}^{l} n_{ij} = N$$

Das bedeutet für Tabelle 4.3:

$$n_{\bullet\bullet} = N = n_{11} + n_{12} + n_{13} + n_{14} + n_{21} + n_{22} + n_{23} + n_{24}$$

oder

$$n_{\bullet\bullet} = N = n_{1\bullet} + n_{2\bullet} = n_{\bullet 1} + n_{\bullet 2} + n_{\bullet 3} + n_{\bullet 4}$$

## Beispiel 4.24

In einer Tabelle soll die Verteilung einer Diagnose in Abhängigkeit vom Geschlecht dargestellt werden. Bei Tumorpatienten wurde für 20 Patienten die Diagnose Knochentumor, für 18 Patienten die Diagnose Keimzellentumor, für 18 die Diagnose maligne Histozyten und für 29 Patienten Retinoblastom diagnostiziert. Von insgesamt 40 männlichen Patienten aus diesem Patientengut ist bekannt, dass bei 12 Patienten Knochentumor, bei 7 Keimzellentumor und bei 13 Retinoblastom festgestellt wurde.

Aus diesen Angaben lässt sich folgende Tafel entwickeln:

| | Knochen-tumor | Keimzellen-tumor | maligne Histozyten | Retino-blastom | Summe |
|---|---|---|---|---|---|
| **männlich** | 12 | 7 | | 13 | 40 |
| **weiblich** | | | | | |
| **Summe** | 20 | 18 | 18 | 29 | |

**Tabelle 4.4:** Unvollständige Kontingenztafel, Beispiel 4.24

Durch die Randsummen können nun auch die fehlenden Angaben in den leeren Zellen ergänzt werden und es ergibt sich folgende Kontingenztafel:

| | Knochen-tumor | Keimzellen-tumor | maligne Histozyten | Retino-blastom | Summe |
|---|---|---|---|---|---|
| **männlich** | 12 | 7 | 8 | 13 | 40 |
| **weiblich** | 8 | 11 | 10 | 16 | 45 |
| **Summe** | 20 | 18 | 18 | 29 | 85 |

**Tabelle 4.5:** Kontingenztafel, Beispiel 4.24

Der Eintrag in den 8 Zellen (ohne Randsummen) gibt die Häufigkeiten für das Auftreten der Merkmalskombinationen Diagnose und Geschlecht (Verbundhäufigkeiten) an.

Allgemein wird für Kontingenztafel auch häufig der Begriff **Kreuztabelle** verwendet.
Wenn zwei Alternativmerkmale (Merkmal mit zwei Ausprägungen wie ja, nein; gesund, krank) vorhanden sind, ist die Kontingenztafel eine **Vier-Felder-Tafel**.

| | Erfolg | Misserfolg |
|---|---|---|
| **männlich** | $a$ | $b$ |
| **weiblich** | $c$ | $d$ |

**Tabelle 4.6:** Vier-Felder-Tafel

## MC-44
Eine zufällige Stichprobe soll nach den Merkmalen Geschlecht (2 Ausprägungen), Alter (10 Klassen) und Schweregrad der Erkrankung (3 Grade) geschichtet werden.

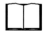

Die Anzahl der dabei entstehenden Schichten ist

(A)  1 Schicht mit 15 Faktorstufen
(B)  3
(C)  10
(D)  15
(E)  60

## MC-45
Es wurden folgende Blutdruckwerte bei 1000 Personen beobachtet:

| Diastolischer Blutdruck | systolischer Blutdruck | | | | Summe |
|---|---|---|---|---|---|
| | ≤120 | 121-140 | 141-160 | 161 und mehr | |
| ≤ 70 | 120 | 60 | 10 | - | 190 |
| 71-90 | 100 | 500 | 80 | 20 | 700 |
| 91 und mehr | - | 10 | 20 | 80 | 110 |
| Summe | 220 | 570 | 110 | 100 | 1000 |

Hypertonie wurde durch systolischen Blutdruck über 140 mmHg oder diastolischen Druck über 90 mmHg definiert.

Wie viele Personen mit Hypertonie wurden beobachtet?

(A)  100
(B)  120
(C)  200
(D)  210
(E)  220


## MC-46
An den Probanden einer Stichprobe werden die Merkmale "Geschlecht" und "Schulbildung" beobachtet.

Die am besten geeignete Darstellungsform der Datenpaare dieser Stichprobe ist ein/eine

(A)  Rangliste
(B)  Histogramm
(C)  Kreisdiagramm
(D)  Kontingenztafel
(E)  Punktwolke (Streuungsdiagramm)


## MC-47
An einer Stichprobe werden die Merkmale $X$ und $Y$ beobachtet. Zur Darstellung der Daten in einer Kontingenztafel müssen

(A)  beide Merkmale vom gleichen Typ (qualitativ/diskret/stetig) sein
(B)  beide Merkmale quantitativ sein
(C)  beide Merkmale qualitativ sein
(D)  die Daten stetiger Merkmale klassiert werden
(E)  die Anzahlen der Ausprägungen beider Merkmale gleich sein

## 4.2.2 Stetige Merkmale

In diesem Abschnitt soll das gleichzeitige Beobachten zweier quantitativer, stetiger Merkmale $X$ und $Y$ an $n$ Beobachtungseinheiten betrachtet werden. Für jede Beobachtungseinheit $i$ wird dabei das Beobachtungspaar (Wertepaar) $(x_i, y_i)$ bestimmt. Wie bei den qualitativen Merkmalen in Abschnitt 4.2.1 sollen nun die Zusammenhänge zwischen den quantitativen Merkmalen aufgezeigt und näher untersucht werden. Dabei geht es insbesondere darum, die Stärke des Zusammenhanges und die Art und Weise des Zusammenhanges zu zeigen. Gerade in der Medizin möchte man bei vielen Problemen nicht nur den möglichen Zusammenhang zwischen Merkmalen überprüfen, sondern man möchte den Zusammenhang für Vorhersagen oder Schätzungen auch als Funktion beschreiben, zum Beispiel die Abhängigkeit zwischen Körpergröße und Körpergewicht, die Darstellung von Wachstumskurven oder Dosis-Wirkungs-Kurven.
Der einfachste Zusammenhang zwischen zwei Merkmalen lässt sich durch eine Gerade beschreiben, die Regressionsgerade (siehe Abschnitt 4.2.2.2). Dieser Zusammenhang ist ein linearer Zusammenhang.
Im Abschnitt 4.2.2.1 werden Aussagen über die Stärke des Zusammenhanges zwischen zwei Merkmalen mit Hilfe vom Korrelationskoeffizienten $r$ getroffen.


### 4.2.2.1 Korrelation

Gegenstand dieses Abschnittes, der Korrelationsanalyse, ist die Frage nach der Stärke des Zusammenhanges zweier Merkmale. Der Zusammenhang soll durch eine Maßzahl, den Korrelationskoeffizienten $r$, beschrieben werden. Dafür gibt es verschiedene Möglichkeiten, die sich aus dem Niveau der betreffenden Merkmale ergeben. An dieser Stelle sollen nur zwei der Möglichkeiten erläutert werden, und zwar für intervall- und ordinalskalierte Merkmale. Für intervallskalierte Merkmale berechnet man den **Pearsonschen Maßkorrelations-koeffizienten**, auch Produkt-Moment-Korrelationskoeffizient genannt, und für ordinalskalierte Merkmale den **Spearmanschen Rangkorrelationskoeffizienten.**
Zunächst sollen jedoch einige generelle Erläuterungen zur Korrelation folgen.

Ob ein Zusammenhang zwischen zwei Merkmalen besteht und ob dieser linear ist, kann vorab optisch in einem Streudiagramm (Scatterplot) durch eine **Punktwolke** geklärt werden. Dazu ist jedem Beobachtungspaar $(x_i, y_i)$ ein Punkt $P_i$ in einem rechtwinkligen Koordinatensystem zuzuordnen. Für alle Beobachtungspaare bilden dann die Punkte eine Punkteschar, auch Punktwolke genannt. Aufgrund der Form der Punktwolke und ihrer Lage lassen sich nun Aussagen über den Zusammenhang der Merkmale, insbesondere über die Stärke dieses Zusammenhanges, treffen.

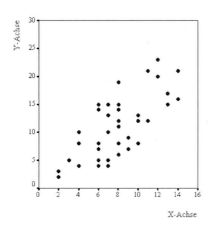

**Abb. 4.10:** Punktwolke im Streudiagramm (Scatterplot)

Lässt sich durch die Punktwolke eine Gerade legen, so spricht man von:
**starker Korrelation,** wenn die meisten Punkte sehr nahe an der Geraden liegen;
**schwacher Korrelation,** wenn die Punkte in einem breiten Bereich oberhalb und unterhalb der Geraden liegen.

Zwischen den zwei Merkmalen $X$ und $Y$ können folgende Zusammenhänge bestehen:

*Übereinstimmung*        Hohe $x$-Werte entsprechen auch hohen $y$-Werten.
Niedrige $x$-Werte entsprechen auch niedrigen $y$-Werten.
Das heißt, je größer das eine Merkmal, desto größer auch das andere und umgekehrt.

**positive Korrelation**

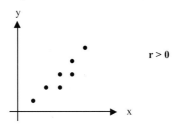

*Gegensatz*  Hohe $x$-Werte entsprechen niedrigen $y$-Werten.
Niedrige $x$-Werte entsprechen hohen $y$-Werten.
Das heißt, je größer das eine Merkmal, desto kleiner das andere und umgekehrt.

**negative Korrelation**

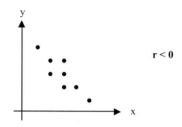

*Zusammenhanglos*  Hohe $x$-Werte entsprechen manchmal hohen, oft aber mittleren oder niedrigen $y$-Werten.
Niedrige $x$-Werte entsprechen gleichfalls allen möglichen $y$-Werten.

**kein statistischer Zusammenhang**

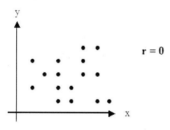

*Sonderfall*  Alle Punkte der Messwerte liegen auf einer der Geraden.

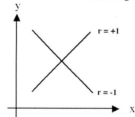

Wie man zeigen kann, nimmt der Korrelationskoeffizient $r$ immer Werte zwischen -1 und +1 an **(-1 $\leq$ $r$ $\leq$ +1)** und ist **dimensionslos.**
Das **Vorzeichen von** $r$ drückt die Richtung der Punktwolke oder der Geraden aus. Es ergibt sich aus der Steigung der Geraden. Wenn mit Zunahme von $X$ auch eine Zunahme von $Y$ verbunden ist, so ist $r$ positiv. Wenn die Zunahme des einen Merkmals mit der Abnahme des anderen einhergeht, so ist $r$ negativ.
Der **Betrag von** $r$ beschreibt die Stärke des Zusammenhanges der Merkmale, oder anders gesagt auch die Stärke oder die Breite der Punktwolke. Je näher der Wert des Betrages von $r$ bei +1 oder –1 liegt, je näher also die Punkte bei der Geraden, die durch die Punktwolke geht, liegen, desto stärker ist der Zusammenhang. Je näher der Betrag von $r$ bei 0 liegt, je weiter also die Punkte oberhalb und unterhalb von der Geraden entfernt sind, desto schwächer ist der Zusammenhang.

Folgende Interpretationen in Abhängigkeit vom Betrag des Korrelationskoeffizienten sind üblich:

| Betrag des Korrelationskoeffizienten | Interpretation |
|:---:|:---:|
| bis 0.2 | sehr geringe Korrelation |
| bis 0.5 | geringe Korrelation |
| bis 0.7 | mittlere Korrelation |
| bis 0.9 | hohe Korrelation |
| über 0.9 | sehr hohe Korrelation |

**Abb. 4.11:** Interpretationsmöglichkeiten des Korrelationskoeffizienten

Um bei der Beschreibung der Stärke oder der Richtung des Zusammenhanges nicht nur auf die grafische Darstellung angewiesen zu sein, wurde unter anderem von dem Mathematiker Karl Pearson (1857 bis 1936) der Maßkorrelationskoeffizient $r$ für lineare Zusammenhänge entwickelt.

**Der Pearsonsche Maßkorrelationskoeffizient**
Der Korrelationskoeffizient nach Pearson ist der "klassische" Korrelationskoeffizient zur Beschreibung des Zusammenhanges zwischen zwei intervallskalierten und normalverteilten Merkmalen. Die Bezeichnung "Maßkorrelationskoeffizient" soll daran erinnern, dass der Korrelationskoeffizient $r$ nur für gemessene (quantitative) Werte anwendbar ist, das heißt sowohl $X$ als auch $Y$ müssen mindestens intervallskaliert sein.
Der Pearsonsche Korrelationskoeffizient $r$ wird berechnet durch:

$$r = \frac{\sum_{i=1}^{n}(x_i - \bar{x}) \cdot (y_i - \bar{y})}{\sqrt{\sum_{i=1}^{n}(x_i - \bar{x})^2 \cdot \sum_{i=1}^{n}(y_i - \bar{y})^2}} = \frac{s_{xy}}{s_x \cdot s_y}$$

Dabei sind:

$n$ Beobachtungspaare     $(x_1, y_1), (x_2, y_2), \ldots, (x_n, y_n)$

Merkmal     $X$     $Y$

das arithmetische Mittel     $\bar{x} = \dfrac{1}{n} \cdot \sum\limits_{i=1}^{n} x_i$     $\bar{y} = \dfrac{1}{n} \cdot \sum\limits_{i=1}^{n} y_i$

die Standardabweichung     $s_x = \sqrt{\dfrac{1}{n-1} \cdot \sum\limits_{i=1}^{n}(x_i - \bar{x})^2}$     $s_y = \sqrt{\dfrac{1}{n-1} \cdot \sum\limits_{i=1}^{n}(y_i - \bar{y})^2}$

die Kovarianz     $s_{xy} = \dfrac{1}{n-1} \cdot \sum\limits_{i=1}^{n}(x_i - \bar{x}) \cdot (y_i - \bar{y})$

## Die Kovarianz

Die Kovarianz ist ein alternatives Maß für den Gleichklang der Messwerte. Sie ist im Gegensatz zum Korrelationskoeffizienten, der ja dimensionslos ist, von den Maßeinheiten der Merkmale abhängig. Wenn zum Beispiel die Kovarianz zwischen Größe und Gewicht (in Zentimetern und Kilogramm angegeben) 56.93 beträgt, wächst sie auf das Zehntausendfache an, falls die Merkmale nun in Millimetern und Gramm gemessen werden, nämlich auf 569 300. Daher ist die Kovarianz für sich allein betrachtet als Maßzahl ungünstig.
Als Maß für das **Miteinander-Variieren** zweier metrischer Merkmale hat die Kovarianz ähnliche Aussagen wie ein Korrelationskoeffizient.

$s_{xy} > 0$     bezeichnet einen gleichsinnigen Zusammenhang
hohe $x$-Werte und hohe $y$-Werte oder
niedrige $x$-Werte und niedrige $y$-Werte

$s_{xy} < 0$     bezeichnet einen gegensinnigen Zusammenhang
hohe $x$-Werte und niedrige $y$-Werte oder
niedrige $x$-Werte und hohe $y$-Werte

$s_{xy} \approx 0$     bezeichnet keinen linearen Zusammenhang
hohe $x$-Werte und hohe, mittlere oder niedrige $y$-Werte
oder
niedrige $x$-Werte und hohe, mittlere oder niedrige $y$-Werte

**Beispiel 4.25**

Für 5 Patienten liegen für 4 Parameter folgende Werte vor:

| Blutdruck | Alter | Geschlecht | Schweregrad |
|---|---|---|---|
| 110 | 22 | 1 | 2 |
| 120 | 26 | 2 | 1 |
| 130 | 29 | 1 | 3 |
| 130 | 35 | 1 | 3 |
| 150 | 53 | 2 | 3 |
| | | 1=männlich; 2=weiblich | 1=leicht; 2=mittel; 3=schwer |

Für die qualitativen Parameter "Geschlecht" und "Schweregrad" ergibt sich folgende Kontingenztafel:

| Geschlecht | Schweregrad | | | Zeilensumme |
|---|---|---|---|---|
| | leicht | mittel | schwer | |
| männlich | 0 | 1 | 2 | 3 |
| weiblich | 1 | 0 | 1 | 2 |
| Spaltensumme | 1 | 1 | 3 | 5 |

Für die stetigen Merkmale "Blutdruck" und "Alter" erhalten wir:

| Blutdruck (y) | Alter (x) | $(y_i - \bar{y})$ | $(x_i - \bar{x})$ | $(x_i - \bar{x}) \cdot (y_i - \bar{y})$ | $(y_i - \bar{y})^2$ | $(x_i - \bar{x})^2$ |
|---|---|---|---|---|---|---|
| 110 | 22 | -18 | -11 | $(-18)\cdot(-11)=$ | 324 | 121 |
| 120 | 26 | -8 | -7 | $+198$ | 64 | 49 |
| 130 | 29 | +2 | -4 | $(-8)\cdot(-7)= +56$ | 4 | 16 |
| 130 | 35 | +2 | +2 | $(+2)\cdot(-4)= -8$ | 4 | 4 |
| 150 | 53 | +22 | +20 | $(+2)\cdot(+2)= +4$ | 484 | 400 |
| | | | | $(+22)\cdot(+20)= 440$ | | |
| $\bar{y} = 128$ | $\bar{x} = 33$ | | | Summe = 690 | Summe = 880 | Summe= 590 |

Für den Korrelationskoeffizienten ergibt sich:

$$r = \frac{\sum_{i=1}^{5}(x_i - \bar{x}) \cdot (y_i - \bar{y})}{\sqrt{\sum_{i=1}^{5}(x_i - \bar{x})^2 \cdot \sum_{i=1}^{5}(y_i - \bar{y})^2}} = \frac{690}{\sqrt{880 \cdot 590}} = \frac{690}{\sqrt{519200}} = \frac{690}{720.6} = \underline{\underline{0.958}}$$

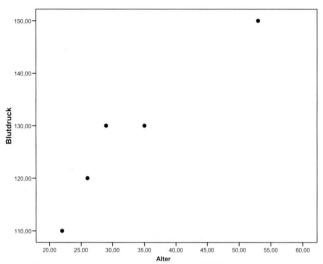

Abb. 4.12: Punkte im Streudiagramm, Beispiel 4.25

**Beispiel 4.26**
Von 18 Föten bzw. Säuglingen sind das Alter in Wochen und die Länge in Zentimetern bekannt. Es soll anhand der Messwerte überprüft werden, ob es einen Zusammenhang zwischen Alter und Länge gibt.

In der folgenden Tabelle 4.7 sind neben den Messwerten für Alter und Länge auch alle notwendigen Berechnungen für die Bestimmung des Pearsonschen Korrelationskoeffizienten enthalten.

| Nr. | Alter | Länge | $x_i - \bar{x}$ | $y_i - \bar{y}$ | $(x_i - \bar{x}) \cdot (y_i - \bar{y})$ | $(x_i - \bar{x})^2$ | $(y_i - \bar{y})^2$ |
|---|---|---|---|---|---|---|---|
| 1 | 20 | 24 | -9 | -14 | 126 | 81 | 196 |
| 2 | 20 | 25 | -9 | -13 | 117 | 81 | 169 |
| 3 | 20 | 26 | -9 | -12 | 108 | 81 | 144 |
| 4 | 23 | 27 | -6 | -11 | 66 | 36 | 121 |
| 5 | 23 | 28 | -6 | -10 | 60 | 36 | 100 |
| 6 | 23 | 30 | -6 | -8 | 48 | 36 | 64 |
| 7 | 25 | 34 | -4 | -4 | 16 | 16 | 16 |
| 8 | 25 | 37 | -4 | -1 | 4 | 16 | 1 |
| 9 | 25 | 39 | -4 | +1 | -4 | 16 | 1 |
| 10 | 28 | 41 | -1 | +3 | -3 | 1 | 9 |
| 11 | 28 | 42 | -1 | +4 | -4 | 1 | 16 |
| 12 | 28 | 43 | -1 | +5 | -5 | 1 | 25 |
| 13 | 35 | 44 | +6 | +6 | 36 | 36 | 36 |
| 14 | 35 | 46 | +6 | +8 | 48 | 36 | 64 |
| 15 | 35 | 47 | +6 | +9 | 54 | 36 | 81 |
| 16 | 43 | 49 | +14 | +11 | 154 | 196 | 121 |
| 17 | 43 | 50 | +14 | +12 | 168 | 196 | 144 |
| 18 | 43 | 52 | +14 | +14 | 196 | 196 | 196 |
| $\sum$ | $\underline{522}$ $\bar{x}=29$ | $\underline{684}$ $\bar{y}=38$ | | | 1185 | 1098 | 1504 |

**Tabelle 4.7:** Messwerte und vorbereitende Berechnungen zum Pearsonschen Korrelationskoeffizienten, Beispiel 4.26

Der Korrelationskoeffizient nach Pearson berechnet sich wie folgt:

$$r = \frac{s_{xy}}{s_x \cdot s_y} = \frac{\sum\limits_{i=1}^{18}(x_i - \bar{x}) \cdot (y_i - \bar{y})}{\sqrt{\sum\limits_{i=1}^{18}(x_i - \bar{x})^2 \cdot \sum\limits_{i=1}^{18}(y_i - \bar{y})^2}}$$

$$= \frac{1185}{\sqrt{1098 \cdot 1504}}$$

$$= \frac{1185}{1285}$$

$$= \underline{0.922}$$

Wie zu erwarten war, zeigt der Korrelationskoeffizient an, dass eine starke positive (gleichsinnige) Korrelation vorhanden ist. Mit zunehmendem Alter der Säuglinge (Föten) sind sie auch größer.

## Der Spearmansche Rangkorrelationskoeffizient

Um den Pearsonschen Maßkorrelationskoeffizienten zu berechnen, mussten die Merkmale mindestens intervallskaliert und ihr Zusammenhang möglichst annähernd linear sein.

Mit dem Rangkorrelationskoeffizienten nach Spearman ist es auch möglich, für mindestens ordinalskalierte Merkmale, die nicht einmal linear zusammenhängen müssen, ein Maß für die Stärke ihres Zusammenhanges anzugeben. Dieses Maß wird Rangkorrelationskoeffizient genannt, weil es auf den Rangzahlen der Beobachtungspaare ( $x_i, y_i$ ) beruht. Es ist als Maß für die Stärke des Zusammenhanges zweier Merkmale geeignet, falls:
- beide Merkmale ordinalskaliert sind
- ein Merkmal ordinalskaliert und ein Merkmal metrisch ist; dann wird das metrische Merkmal auf das Niveau eines ordinalskalierten reduziert
- beide Merkmale metrisch sind und die Voraussetzungen für die Berechnung des Pearsonschen Korrelationskoeffizienten durch zum Beispiel nicht linearen Zusammenhang nicht erfüllt sind; dann wird das metrische Niveau beider Merkmale auf das einer Rangskala reduziert

Um den Spearmanschen Rangkorrelationskoeffizienten $r_s$ zu berechnen, sortiert man alle $x$- und $y$-Werte getrennt in aufsteigender Reihenfolge und versieht sie mit Rängen. Der kleinste Wert erhält jeweils den Rang 1 und der größte Wert den größten vorkommenden Rang $n$. Wenn mehrere Messwerte in einer Reihe der Messwerte übereinstimmen (Bindungen), werden dafür mittlere Rangzahlen vergeben.

Sind die Rangplätze für das Merkmal $X$ und für das Merkmal $Y$ jeweils vergeben, so wird für jedes Beobachtungspaar $i$ die Differenz zwischen dem $X$-Rangplatz und dem $Y$-Rangplatz gebildet, also $n$ Differenzen $d_1, d_2, \ldots, d_n$. Aus diesen Differenzen $d_i$ und der Anzahl der

Beobachtungspaare $n$ wird der Spearmansche Rangkorrelationskoeffizient $r_s$ wie folgt berechnet:

$$r_s = 1 - \frac{6 \cdot \sum d_i^2}{n^3 - n}$$

**Beispiel 4.27**
Von 10 Medizinstudenten soll kontrolliert werden, ob es einen Zusammenhang zwischen den Ergebnissen einer Klausur im Fach Biometrie und ihren Abiturnoten im Fach Mathematik gibt. In der nachfolgenden Tabelle 4.8 sind neben den erzielten Punkten der Klausur ($X$) und den Abiturnoten ($Y$) auch alle notwendigen Berechnungen für die Bestimmung des Spearmanschen Korrelationskoeffizienten enthalten.

| Nr. | $X$ | $Y$ | $X$-Ränge | $Y$-Ränge | Differenzen $d$ | $d^2$ |
|-----|-----|-----|-----------|-----------|-----------------|-------|
| 1 | 20 | 4 | 1 | 9.5 | -8.5 | 72.25 |
| 2 | 23 | 4 | 2 | 9.5 | -7.5 | 56.25 |
| 3 | 24 | 2 | 3 | 4 | -1 | 1 |
| 4 | 25 | 2 | 4 | 4 | 0 | 0 |
| 5 | 26 | 3 | 5 | 7 | -2 | 4 |
| 6 | 27 | 1 | 6 | 1.5 | 4.5 | 20.25 |
| 7 | 29 | 3 | 7.5 | 7 | 0.5 | 0.25 |
| 8 | 29 | 2 | 7.5 | 4 | 3.5 | 12.25 |
| 9 | 31 | 3 | 9 | 7 | 2 | 4 |
| 10 | 32 | 1 | 10 | 1.5 | 8.5 | 72.25 |
| | | | | | | $\sum = 242.50$ |

**Tabelle 4.8:** Messwerte und vorbereitende Berechnungen zum Spearmanschen Korrelationskoeffizienten, Beispiel 4.27

Der Korrelationskoeffizient nach Spearman berechnet sich wie folgt:

$$r_s = 1 - \frac{6 \cdot \sum d_i^2}{n^3 - n} = 1 - \frac{6 \cdot 242.50}{10^3 - 10} = 1 - 1.4697 = \underline{-0.47}$$

Hier zeigt sich also, dass zwischen der Mathematikabiturnote und dem Resultat der Biometrieklausur nur ein sehr geringer oder schwacher Zusammenhang besteht.

**Einige Bemerkungen zum Korrelationskoeffizienten**
Die in diesem Abschnitt eingeführten Korrelationskoeffizienten werden oft falsch interpretiert oder ihre Bedeutung wird überschätzt. Ein empirischer Korrelationskoeffizient, dessen Betrag größer als 0 ist, sagt nur etwas über den Grad des Zusammenhanges zwischen zwei Merkmalen aus. Es wird jedoch nichts über die Ursache dieses Zusammenhanges, worauf dieser zurückzuführen ist, ausgesagt. Einem berechneten Korrelationskoeffizienten können ganz unterschiedliche kausale Abhängigkeiten zugrunde liegen. Geeignete Statistikprogramme, zum Beispiel das Programmpaket SPSS, berechnen für jegliche Stichproben Maßzahlen auch dann, wenn die Voraussetzungen dafür gar nicht erfüllt sind. Dadurch können Zusammenhänge

zwischen Merkmalen beschrieben werden, die zwar formell richtig sind, aber sachlogisch in keiner Weise nachvollziehbar. Diese Korrelationen nennt man auch **Schein- oder Nonsens-Korrelationen.**
Ein Korrelationskoeffizient sollte also nie kritik- und kommentarlos als Maß für die Stärke eines Zusammenhanges angegeben werden. Es muss immer geprüft werden, ob und welche Kausal-Zusammenhänge sich dahinter verbergen. Verantwortlich für die Interpretation der Ergebnisse ist man immer selbst.


## MC-48
Der Korrelationskoeffizient ist ein Maß für

(A)  die Lokalisation
(B)  die Variabilität
(C)  die Kovarianz
(D)  den nichtlinearen Zusammenhang
(E)  den linearen Zusammenhang


## MC-49
Welche Aussage über die Punktwolken (1) bis (3) trifft zu?

(1)                    (2)                    (3)

Die Korrelation beträgt

|     | (1)   | (2) | (3) |
|-----|-------|-----|-----|
| (A) | -0.7  | -1  | +1  |
| (B) | +0.1  | -1  | 0   |
| (C) | -0.7  | 0   | +1  |
| (D) | -0.7  | -1  | 0   |
| (E) | -0.1  | +1  | +1  |

## MC-50

In einer amerikanischen Studie wurde zwischen der Körpergröße von Vätern und Söhnen ein Korrelationskoeffizient von 0.75 gefunden.

Ein deutscher Wissenschaftler transformierte die in *ft* gemessenen Originaldaten in cm (1 *ft* = 30.51 cm).

Wie lautet der Korrelationskoeffizient jetzt?

(A) $\dfrac{30.51}{0.75}$

(B) $0.75 \cdot 30.51$

(C) $\dfrac{0.75}{30.51}$

(D) $0.75$

(E) Er kann aus den Angaben nicht berechnet werden.


## MC-51

Der Korrelationskoeffizient ist beschränkt auf folgendes Intervall:

(A) -1 bis +1

(B) 0 bis 1

(C) 0 bis 100

(D) 0 bis ∞

(E) Keine der Aussagen (A) - (D) trifft zu.

**MC-52**

In der nachstehenden Punktwolke sind die Beobachtungswerte zweier quantitativer Merkmale $X$ und $Y$ dargestellt.

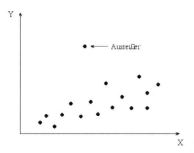

Welche Aussage über die Veränderung des Korrelationskoeffizienten bei Weglassen des mit "Ausreißer" bezeichneten Punktes trifft zu?

(A)  Der Korrelationskoeffizient ändert sich nicht.
(B)  Der Korrelationskoeffizient wird kleiner.
(C)  Der Korrelationskoeffizient wird größer.
(D)  Der Korrelationskoeffizient wird dem Betrag nach kleiner.
(E)  Eine Voraussage über die Veränderung des Korrelationskoeffizienten ist nicht möglich.

### 4.2.2.2 Regression

Gegenstand dieses Abschnittes, der Regressionsanalyse, ist es, eine mathematische Gleichung zu finden, die die Art des Zusammenhanges zwischen zwei metrischen Merkmalen optimal beschreibt. Die einfachste und in der medizinischen Forschung auch am häufigsten angewandte Form ist die Beschreibung des Zusammenhanges durch eine Gerade. Durch die Punktwolke (siehe Abbildung 4.10) soll also eine Gerade gelegt werden, die alle Punkte am besten repräsentiert. Diese Gerade wird **Regressionsgerade** genannt.

Der englische Naturforscher Francis Galton (1822-1911) benutzte erstmalig den Begriff "Regression". Er untersuchte die Beziehung zwischen den Körpergrößen von Vätern und Söhnen und fand heraus, dass die Söhne großer Väter und auch die Söhne kleiner Väter eine Körpergröße haben, die weniger vom Durchschnittswert abweicht als die Größe der Väter. Dieses Phänomen bezeichnete er als Regression (Rückschritt). Galtons Freund Karl Pearson hat in über 1000 Familien die Größe von Vätern und Söhnen verglichen. Die Ergebnisse dazu veröffentlichte er 1903 und der Begriff "Regression" wurde nun immer dazu verwendet, den Zusammenhang zwischen metrischen Merkmalen statistisch zu beschreiben.

Im vorangegangenen Abschnitt 4.2.2.1 über Korrelationen konnte man etwas über die Stärke und Richtung eines möglichen Zusammenhanges zwischen Merkmalen erfahren. Jetzt ist es durch die mathematische Gleichung, zum Beispiel die Geradengleichung, möglich geworden, Vorhersagen, Prognosen über ein Merkmal zu stellen. Aus einem bekannten Wert für das

Merkmal $X$ lässt sich nun anhand der Gleichung, die für die Regression gefunden wurde, ein Wert für das dazugehörende Merkmal $Y$ prognostizieren.

Somit wird $X$ das **unabhängige Merkmal** und $Y$ das **abhängige Merkmal** sein. Welches der beiden Merkmale als das unabhängige $X$-Merkmal beziehungsweise als das abhängige $Y$-Merkmal bezeichnet wird, muss immer vorab aufgrund sachlogischer Überlegungen bestimmt werden. Das Merkmal, das einfacher, billiger oder früher erfasst werden kann, sollte aus praktischen Gründen als das $X$-Merkmal gewählt werden.

Durch alle Beobachtungspaare ( $x_i, y_i$ ), die in einem $X$-$Y$-Koordinatensystem als Punkt eingezeichnet wurden, soll jetzt eine Gerade so eingezeichnet werden, dass die Messwertpunkte gleichmäßig oberhalb und unterhalb der Geraden streuen. Das ist genau dann der Fall, wenn die Summe der Quadrate der "Abstände" aller Punkte von der gesuchten Geraden minimal ist. Dieses Rechenverfahren wurde schon 1795 von Carl Friedrich Gauss (1777-1855) entwickelt und wird als *Methode der kleinsten Quadrate* bezeichnet. Dabei wird wie in Abbildung 4.13 eine Gerade so durch die Punktwolke gelegt, dass die Summe der vertikalen (quadrierten) Abstände von den Punkten (den beobachteten Wertepaaren) zur Geraden minimal ist.

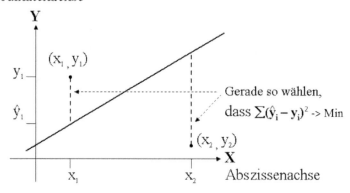

**Abb. 4.13:** Regressionsgerade mit eingezeichneten Messwertpunkten und den in $Y$-Richtung gemessenen Abständen zur Geraden

Mit dem "Abstand" eines Messpunktes wird immer der Abstand in Richtung des abhängigen Merkmals gemessen. Er ist die Länge des Lotes vom Punkt auf die Gerade. Wenn die Messwerte des Merkmals $Y$ mit $y_1, y_2, \ldots, y_n$ bezeichnet sind, so sind die dazugehörigen Geradenpunkte mit $\hat{y}_1, \hat{y}_2, \ldots, \hat{y}_n$ symbolisiert.

Der Verlauf von Geraden in einem rechtwinkligen Koordinatensystem lässt sich mathematisch durch eine allgemeine Geradengleichung der Form

$$y = m \cdot x + n$$

beschreiben, wobei $m$ den Anstieg der Geraden charakterisiert und $n$ den Schnittpunkt mit der $Y$-Achse. Kennt man die Parameter $m$ und $n$, so kennt man die genaue Lage der Geraden und kann zu jedem vorgegebenen $x$-Wert einen $y$-Wert bestimmen.

Um deutlich zu machen, dass es sich nun immer um Regressionsgeraden handelt mit der Minimalforderung an die Abstände, wird diese in der Form

$$y = b \cdot x + a$$

angegeben, wobei die Parameter $a$ und $b$ wie im oben allgemein beschriebenen Sinne den Schnittpunkt mit der $Y$-Achse ($a$) und die Steigung der Geraden ($b$) bedeuten. Sie sind eindeutig bestimmt und können wie folgt berechnet werden:

$$b = \frac{s_{xy}}{s_x^2} = \frac{\sum_{i=1}^{n}(x_i - \bar{x}) \cdot (y_i - \bar{y})}{\sum_{i=1}^{n}(x_i - \bar{x})^2}$$

und wird als **Regressionskoeffizient** bezeichnet. Dabei sind $s_{xy}$ die Kovarianz (siehe Abschnitt 4.2.2.1) und $s_x^2$ die Varianz der $x$-Messwerte (siehe Abschnitt 4.1.2.2).

Aus der Berechnungsformel für $b$ geht hervor, dass sich der Wertebereich von $b$ zwischen $-\infty$ und $+\infty$ erstreckt.

Das Vorzeichen von $b$ stimmt mit dem Vorzeichen des Korrelationskoeffizienten $r$ (siehe Abschnitt 4.2.2.1) überein, das heißt, dass bei gleichsinnigem Zusammenhang die Steigung der Regressionsgeraden positiv und bei gegensinnigem Zusammenhang negativ ist.

Der **$Y$-Achsenabschnitt $a$** wird berechnet durch

$$a = \bar{y} - b \cdot \bar{x}$$

Dabei sind $\bar{y}$ und $\bar{x}$ die Mittelwerte der Merkmale $X$ und $Y$. Der Punkt ($\bar{x}, \bar{y}$) ist ein Punkt auf der Regressionsgeraden. Er ist der **Schwerpunkt** der Punktwolke.

Wenn der Zusammenhang zwischen den beiden Merkmalen $X$ und $Y$ sehr stark ist und sogar der Sonderfall $r=\pm1$ vorliegt, liegen alle Punkte auf der Regressionsgeraden.

Am Anfang dieser Überlegungen wurde für die Bestimmung der Regressionsgeraden genau festgelegt, welches Merkmal das unabhängige $X$-Merkmal und welches das abhängige $Y$-Merkmal ist. Während der Korrelationskoeffizient $r$ von dieser Entscheidung unbeeinflusst ist, ändern sich die Parameter $a$ und $b$, wenn $X$ und $Y$ als unabhängiges und abhängiges Merkmal vertauscht werden. Es sind deshalb also zwei Regressionsgeraden für einen Sachverhalt möglich, die sich im Schwerpunkt ($\bar{x}, \bar{y}$) schneiden.

Der Unterschied zwischen beiden Geraden ergibt sich dadurch, dass bei der Regressionsrechnung die Minimierung der Abstände in Richtung des abhängigen Merkmals erfolgt. Man nennt diese zwei verschiedenen Vorgehensweisen **Regression 1. Art** und **Regression 2. Art**. Bei der Regression 1. Art (wie bisher beschrieben) erfolgt die Minimierung der Abstände in $Y$-Richtung, wie in Abbildung 4.13 dargestellt. Der Regressionskoeffizient $b$ wird auch durch **$b_{yx}$** bezeichnet.

Bei der Regression 2. Art erfolgt die Minimierung der Abstände in $X$-Richtung, wie die Abbildung 4.14 zeigt. Der Regressionskoeffizient $b$ berechnet sich in diesem Fall durch

$$b = \frac{s_{xy}}{s_y^2}$$

und wird durch $b_{xy}$ bezeichnet.

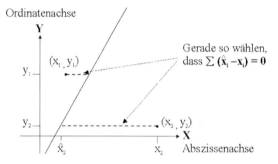

**Abb. 4.14:** Regressionsgerade 2. Art mit eingezeichneten Messwertpunkten und den in $X$-Richtung gemessenen Abständen zur Geraden

Die Abbildung 4.15 zeigt beide Regressionsgeraden in einem Koordinatensystem. Die Schere, die die Geraden bilden, wird umso enger, je größer der Absolutbetrag des Korrelationskoeffizienten $r$ ist.

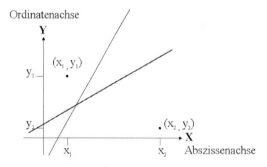

**Abb. 4.15:** Regressionsgerade 1. Art und 2. Art bilden eine Schere

Durch die anfängliche Entscheidung, welches der Merkmale das unabhängige und welches das abhängige ist, wird die Regressionsgerade eindeutig bestimmt. Wenn nicht explizit darauf hingewiesen wird, ist immer die Regressionsgerade 1. Art, also die Minimierung der Abstände in $Y$-Richtung (siehe Abbildung 4.13) gemeint.

90

**Beispiel 4.28**

Wir verwenden die Daten aus Beispiel 4.25. Unter Verwendung der Resultate aus der Tabelle erhalten wir:

$$b = \frac{\sum_{i=1}^{5}(x_i - \bar{x}) \cdot (y_i - \bar{y})}{\sum_{i=1}^{5}(x_i - \bar{x})^2} = \frac{690}{590} = \underline{1.17} \qquad a = \bar{y} - b \cdot \bar{x} = 128 - 1.17 \cdot 33 = \underline{\underline{89.4}}$$

Damit ergibt sich folgende Regressionsgleichung:

$$y = 1.17 \cdot x + 89.4$$

**Beispiel 4.29**

Wie im Beispiel 4.26 soll der Zusammenhang zwischen Alter und Länge von 18 Föten beziehungsweise Säuglingen herausgearbeitet werden. Dazu soll eine Gerade bestimmt werden, die die Punktwolke repräsentiert.

In der Tabelle 4.7 sind neben den Messwerten für Alter und Länge auch alle notwendigen Berechnungen für die Bestimmung des Regressionskoeffizienten enthalten. Die Abbildung 4.16 zeigt alle Messwertpaare in einem Streudiagramm.

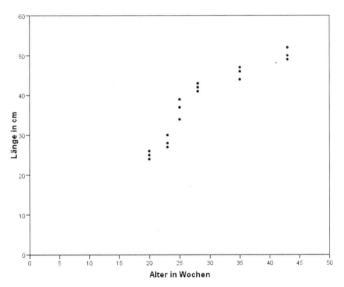

**Abb. 4.16:** Messwertpunkte im Streudiagramm, Beispiel 4.29

Der Regressionskoeffizient $b$ berechnet sich wie folgt:

$$b = \frac{s_{xy}}{s_x^2}$$

Aus der Tabelle 4.7 können schon einige Zwischenergebnisse abgelesen werden. So ergibt sich für:

$$s_{xy} = \frac{1}{n-1} \cdot \sum_{i=1}^{n} (x_i - \bar{x}) \cdot (y_i - \bar{y}) = \frac{1}{17} \cdot 1185 = \underline{69.7}$$

$$s_x^2 = \frac{1}{n-1} \cdot \sum_{i=1}^{n} (x_i - \bar{x})^2 = \frac{1}{17} \cdot 1098 = \underline{64.6}$$

Somit ist

$$b = \frac{s_{xy}}{s_x^2} = \frac{69.7}{64.6} = \underline{\underline{1.08}}$$

Der Achsenabschnitt $a$ ermittelt sich wie folgt:
$$a = \bar{y} - b \cdot \bar{x}$$
$$a = 38 - 1.08 \cdot 29 = \underline{\underline{6.68}}$$

Es ergibt sich die Regressionsgerade, wie in Abbildung 4.17 eingezeichnet.

$$y = b \cdot x + a$$
$$y = 1.08 \cdot x + 6.68$$

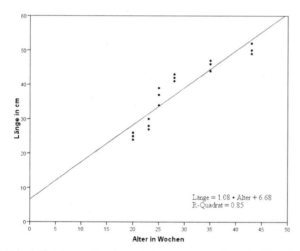

**Abb. 4.17:** Messwertpunkte und Regressionsgerade, Beispiel 4.29

**MC-53**

Ein Regressionskoeffizient ist

(A) ein Maß für die Streuung der Werte um die Regressionsgerade
(B) ein Maß für den Zusammenhang zweier quantitativer Merkmale
(C) ein Maß für den Winkel zwischen den beiden Regressionsgeraden
(D) ein Maß für die Steigung der Regressionsgerade
(E) der Abstand vom Schnittpunkt einer Koordinatenachse mit der Regressionsgeraden aus dem Nullpunkt


**MC-54**

Unter einem Regressionskoeffizienten $b_{yx}$ versteht man

(A) die Steigung der Regressionsgeraden von $Y$ auf $X$
(B) den Abstand des Schnittpunktes der Regressionsgeraden von $Y$ auf $X$ mit der Ordinate vom Nullpunkt
(C) eine dimensionslose Größe, die die Abhängigkeit zwischen zwei Merkmalen angibt
(D) ein Maß für die Variabilität beider Merkmale
(E) ein Mittel zur Darstellung der Abhängigkeit in einer Kontingenztafel


**MC-55**

Der Regressionskoeffizient ist beschränkt auf folgendes Intervall:

(A) -1 bis +1
(B) 0 bis 1
(C) 0 bis 100
(D) 0 bis $\infty$
(E) Keine der Aussagen (A) - (D) trifft zu.


**MC-56**

Für den Korrelationskoeffizienten $r$ bzw. den Regressionskoeffizienten $b$ gilt **stets**

(A) die Regressionsgerade läuft parallel zur $x$-Achse, wenn $r^2 = 1$
(B) $b$ ist der Sinus des Winkels zwischen der Regressionsgeraden und der $x$-Achse
(C) $r$ ist der Tangens des Winkels zwischen den beiden Regressionsgeraden
(D) $b = 1$ bedeutet, alle Punkte liegen auf einer Geraden
(E) $r$ und $b$ haben das gleiche Vorzeichen

**Das Bestimmtheitsmaß**

Neben dem Korrelationskoeffizienten $r$ (siehe Abschnitt 4.2.2.1) gibt es eine weitere Maßzahl zur Beschreibung der Stärke des Zusammenhanges zweier metrischer Merkmale, das Bestimmtheitsmaß $B$.

Das Bestimmtheitsmaß $B$ ist ein Maß zur Beschreibung der **Güte der Anpassung** von Regressionsgeraden an die gegebenen Messwertpunkte. Es ist der Anteil der Veränderungen des einen Merkmals, die aus den Änderungen des anderen Merkmals erklärt werden können, das heißt es gibt an, wie viel Prozent der Variation (Varianz) des abhängigen Merkmals $Y$ dem unabhängigen Merkmal $X$ zugerechnet werden kann. Wenn beispielsweise $B=0.89$, so erklärt das Merkmal $X$ 89 % der Variation des Merkmals $Y$.

Aus dieser Angabe ist schon erkennbar, dass $B$ einen Wert zwischen 0 und 1 bzw. 0 % und 100 % annehmen muss.

$$0 \leq B \leq 1$$

Liegt kein Zusammenhang zwischen $X$ und $Y$ vor, kann ein Anteil von 0 % erklärt werden. Liegt ein vollständiger Zusammenhang vor, kann ein Anteil von 100 % erklärt werden, alle Messpunkte liegen auf der Regressionsgeraden.

Das Bestimmtheitsmaß $B$ wird berechnet als Quadrat des Pearsonschen Maßkorrelationskoeffizienten $r$ (siehe Abschnitt 4.2.2.1).

$$B = r^2$$

Je näher der Wert von $B$ der Zahl 1 ist, desto besser ist der Zusammenhang zwischen Merkmal $X$ und $Y$ durch die Regressionsgerade beschrieben.

Je näher der Wert von $B$ der Zahl 0 ist, desto schlechter beschreibt die Regressionsgerade den Zusammenhang zwischen Merkmal $X$ und $Y$.

Bei einem Bestimmtheitsmaß kleiner oder gleich 0.55 kann die Regressionsgerade zur Beschreibung des Zusammenhanges oder zur Beschreibung der Punktwolke praktisch gar nicht genutzt werden.

**Beispiel 4.30**

In Ergänzung zu Beispiel 4.26 und Beispiel 4.29 soll das Bestimmtheitsmaß für diese Aufgabenstellung berechnet werden.

Aus Beispiel 4.26 ist bekannt, dass der Pearsonsche Korrelationskoeffizient $r = 0.922$ beträgt. Daraus kann das Bestimmtheitsmaß $B$ berechnet werden.

$$B = r^2 = 0.922^2 = \underline{0.85}$$

Nun kann man schließen, dass die im Beispiel 4.29 berechnete Regressionsgerade $y = 1.08 \cdot x + 6.68$ sehr gut die Messwertpunktwolke repräsentiert.

Außerdem kann geschlussfolgert werden, dass sich die Variation des Merkmals Länge hier zu 85 % aus der Variation des Alters erklärt.

**MC-57**

Aus dem Korrelationskoeffizienten kann man berechnen:

(A)   den Anstieg der Regressionsgeraden
(B)   das Bestimmtheitsmaß
(C)   den Schnittpunkt der Regressionsgeraden mit der $y$-Achse
(D)   den Schwerpunkt der Daten
(E)   Keine der Angaben (A) - (D) trifft zu.

**MC-58**

Das Bestimmtheitsmaß ist

(A)   die Quadratwurzel aus dem Regressionskoeffizienten
(B)   ein Maß für die Güte der Anpassung einer Regressionsgeraden an die Messwerte
(C)   stets größer als die Spannweite
(D)   ein Maß für die Streuung der unabhängigen Variable
(E)   ein Maß für die bei jeder statistischen Aussage unvermeidliche Irrtumswahrscheinlichkeit

## 4.2.3 Grafische Darstellung

Die Bedeutung und der Zweck einer grafischen Darstellung wurden schon im Abschnitt 4.1.3 ausführlich erläutert. Wie bei den eindimensionalen Verteilungen hängt die Anwendung einer Grafik auch hier, bei den zweidimensionalen Verteilungen, vom Typ der Messwerte ab, das heißt qualitative oder quantitative Messwerte. Getrennt für diese werden im Folgenden einige grafische Darstellungsmöglichkeiten erläutert. Ausführliche grafische Darstellungsmöglichkeiten und die Anleitung zum Anfertigen können nachgelesen werden in Helga Krentz: "Statistische Analysen mit SPSS in der Medizin, Band 3: Grafische Darstellung statistischer Kennwerte".

## Qualitative Messwerte

Für qualitative Messwerte zweidimensionaler Verteilungen lassen sich die Zusammenhänge zweier Merkmale mittels eines **Balkendiagramms** darstellen. Dazu steht eine Vielzahl verschiedener Balkendiagramme zur Verfügung.

**Das gruppierte Balkendiagramm**

Wenn der Zusammenhang zwischen den Merkmalen $X$ mit der Anzahl der Merkmalsausprägungen $k$ und dem Merkmal $Y$ mit der Anzahl der Merkmalsausprägungen $l$ grafisch gruppiert dargestellt wird, besteht das Balkendiagramm aus $k \cdot l$ Balken. Deren Längen repräsentieren die Häufigkeiten der Merkmalsausprägungen.

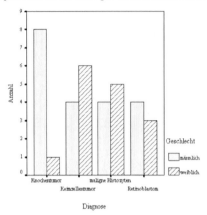

**Abb. 4.18:** Gruppiertes Balkendiagramm

**Das gestapelte Balkendiagramm**

Die Zusammenhänge der zwei Merkmale $X$ und $Y$ lassen sich grafisch auch so darstellen, dass auf der Abszissenachse $X$ nur das eine der Merkmale dargestellt ist und das andere Merkmal wird als "Stapel" auf die Häufigkeit des ersten Merkmals projiziert. Dadurch besteht das Balkendiagramm aus $k$ Balken. Die Balken sind entsprechend der Häufigkeiten unterteilt.

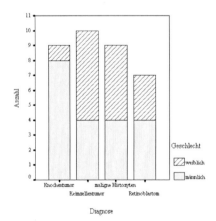

**Abb. 4.19:** Gestapeltes Balkendiagramm

### Das dreidimensionale Balkendiagramm

Bis jetzt sind die Merkmale immer in einem rechtwinkligen $X$-$Y$-Achsensystem dargestellt worden. Die Abszisse $X$ wurde als Merkmalsachse und die Ordinate $Y$ als Häufigkeitsachse benutzt. Bei zweidimensionalen Verteilungen liegt es nahe, eine weitere Merkmalsachse hinzuzufügen.

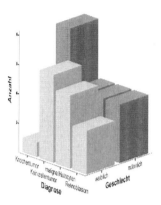

**Abb. 4.20:** Dreidimensionales Balkendiagramm

Die grafische Darstellung von Zusammenhängen mit Hilfe eines Balkendiagramms ist für beliebige Skalenniveaus sinnvoll, da man jedes Niveau auf das einer Nominalskala reduzieren kann. Die Anzahl der Merkmalsausprägungen oder Merkmalskombinationen muss dabei aber überschaubar sein. Das lässt sich durch geeignete Klasseneinteilung schnell erreichen.

## Quantitative Messwerte

Für quantitative Messwerte zweidimensionaler Verteilungen lassen sich die Zusammenhänge zweier Merkmale mittels eines **Streudiagramms** darstellen. Dazu werden in ein rechtwinkliges Koordinatensystem für jedes Beobachtungspaar $(x_i, y_i)$ ein Punkt $P_i$ eingezeichnet und so die Merkmalskombinationen sichtbar gemacht. Die entstandene Punktwolke beschreibt die Stärke und die Art des Zusammenhanges.
(Ausführliche Erläuterungen dazu im Abschnitt 4.2.2.1.)

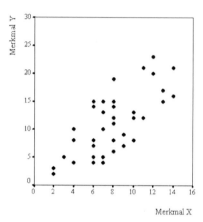

**Abb. 4.21**: Streudiagramm

# 4.3 Übungsaufgaben

### Aufgabe 4.1

Die Klausurergebnisse (in Punkten) von 20 Teilnehmern an einer Statistikklausur sind in der folgenden Liste erfasst:

25, 74, 87, 43, 60, 72, 56, 36, 75, 49, 83, 52, 71, 67, 78, 50, 76, 64, 77, 69

a) Für die erzielten Punktzahlen sind die Häufigkeitsverteilungen und die Summenhäufigkeitsverteilung tabellarisch zu bestimmen.
   Klassen: 20-39, 40-59, 60-79, 80-99
b) Die Häufigkeitsverteilung ist als Histogramm darzustellen.
c) Die Summenhäufigkeitsverteilung ist grafisch darzustellen.

## Aufgabe 4.2

Um die Legefreudigkeit seiner Hennen zu ermitteln, zeichnet Bauer Piepenbrink für die in einer Woche gelegten Eier folgende relative Summenhäufigkeitsverteilung:

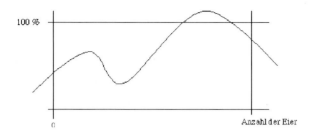

Welche Fehler hat Bauer Piepenbrink gemacht?

## Aufgabe 4.3

Eine Befragung von Studenten nach den monatlichen Ausgaben für Bücher hat folgendes Ergebnis gebracht:

| Monatsausgaben für Bücher (EUR) | relative Häufigkeit $f(x_i)$ |
|---|---|
| 30 bis unter 40 | 0.1 |
| 40 bis unter 50 | 0.2 |
| 50 bis unter 60 | 0.2 |
| 60 bis unter 70 | 0.4 |
| 70 bis unter 80 | 0.1 |

Wie viel Geld (EUR) geben die Studenten im Durchschnitt monatlich für Bücher aus?

## Aufgabe 4.4

Welche der folgenden Definitionen über die Varianz ist richtig?

Varianz ist:
- a) ein Maß für die Unterschiedlichkeit von Maßzahlen (bezogen auf den Mittelwert).
- b) ein vom Mittelwert quantitativ abhängiger Parameter.
- c) ein durch den Wendepunkt einer Verteilung bestimmter Parameter.
- d) ein Maß für den Unterschied zwischen den Extremwerten einer Verteilung.

**Aufgabe 4.5**

In einem Krankenhaus wurde das Gewicht $X$ von 10 Neugeborenen gemessen. Man erhielt folgende Häufigkeitsverteilung:

| Gewicht $X$ (in kg) | $1.5 < x < 2.5$ | $2.5 < x < 3.5$ | $3.5 < x < 4.5$ | $4.5 < x < 5.5$ |
|---|---|---|---|---|
| $h(x)$ | 3 | 3 | 3 | 1 |

Es sind zu bestimmen
a)  das arithmetische Mittel
b)  die Spannweite

**Aufgabe 4.6**

Welche Aussage über Kontingenztafeln trifft nicht zu?

a)  In Kontingenztafeln werden Häufigkeiten eingetragen.
b)  Die Vierfeldertafel ist ein Spezialfall der Kontingenztafel.
c)  Beobachtungen von zwei qualitativen Merkmalen können in einer Kontingenztafel dargestellt werden.
d)  Eine Kontingenztafel wird allgemein auch Kreuztabelle genannt.
e)  Die Summe der Werte jeder Zeile ist gleich.

**Aufgabe 4.7**

Von 34 Schülern einer Schulklasse sind in der folgenden Tabelle die Noten in den Fächern Mathematik und Physik festgehalten:

| Schüler Nr. | Mathematik | Physik | Schüler Nr. | Mathematik | Physik |
|---|---|---|---|---|---|
| 1 | 3 | 2 | 18 | 4 | 4 |
| 2 | 4 | 5 | 19 | 3 | 3 |
| 3 | 2 | 2 | 20 | 2 | 2 |
| 4 | 2 | 1 | 21 | 1 | 1 |
| 5 | 3 | 3 | 22 | 3 | 4 |
| 6 | 3 | 4 | 23 | 3 | 3 |
| 7 | 2 | 2 | 24 | 2 | 2 |
| 8 | 2 | 1 | 25 | 3 | 3 |
| 9 | 3 | 2 | 26 | 2 | 2 |
| 10 | 5 | 5 | 27 | 4 | 4 |
| 11 | 3 | 3 | 28 | 1 | 1 |
| 12 | 3 | 3 | 29 | 3 | 3 |
| 13 | 2 | 2 | 30 | 2 | 2 |
| 14 | 2 | 2 | 31 | 1 | 2 |
| 15 | 2 | 3 | 32 | 2 | 2 |
| 16 | 3 | 2 | 33 | 3 | 2 |
| 17 | 3 | 3 | 34 | 3 | 3 |

a)  In einer Kontingenztafel sollen die Beobachtungswerte dargestellt werden.
b)  Die Randverteilungen sind zu bestimmen.

100

**Aufgabe 4.8**

Für den Zusammenhang zwischen Körpergröße $X$ (in cm) und Körpergewicht $Y$ (in kg) erwachsener Menschen wurde folgende Regressionsfunktion ermittelt:

$$y = 0.9 \cdot x - 100$$

Welche der folgenden Aussagen sind richtig?

a) Eine Zunahme der Körpergröße um 10 % führt zu einer durchschnittlichen Zunahme des Körpergewichts um 9 %.

b) Eine Zunahme der Körpergröße um 10 cm führt zu einer durchschnittlichen Zunahme des Körpergewichts um 9 kg.

c) Das Körpergewicht (in kg) beträgt durchschnittlich 90 % des Wertes der Körpergröße (in cm).

d) Die Regressionsfunktion muss falsch sein, da Personen mit einer Körpergröße von 111 cm oder weniger ein negatives Gewicht haben würden.


**Aufgabe 4.9**

Gegeben sind folgende Wertepaare ($x_i, y_i$):

(-2,1),   (-1,1),   (-1,3),   (1,3),   (1,5),   (2,5)

Gesucht ist die lineare Regressionsfunktion $y = b \cdot x + a$


**Aufgabe 4.10**

Aus den Beobachtungswerten der gemeinsam auftretenden Merkmale $X$ und $Y$ sollen berechnet werden:

a) die Kovarianz

b) der Pearsonsche Korrelationskoeffizient

| X | 0 | 2 | 4 | 6 |
|---|---|---|---|---|
| Y | 2 | 0 | 6 | 4 |


**Aufgabe 4.11**

Aus 50 Wertepaaren der Merkmale $X$ und $Y$ wurde nach Pearson ein Korrelationskoeffizient von $r = 0.9$ berechnet. Welche der folgenden Aussagen treffen zu?

a) Der Zusammenhang zwischen den Merkmalen ist annähernd linear.

b) Die beiden Merkmale sind nahezu identisch.

c) Eine Verdopplung des einen Merkmals führt annähernd zu einer Verdopplung des anderen Merkmals.

d) Da $r \neq 0$ gilt, ist ein Zusammenhang nicht erwiesen.

**Aufgabe 4.12**

10 Studenten veranstalten einen Wettlauf. Die folgende Tabelle beinhaltet die Körpergröße der Studenten und die Belegung ihres Platzes bei diesem Wettbewerb.

| Student | 1 | 2 | 3 | 4 | 5 | 6 | 7 | 8 | 9 | 10 |
|---------|---|---|---|---|---|---|---|---|---|----|
| **Körpergröße** | 180 | 170 | 174 | 190 | 165 | 182 | 178 | 169 | 184 | 189 |
| **Platz** | 3 | 7 | 8 | 2 | 10 | 5 | 6 | 9 | 1 | 4 |

Gesucht ist ein Maß für den Zusammenhang zwischen Körpergröße und Platz.

**Aufgabe 4.13**

Für eine Regressionsfunktion $y = b \cdot x + a$ sind $\bar{x} = 6$ und $\bar{y} = 3$ gegeben und man weiß, wenn $x$ sich um 10 Einheiten erhöht, erhöht sich $y$ um 5 Einheiten.

Wie lautet die lineare Regressionsfunktion?

# 5 Wahrscheinlichkeit

## 5.1 Grundbegriffe

Im täglichen Leben begegnen wir verschiedenen Arten von Aussagen, in denen das Wort "wahrscheinlich" in seinem breiten Bedeutungsspektrum zwischen "vermutlich" und "todsicher" auftritt. Diese Aussagen beziehen sich auf **Ereignisse**, die nicht sicher voraussagbar sind. Ereignisse, die sich nicht mit Sicherheit voraussagen lassen, nennt man **zufällige Ereignisse** bzw. **zufallsabhängige Ereignisse**.

**Beispiele für zufällige Ereignisse**
Ergebnis eines Wurfs einer Münze bzw. eines Würfels,
Geschlecht eines ungeborenen Kindes,
Ergebnis einer Untersuchung,
Wirkung eines Medikaments,
Verlauf einer Erkrankung.

Die umgangssprachliche Verwendung des Begriffs "wahrscheinlich" kann nicht befriedigen. Notwendig ist eine exaktere Formulierung.

*Die zahlenmäßige Darstellung eines zufälligen Ereignisses erfolgt durch die* **Zufallsvariable** mit deren Ausprägungen:

| | |
|---|---|
| Die oben liegende Seite einer Münze nach dem Münzwurf: | Zahl = 1<br>Wappen = 2 |
| Geschlecht eines Neugeborenen: | männlich = 1<br>weiblich = 2 |
| Heilungsverlauf einer Krankheit: | Heilung = 1<br>Besserung = 2<br>keine Änderung = 3<br>Verschlechterung = 4<br>Tod = 5 |

Die (relative) Häufigkeit für das Auftreten einzelner Werte einer Zufallsvariablen ergibt sich aus einer Beobachtungsreihe (Erhebung oder Experiment). Wiederholt man diese Beobachtungsreihe, so wird man durch den Zufallseinfluss in der Regel ein abweichendes Resultat erhalten. Diese Abweichungen werden umso geringer, je umfassender die Beobachtungsreihe ist.

*Aus der relativen Häufigkeit wird die* **Wahrscheinlichkeit** *geschätzt. Sie dient dazu, Voraussagen über künftige Beobachtungen zu machen. Als Symbol wird* **p** *verwendet (engl.: probability).*

# Definition der Wahrscheinlichkeit

$$p_E = \frac{\text{Anzahl der eingetretenen Elementarereignisse}}{\text{(Gesamt-) Azahl der Elementarereignisse}}$$

$$0 \le p_E \le 1$$

$p_E = 0$ unmögliches Ereignis
$p_E = 1$ sicheres Ereignis

## Beispiele

$$p_{Zahl} = p_{Wappen} = \underline{\underline{\frac{1}{2}}} \qquad \text{(Münze)}$$

$$p_1 = p_2 = p_3 = p_4 = p_5 = p_6 = \underline{\underline{\frac{1}{6}}} \qquad \text{(Würfel)}$$

## Das Rechnen mit Wahrscheinlichkeiten

1. Gegeben seien zwei Ereignisse $E_1$ und $E_2$. Gesucht ist die Wahrscheinlichkeit, dass mindestens eins der beiden Ereignisse eintritt, das heißt $E_1$ oder $E_2$ oder beides soll eintreten. Dann gilt:

$$p(E_1 \cup E_2) = p(E_1 \text{ oder } E_2) = p(E_1) + p(E_2)$$

wenn $E_1$ und $E_2$ **sich gegenseitig ausschließen**, das heißt $E_1$ und $E_2$ können nicht gemeinsam auftreten.

Wie ist es sonst?

$$p(E_1 \cup E_2) = p(E_1 \text{ oder } E_2)$$
$$= p(E_1) + p(E_2) - p(E_1 \cap E_2)$$
$$= p(E_1) + p(E_2) - p(E_1 \text{ und } E_2)$$
$$= p(E_1) + p(E_2) - p(E_1 \cdot E_2)$$

egal, ob sich $E_1$ und $E_2$ gegenseitig ausschließen oder nicht.

*Das ist der **Additionssatz** der Wahrscheinlichkeitsrechnung.*

## Beispiel 5.1

Im Patientengut eines Krankenhauses befinden sich im Durchschnitt 30 % lungenkranke Patienten und 40 % Alkoholiker. Ein zufällig ausgewählter Patient sei mit einer Wahrscheinlichkeit $p(L) = 0.3$ lungenkrank und $p(A) = 0.4$ alkoholkrank. Dann ist

$p$(Patient ist lungenkrank **oder** alkoholkrank) $\ne 0.3 + 0.4 = 0.7$

Weil einige Patienten wohl beide Eigenschaften haben werden, beide Ereignisse also nicht disjunkt sind, müssen wir den Anteil dieser Patienten subtrahieren. Wenn 5 % der Patienten lungenkrank **und** alkoholkrank sind, ergibt sich dann für

$p$ (Patient ist lungenkrank) + $p$ (Patient ist alkoholkrank) – $p$ (Patient ist lungenkrank und alkoholkrank) = 0.3 + 0.4 – 0.05 = 0.65

als richtige Lösung.

### Beispiel 5.2

Von den Patienten einer bestimmten Krankheit geben 70 % an, Masern gehabt zu haben, und 60 % erinnern sich an eine Windpockeninfektion. Wie groß ist die Wahrscheinlichkeit, dass ein zufällig ausgewählter Patient mindestens eine der beiden Krankheiten hatte?

Wiederum müssen wir wissen, welcher Anteil der Patienten sowohl an Masern als auch an Windpocken erkrankt war. Wenn dies 50 % waren, so ergibt sich

$p$(Patient hatte Masern oder Windpocken) = 0.7 + 0.6 – 0.5 = 0.8

das heißt 80 % der Patienten waren an mindestens einer der beiden Infektionen erkrankt.

### MC-59

Bei einer Vorsorgeuntersuchung waren 15 % der untersuchten Personen herzkrank und 10 % lungenkrank. 80 % hatten keine der beiden Krankheiten.

Wie hoch war der Anteil der untersuchten Personen, die sowohl herz- als auch lungenkrank waren?

(A)  1.5 %
(B)  5 %
(C)  10 %
(D)  18.5 %
(E)  20 %

### MC-60

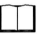

Ein Student legt seine Prüfung in den Fächern Biometrie und Medizinische Informatik ab. Die Leistungen in beiden Fächern werden unabhängig voneinander erbracht. Die Chance, in jedem Fach zu bestehen, betrage 80%.

Wie groß ist die Wahrscheinlichkeit, in mindestens einem Fach zu bestehen?

(A)  0.20
(B)  0.40
(C)  0.64
(D)  0.80
(E)  0.96

2. **Verallgemeinerung des Additionssatzes auf mehr als 2 Ereignisse**

Seien $E_1$, $E_2$, ..., $E_n$   $n$   Ereignisse. Die Wahrscheinlichkeit, dass mindestens eines der Ereignisse eintritt, ist

$$p(E_1 \cup E_2 \cup \cdots \cup E_n) = p(E_1) + p(E_2) + \cdots + p(E_n)$$

falls die Ereignisse sich paarweise ausschließen, also disjunkt sind. Sind die Ereignisse nicht disjunkt, konsultiere einen Statistiker!!!

3. Man bezeichnet zwei Ereignisse $E_1$ und $E_2$ als **voneinander unabhängig**, wenn das Eintreten des Ereignisses $E_1$ keinen Einfluss hat auf das Eintreten des Ereignisses $E_2$ oder umgekehrt.

Gesucht ist die Wahrscheinlichkeit, dass zwei unabhängige Ereignisse $E_1$ und $E_2$ gleichzeitig auftreten. Es gilt:

$$p(E_1 \cap E_2) = p(E_1 \text{ und } E_2) = p(E_1) \cdot p(E_2)$$

*Das ist der **Multiplikationssatz** der Wahrscheinlichkeitsrechnung für unabhängige Ereignisse.*

## MC-61
In den folgenden 3 Situationen haben wir teils unabhängige, teils abhängige Daten. In welcher (welchen) sind die Werte unabhängig?

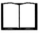

(1) Bei einem Patienten wird der systolische Blutdruck gemessen "vor" und "nach" einer Behandlung.
(2) Ein Ehepaar bekommt als 1. Kind ein Mädchen, als 2. Kind ein Mädchen, als 3. Kind einen Jungen.
(3) Bei 20 Patienten ist pro Patient ein Blutzuckerwert bestimmt.

(A)   nur in 1
(B)   nur in 2
(C)   nur in 1 und 2
(D)   nur in 1 und 3
(E)   nur in 2 und 3

## MC-62
A sei die Menge der Hochdruckkranken einer Klinik, B sei die Menge der Diabeteskranken einer Klinik. Dann ist A∩B die Menge aller Patienten, die an

(A)   beiden genannten Krankheiten gleichzeitig leiden
(B)   höchstens einer der genannten Krankheiten leiden
(C)   keiner der genannten Krankheiten leiden
(D)   genau einer der genannten Krankheiten leiden
(E)   mindestens einer der genannten Krankheiten leiden

4. **Verallgemeinerung des Multiplikationssatzes auf mehr als 2 Ereignisse**

Seien $E_1$, $E_2$, ..., $E_n$     $n$     Ereignisse. Die Wahrscheinlichkeit, dass alle Ereignisse eintreten, ist

$$p(E_1 \cap E_2 \cap \cdots \cap E_n) = p(E_1) \cdot p(E_2) \cdot \cdots \cdot p(E_n)$$

falls die Ereignisse paarweise unabhängig voneinander sind.

**A C H T U N G ! ! !** Wenn sich für Ereignisse herausstellt, dass für ihre Wahrscheinlichkeiten der Multiplikationssatz gilt, so ist das der Nachweis für die Unabhängigkeit der Ereignisse.

**MC-63**

Ein Therapieversuch habe die möglichen Ergebnisse "Verschlechterung", "Zustand unverändert", "Besserung" und "Heilung" mit gleichen Wahrscheinlichkeiten. Dann ist die Wahrscheinlichkeit dafür, dass in einer zufälligen Stichprobe von 3 Patienten bei allen 3 Patienten eine Verschlechterung eintritt, gleich

(A)   1/64
(B)   1/12
(C)   1/4
(D)   1/2
(E)   3/4

**MC-64**

Bei einem Versuch werden die Daten eines Merkmals bis zur Auswertung 4-mal von einem Datenträger auf einen anderen übertragen (Messgerät - Protokoll - Urliste - Datenerfassungsbeleg - Computer). Die Wahrscheinlichkeit, bei einer Datenübertragung einen Fehler zu machen, sei 2%.

Setzt man voraus, dass die Ereignisse "Fehler" bei den 4 Datenübertragungen unabhängig sind, dann ist die Wahrscheinlichkeit, dass das richtige Datum in den Computer eingegeben wird, gleich

(A)   $1 - 0.98^4 = 0.078$
(B)   $0.98^4 = 0.92$
(C)   $4 \cdot 0.98 = 3.92$
(D)   $0.98 / 4 = 0.245$
(E)   $4 \cdot 0.02 = 0.08$

**Beispiel 5.3:**
Bei einem Wurf mit 2 Würfeln ist die Augenzahl des einen Würfels unabhängig von der Augenzahl des 2. Würfels. Folglich ist die Wahrscheinlichkeit, mit jedem Würfel eine 1 zu würfeln, genau

$$p(1.\text{Würfel}=1 \text{ und } 2.\text{Würfel}=1) = p(1.\text{Würfel}=1) \cdot p(2.\text{Würfel}=1)$$

$$= \frac{1}{6} \cdot \frac{1}{6}$$

$$= \frac{1}{36}$$

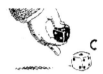

**Beispiel 5.4:**
Wie groß ist die Wahrscheinlichkeit, beim zweimaligen Wurf einer Münze **mindestens** einmal das Wappen zu erhalten?
Lösung:  nur das Ereignis "2 mal Kopf" darf nicht auftreten

$$p = 1 - p(1.\text{Münze} = \text{Kopf und } 2.\text{Münze} = \text{Kopf})$$

$$= 1 - \frac{1}{2} \cdot \frac{1}{2}$$

$$= \frac{3}{4}$$

**Beispiel 5.5:**
Wir gehen davon aus, dass die allgemeine Wahrscheinlichkeit für eine Knabengeburt bzw. Mädchengeburt gleich 1/2 ist. Wie groß ist die Wahrscheinlichkeit, dass das 2. Kind einer Familie ein Mädchen wird, wenn das erste Kind ein Junge ist?
Lösung:  Das Geschlecht eines neugeborenen Kindes ist nach heutigen Erkenntnissen völlig unabhängig vom Geschlecht der bereits geborenen Geschwister. Daraus folgt

$$p(2.\text{Kind} = w) = \frac{1}{2}$$

**Beispiel 5.6:**
Wie groß ist die Wahrscheinlichkeit, dass zwei Kinder einer Familie männlich sind?
Lösung:  Wegen der Unabhängigkeit gilt

$$p(1.\text{Kind} = m \text{ und } 2.\text{Kind} = m) = p(1.\text{Kind} = m) \cdot p(2.\text{Kind} = m)$$

$$= \frac{1}{2} \cdot \frac{1}{2}$$

$$= \frac{1}{4}$$

**Beispiel 5.7:**
Die Wahrscheinlichkeit, eine bestimmte Krankheit richtig zu diagnostizieren, sei bei einer Untersuchungsmethode A gleich 0.9 und bei der Untersuchungsmethode B gleich 0.8. Beide Untersuchungsmethoden gelten als unabhängig. Wie groß ist die Wahrscheinlichkeit einer Fehldiagnose bei **beiden** Untersuchungen?

$p$(Fehldiagnose bei A) = 1 - 0.9 = 0.1
$p$(Fehldiagnose bei B) = 1 - 0.8 = 0.2

$p$(Fehldiagnose bei A **und** Fehldiagnose bei B)
= $p$(Fehldiagnose bei A) · $p$(Fehldiagnose bei B)
= 0.1 · 0.2
= 0.02

**Beispiel 5.8:**
In einer Klinik findet man für den Zusammenhang zwischen Alkoholkonsum (50 g/d) und dem Erkranken an einer Leberzirrhose folgende Angaben:

|         | A   | $\overline{A}$ |     |
|---------|-----|-----|-----|
| **L**   | 40  | 10  | 50  |
| $\overline{L}$ | 80  | 70  | 150 |
|         | 120 | 80  | 200 |

Sind die Ereignisse A und L voneinander unabhängig?
Lösung:

|         | A    | $\overline{A}$ |      |
|---------|------|------|------|
| **L**   | 0.2  | 0.05 | 0.25 |
| $\overline{L}$ | 0.4  | 0.35 | 0.75 |
|         | 0.6  | 0.4  | 1.00 |

Es ergibt sich:

$$p(L \text{ und } A) = p(L) \cdot p(A) = 0.25 \cdot 0.6 = 0.15$$

$$p(L \text{ und } \overline{A}) = p(L) \cdot p(\overline{A}) = 0.25 \cdot 0.4 = 0.1$$

$$p(\overline{L} \text{ und } A) = p(\overline{L}) \cdot p(A) = 0.75 \cdot 0.6 = 0.45$$

$$p(\overline{L} \text{ und } \overline{A}) = p(\overline{L}) \cdot p(\overline{A}) = 0.75 \cdot 0.4 = 0.3$$

Da diese Produkte der Randwahrscheinlichkeiten nicht mit den Wahrscheinlichkeiten in den 4 Fällen übereinstimmen ($0.15 \neq 0.2$; $0.1 \neq 0.05$; $0.45 \neq 0.4$; $0.3 \neq 0.35$), liegt keine Unabhängigkeit vor.

5. Meistens sind Ereignisse nicht unabhängig voneinander. Was macht man, wenn das Ereignis $A$ nicht unabhängig vom Ereignis $B$ ist?

**Definition der bedingten Wahrscheinlichkeit**
Unter der bedingten Wahrscheinlichkeit $p(A|B)$ versteht man die Wahrscheinlichkeit für das Auftreten des Ereignisses $A$ unter der Bedingung, dass das Ereignis $B$ eingetreten ist. Diese bedingte Wahrscheinlichkeit wird definiert durch

$$p(A \mid B) = \frac{p(A \cap B)}{p(B)}$$

Im Beispiel 5.8 lag keine Unabhängigkeit vor.
Es ergibt sich

$$p(L \mid A) = \frac{p(L \cap A)}{p(A)} = \frac{0.2}{0.6} = \frac{1}{3}$$

das heißt die Wahrscheinlichkeit, dass ein Patient an Leberzirrhose leidet, beträgt 33.3%, wenn er Trinker ist.

$$p(L \mid \overline{A}) = \frac{p(L \cap \overline{A})}{p(\overline{A})} = \frac{0.05}{0.4} = \frac{1}{8}$$

Die Wahrscheinlichkeit, dass ein Patient an Leberzirrhose leidet, wenn er Nichttrinker ist, beträgt hingegen 12.5 %.

Die Umformung der Formel für die bedingte Wahrscheinlichkeit ergibt:

$$p(A \cap B) = p(A \mid B) \cdot p(B)$$

*Das ist der* **Multiplikationssatz** *der Wahrscheinlichkeitsrechnung für abhängige Ereignisse.*

Die Formel gilt auch bei Unabhängigkeit beider Ereignisse, denn

$$p(A \mid B) = \frac{p(A \cap B)}{p(B)} = \frac{p(A) \cdot p(B)}{p(B)} = p(A)$$

**Beispiel 5.9:**

In einem Hörsaal sitzen 200 Studenten, davon sind 20 Linkshänder. 2 Studenten werden ausgewählt und stehen gleichzeitig auf. Wie groß ist nun die Wahrscheinlichkeit, dass

a)  beide Studenten Linkshänder sind?
b)  beide Studenten Rechtshänder sind?
c)  beide Studenten „gleichhändig" sind?

a)  p (erster Student ist Linkshänder) $= \dfrac{20}{200}$.

p (zweiter Student ist Linkshänder | erster Student ist Linkshänder) $= \dfrac{19}{199}$.

p (erster Student ist Linkshänder <u>und</u> zweiter Student ist Linkshänder) =
$$\frac{20}{200} \cdot \frac{19}{199} = 0.1 \cdot \frac{19}{199} = \underline{0.0095}$$

b)  p (erster Student ist Rechtshänder) $= \dfrac{180}{200}$.

p (zweiter Student ist Rechtshänder | erster Student ist Rechtshänder) $= \dfrac{179}{199}$.

p (erster Student ist Rechtshänder <u>und</u> zweiter Student ist Rechtshänder) =
$$\frac{180}{200} \cdot \frac{179}{199} = 0.9 \cdot \frac{179}{199} = \underline{0.810}$$

c)  p (beide Studenten sind Linkshänder <u>oder</u> beide sind Rechtshänder) =

p (erster Student ist Linkshänder <u>und</u> zweiter Student ist Linkshänder) +

p (erster Student ist Rechtshänder <u>und</u> zweiter Student ist Rechtshänder) =

$0.0095 + 0.810 = \underline{\underline{0.8195}}$

## MC-65

Eine Eierschachtel enthalte 6 Eier, von denen 2 schlecht seien. Wie groß ist die Wahrscheinlichkeit, dass ein Eierkuchen aus zwei Eiern aus dieser Schachtel nicht genießbar ist (d.h. mindestens ein schlechtes Ei verwendet wurde)?

(A)     ist aus den Angaben nicht berechenbar!
(B)     5/9
(C)     1/9
(D)     2/5
(E)     3/5

# 5.2 Wahrscheinlichkeitsverteilungen

## 5.2.1 Grundlagen

Die **Zufallsvariable** ist eine Größe, die bei einem Zufallsexperiment auftritt, wenn mögliche Ergebnisse oder Ereignisse durch Zahlen beschrieben werden. Anders ausgedrückt: Eine Abbildung, die den Elementen der Ereignismenge eines Zufallsexperiments reelle Zahlen zuordnet, heißt **Zufallsvariable**.
Hat man ein Experiment gemacht, bei dem die **Zufallsvariable** $X$ einen Wert $x$ angenommen hat, so heißt $x$ eine **Realisierung** von $X$.

Grundsätzlich wird eine **Zufallsvariable**, wenn sie ganz allgemein gemeint ist, mit einem großen Buchstaben bezeichnet; kleine Buchstaben stehen für mögliche **Realisierungen** einer Zufallsvariablen , das heißt wenn ein spezieller Wert gemeint ist.

**Beispiel 5.10**
Der Heilungsverlauf einer Krankheit ist eine Zufallsvariable. Die zahlenmäßige Erfassung oder Verschlüsselung, zum Beispiel 1=Besserung, 2=ohne Änderung, 3=Verschlechterung, sind Realisierungen.

In diesem Sinne ist eine **Grundgesamtheit** die Menge aller möglichen Realisierungen einer Zufallsvariablen und die **Stichprobe** vom Umfang $n$ ist eine $n$-fache Realisierung.

Für eine spezielle wissenschaftliche Untersuchung sind aus Patientenakten von $n=20$ Patienten unter anderem Werte des systolischen Blutdrucks erfasst worden (anders ausgedrückt: Von der Zufallsvariablen $X$ systolischer Blutdruck liegen 20 Realisierungen vor). Es ergaben sich folgende Angaben:

| $i$ | Werte des syst. Blutdrucks $x_i$ | absolute Häufigkeit $h(x_i)$ | relative Häufigkeit $f(x_i)$ |
|---|---|---|---|
| 1 | 100 | 1 | 0.05 |
| 2 | 110 | 3 | 0.15 |
| 3 | 120 | 4 | 0.20 |
| 4 | 130 | 5 | 0.25 |
| 5 | 140 | 2 | 0.10 |
| 6 | 150 | 4 | 0.20 |
| 7 | 160 | 1 | 0.05 |
| | | $n=20$ | 1.00 |

$$f(x_i) = \frac{h(x_i)}{n}$$

Bei einer diskreten Zufallsvariablen bezeichnet man die Zuordnungen von relativen Häufigkeiten $f(x_i)$ zu den Merkmalswerten $x_i$ als **empirische Wahrscheinlichkeitsfunktion**.

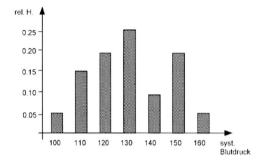

**Abb. 5.1:** Empirische Wahrscheinlichkeitsfunktion von Werten des systolischen Blutdrucks

Bei sehr großem Stichprobenumfang kann die relative Häufigkeit $f(x_i)$ als Approximation einer Wahrscheinlichkeit $p(x_i)$ angesehen werden. Die Zuordnung der Wahrscheinlichkeiten $p(x_i)$ zu den Merkmalswerten $x_i$ heißt **Wahrscheinlichkeitsfunktion**.

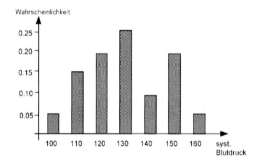

**Abb. 5.2:** Wahrscheinlichkeitsfunktion von Werten des systolischen Blutdrucks

114

Ordnet man die Merkmalswerte der Größe nach und addiert die absoluten bzw. relativen Häufigkeiten, so erhält man **absolute und relative Summenhäufigkeiten.**

| **Blutdruck** | **absolute Häufigkeit** | **absolute Summenh.** | **relative Häufigkeit** | **relative Summenh.** |
|---|---|---|---|---|
| $x_i$ | $h(x_i)$ | $H(x_i)$ | $f(x_i)$ | $F(x_i)$ |
| 1 | 100 | 1 | 1 | 0.05 | 0.05 |
| 2 | 110 | 3 | 4 | 0.15 | 0.20 |
| 3 | 120 | 4 | 8 | 0.20 | 0.40 |
| 4 | 130 | 5 | 13 | 0.25 | 0.65 |
| 5 | 140 | 2 | 15 | 0.10 | 0.75 |
| 6 | 150 | 4 | 19 | 0.20 | 0.95 |
| 7 | 160 | 1 | 20 | 0.05 | 1.00 |

$$H(x) = \sum_{x_i \le x} h(x_i)$$
$$F(x) = \sum_{x_i \le x} f(x_i)$$

Die Zuordnung von relativen Summenhäufigkeiten $F(x_i)$ zu den Merkmalswerten $x_i$ bezeichnet man als **empirische Verteilungsfunktion.**

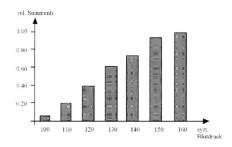

**Abb. 5.3:** Empirische Verteilungsfunktion von Werten des systolischen Blutdrucks

Bei sehr großem Stichprobenumfang können auch in diesem Fall die relativen Summenhäufigkeiten $F(x_i)$ als Approximation einer Wahrscheinlichkeit $p(x_i)$ angesehen werden, so dass

$$F(x) = \sum_{x_i \le x} p(x_i)$$

ist.

Die Funktion *F(x)* heißt **Verteilungsfunktion.**

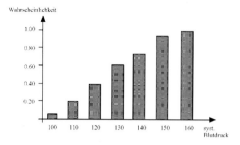

**Abb. 5.4:** Verteilungsfunktion von Werten des systolischen Blutdrucks

**Was ändert sich bei einer stetigen Zufallsvariablen?**
Eine stetige Zufallsvariabel ist so definiert, dass sie nicht nur spezielle Einzelwerte annehmen kann, sondern innerhalb festgelegter Grenzen soll jeder Wert möglich sein. Die grafische Darstellung besteht dann nicht aus über Einzelwerten errichteten Säulen, sondern aus einer kontinuierlichen Kurve.

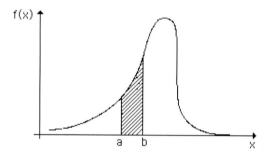

**Abb. 5.5:** Wahrscheinlichkeitsdichte einer stetigen Zufallsvariablen

Die Wahrscheinlichkeit, mit der die Zufallsvariable *X* in ein Intervall [*a, b*] fällt, kann als Fläche unter der Kurve interpretiert werden.

$$p(X \in [a,b]) = \int_a^b f(x)dx$$

Während man bei einer diskreten Zufallsvariablen von der Wahrscheinlichkeitsfunktion spricht, handelt es sich bei einer stetigen Zufallsvariablen um die **Wahrscheinlichkeitsdichte** oder **Dichtefunktion.**

Die Verteilungsfunktion für eine stetige Zufallsvariable ergibt sich dann nicht über die Summe, sondern aus dem Integral

$$F(x) = p(X \leq x) = \int_{-\infty}^{x} f(t)dt$$

**Kurze Erinnerung:** Empirische Verteilungsfunktionen stützen sich auf Häufigkeiten, die Verteilungsfunktionen auf Wahrscheinlichkeiten.

Wenn $F(x) \leq 0.5$, so bezeichnet man das kleinste $x$, für das die Ungleichung gilt, als **Median**, das heißt die Hälfte der Werte ist kleiner oder gleich und die andere Hälfte der Werte ist größer als $x$.

**MC-66**
Ein Wert $x$, für den die Verteilungsfunktion einer stetigen Zufallsvariable den Wert 0.5 annimmt, ist stets

(A)  die Stelle der größten Wahrscheinlichkeitsdichte
(B)  der Mittelwert
(C)  der Median
(D)  die Stelle des steilsten Anstiegs der Verteilungsfunktion
(E)  ein Wendepunkt der Verteilungsfunktion

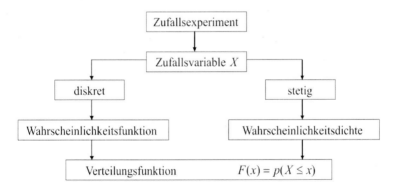

**Abb. 5.6:**  Schema zu Zufallsvariable, Wahrscheinlichkeitsfunktion, Wahrscheinlichkeitsdichte und Verteilungsfunktion

Zur Beschreibung von Häufigkeitsverteilungen verwendeten wir charakteristische Maßzahlen (Mittelwert, Standardabweichung, Varianz, Häufigkeit usw.).
Ähnliches gibt es zur Beschreibung von Wahrscheinlichkeitsverteilungen.

*Die Maßzahlen von Wahrscheinlichkeitsverteilungen beziehen sich auf die Grundgesamtheit!!!*
*, und man nennt sie **Parameter**.*

Im Folgenden werden einige dieser Parameter vorgestellt.


### Erwartungswert E(X)

$E(X)$ gibt den Mittelwert der Zufallsvariablen $X$ in der Grundgesamtheit an, analog dem Mittelwert $\bar{x}$ für Stichproben.

diskrete Zufallsvariable: $\qquad \mu = E(X) = \sum_{i=1}^{n} p_i \cdot x_i$

($n$ = Anzahl der verschiedenen Ausprägungen der Zufallsvariablen,
$p_i$ gibt die Wahrscheinlichkeit der Ausprägung $x_i$ an)


stetige Zufallsvariable: $\qquad \mu = E(X) = \int_{-\infty}^{+\infty} x \cdot f(x) dx$


### Varianz bzw. Standardabweichung

Als Streumaß verwenden wir (ähnlich wie in Stichproben) Varianz bzw. Standardabweichung.
Die **Varianz** $\sigma^2$ ist die mittlere quadratische Abweichung aller Werte vom Erwartungswert $E(X)$ bzw. dem Mittelwert $\mu$ einer Grundgesamtheit.
Die **Standardabweichung** $\sigma$ ist gleich der Quadratwurzel der Varianz.

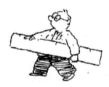 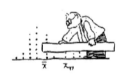

diskrete Zufallsvariable: $\qquad \sigma^2 = \text{var}(X) = \sum_{i=1}^{n} (X_i - E(X_i))^2 \cdot p_i$

stetige Zufallsvariable: $\qquad \sigma^2 = \text{var}(X) = \int_{-\infty}^{+\infty} (X - E(X))^2 \cdot f(x) dx$

Standardabweichung: $\qquad \sigma = \sqrt{\sigma^2}$

Am folgenden Beispiel werden wir etwas über unabhängige Zufallsgrößen erfahren:

**Beispiel 5.11**
Von 100 Patienten sind Werte vom Nikotinkonsum ($X_1$) und Alkoholkonsum ($X_2$) erfasst worden. Dabei wurden folgende Ausprägungen bei beiden Merkmalen benutzt:

Nikotinkonsum:  1 = kein Nikotinkonsum
2 = mäßiger Nikotinkonsum
3 = starker Nikotinkonsum

Alkoholkonsum:  1 = kein Alkoholkonsum
2 = mäßiger Alkoholkonsum
3 = starker Alkoholkonsum

Zur Häufigkeit der einzelnen Ausprägungen bei den 100 Patienten erhielten wir folgende Angaben:

|  |  | $X_1$ | | | |
|---|---|---|---|---|---|
|  |  | 1 | 2 | 3 | |
| $X_2$ | 1 | 3 | 3 | 4 | 10 |
| | 2 | 21 | 21 | 28 | 70 |
| | 3 | 6 | 6 | 8 | 20 |
| | | 30 | 30 | 40 | 100 |

Sind $X_1$ und $X_2$ unabhängig?

Es gilt:   $f(X_1=1 \text{ und } X_2=1) = \dfrac{3}{100} = \underline{\underline{0.03}}$

$f(X_1=1) = \dfrac{30}{100} = \underline{\underline{0.30}}$ $\qquad\qquad f(X_2=1) = \dfrac{10}{100} = \underline{\underline{0.10}}$

$f(X_1=1 \text{ und } X_2=1) = f(X_1=1) \cdot f(X_2=1)$

Wie man leicht nachrechnen kann, gilt für die anderen 8 Konstellationen ebenfalls:

$f(X_1=i \text{ und } X_2=j) = f(X_1=i) \cdot f(X_2=j)$
für $i=1, 2, 3$ und $j=1, 2, 3$

Damit sind beide Zufallsvariablen voneinander unabhängig (vgl. Absatz 4 in Abschnitt 5.1).

## Quantil

Ein weiterer, auch in der Medizin verwendeter Parameter ist das Quantil.
Unter dem *x*-**Quantil** versteht man den Wert einer Wahrscheinlichkeitsverteilung (Häufigkeitsverteilung), der angibt, dass ein x-tel aller Werte kleiner oder gleich diesem Wert ist.

| *Spezialfälle:* | $x_{1/4}$, $x_{1/2}$, $x_{3/4}$ | heißen **Quartile.** |
| | $x_{1/2}$ | ist der **Median.** |

(vergleiche auch MC-66)

Drückt man das Quantil in Prozent aus, so spricht man vom **Perzentil**.

Im unteren Beispiel findet man einen Auszug aus einer Tabelle, die für neugeborene bzw. 3 Jahre alte Knaben und Mädchen ausgewählte Perzentilwerte für die Körpermasse, Körperlänge und den Kopfumfang enthält. Wenn ein neugeborener Junge zum Beispiel 3.0 kg wiegt, dann entspricht das dem 25. Perzentil, das heißt nur 25 % aller neugeborenen Knaben wiegen weniger.

**Beispiel 5.12:**
(aus: Wissenschaftliche Tabellen Geigy, Somatometrie und Biochemie, CIBA-GEIGY AG, 8. Auflage, 1982, S. 19) Normalmaße des Wachstumsalters - NCHS-Standard (USA))

| | Knaben | | | | | | | Mädchen | | | | | | |
| | 90 | | | | | | | 90 | | | | | | |
| | 80 | | | | | | | 80 | | | | | | |
| | 50 | | | | | | | 50 | | | | | | |
| | $P_{05}$ | $P_{10}$ | $P_{25}$ | $P_{50}$ | $P_{75}$ | $P_{90}$ | $P_{95}$ | $P_{05}$ | $P_{10}$ | $P_{25}$ | $P_{50}$ | $P_{75}$ | $P_{90}$ | $P_{95}$ |
|---|---|---|---|---|---|---|---|---|---|---|---|---|---|---|
| **Geburt** | | | | | | | | | | | | | | |
| Masse | 2.54 | 2.78 | 3.00 | 3.27 | 3.64 | 3.82 | 4.15 | 2.36 | 2.58 | 2.93 | 3.23 | 3.52 | 3.64 | 3.81 |
| Länge | 46.4 | 47.5 | 49.0 | 50.5 | 51.8 | 53.5 | 54.4 | 45.4 | 46.4 | 48.2 | 49.9 | 51.0 | 52.0 | 52.9 |
| Kopfumfang | 32.6 | 33.0 | 33.9 | 34.8 | 35.6 | 36.6 | 37.2 | 32.1 | 32.9 | 33.5 | 34.3 | 34.8 | 35.5 | 35.9 |
| | | | | | | | | | | | | | | |
| **36 Monate** | | | | | | | | | | | | | | |
| Masse | 12.26 | 12.69 | 13.58 | 14.69 | 15.59 | 16.66 | 17.28 | 11.60 | 12.07 | 12.99 | 13.93 | 15.03 | 15.97 | 16.54 |
| Länge | 91.6 | 92.4 | 94.2 | 96.5 | 98.9 | 101.4 | 103.1 | 90.0 | 91.0 | 93.1 | 95.6 | 98.1 | 100.0 | 101.5 |
| Kopfumfang | 48.6 | 49.0 | 49.7 | 50.5 | 51.5 | 52.3 | 52.8 | 47.6 | 47.9 | 48.5 | 49.3 | 50.0 | 50.8 | 51.4 |

## 5.2.2 Spezielle Verteilungen

Schauen wir noch einmal auf unser Beispiel in Abschnitt 5.2.1!
In Abbildung 5.1 ist die empirische Wahrscheinlichkeitsfunktion einer als diskret
angenommenen Zufallsvariablen dargestellt. Sie hatte folgendes Aussehen:

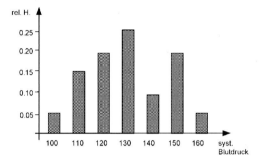

Wenn man nun davon ausgeht, dass die einzelnen Werte des systolischen Blutdrucks eigentlich
Zusammenfassungen innerhalb bestimmter Klassen waren, zum Beispiel

| 100 | $95 < x \leq 105$ | |
| 110 | $105 < x \leq 115$ | |
| 120 | $115 < x \leq 125$ | usw., |

so haben wir es in Wirklichkeit mit einer kontinuierlichen Zufallsvariablen zu tun.

Dann könnten wir eine kontinuierliche Kurve als Wahrscheinlichkeitsdichte annehmen, die wir
(freihändig und annäherungsweise) über die Säulen der empirischen Wahrscheinlichkeitsfunktion eingezeichnet haben (vgl. Abbildung 5.7).

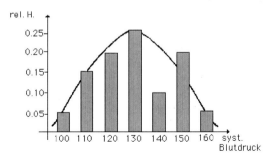

**Abb. 5.7:** Empirische Wahrscheinlichkeitsfunktion von Werten des systolischen Blutdrucks
mit näherungsweiser kontinuierlicher Kurve

Diese kontinuierliche Kurve hat ein glockenförmiges Aussehen. Die Werte in der Mitte treten
häufiger auf; je weiter ein Wert von der Mitte abweicht, desto seltener tritt er auf.

121

In der Natur haben Wahrscheinlichkeitsdichten für viele Merkmale ein ähnliches Aussehen. Ihr Bild entspricht oft einer solchen Glockenkurve. Sie dienen unter anderem zur Beschreibung der natürlichen Variabilität in der Natur. Darunter versteht man zum Beispiel die verschiedenen Gewichte von Äpfeln an einem Baum, die verschiedenen Höhen von Halmen auf einem Getreidefeld, verschiedene Körpergrößen, Körpergewichte und ähnliches von Menschen, usw. Es lag daher nahe, nach einer mathematischen Beschreibung für solche glockenförmigen Kurven zu suchen. Damit hätte man theoretisch definierte Wahrscheinlichkeitsfunktionen bzw. Wahrscheinlichkeitsdichten zur Verfügung, mit denen empirische Verteilungen angenähert oder exakt beschrieben werden können.

## Die Normalverteilung

Gibt es Möglichkeiten für das Finden einer Funktion

$$y = f(x),$$

die im grafischen Bild einer solchen Glocke entspricht?

Abbildung 5.8 zeigt, dass eine Geradengleichung $y = f(x) = a + b \cdot x$ offenbar völlig ungeeignet ist, ebenso Parabeln der Form $y = f(x) = x^2$ bzw. $y = f(x) = -x^2$.

Eine Funktion der Form $y = f(x) = -x^2 + c$ kommt einer Glockenform am nächsten, ist aber nicht ausreichend. Die Funktion darf die x-Achse nicht schneiden, denn das würde ja bedeuten, dass es jenseits der Schnittpunkte im Bereich der x-Achse keine Beobachtungswerte mehr geben dürfte.

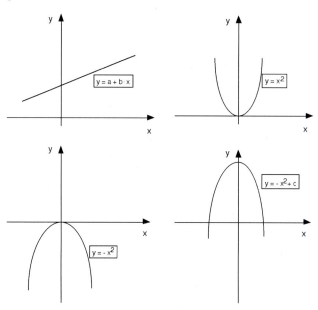

**Abb. 5.8:** Grafische Abbildung verschiedener Funktionstypen

Die in Abbildung 5.9 dargestellte Exponentialkurve $y = f(x) = e^{-x^2}$ nähert sich asymptotisch der x-Achse. Aber auch sie kann nicht vollständig befriedigen.

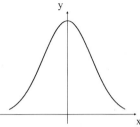

**Abb. 5.9:** Darstellung der Exponentialfunktion $y = f(x) = e^{-x^2}$

Was gefällt an dieser Exponentialkurve nicht?
1. Empirische Wahrscheinlichkeitsfunktionen bzw. -dichten liegen an verschiedenen Stellen der x-Achse

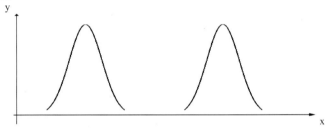

Folglich muss es in der Funktionsgleichung einen Parameter geben, der die **Lage** der Glockenkurve an jeder Stelle der x-Achse ermöglicht.

2. Empirische Wahrscheinlichkeitsfunktionen bzw. -dichten können schmaler oder breiter sein.

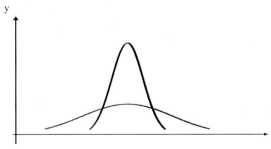

Folglich muss es in der Funktionsgleichung einen Parameter geben, der die **Form** der Glockenkurve schmaler oder breiter machen kann.

123

Intuitiv spürt man, dass eine Exponentialfunktion generell geeignet ist, bei Berücksichtigung von Lage und Form einer Glockenkurve aber ein komplizierter analytischer Funktionsausdruck notwendig sein wird. Die endgültige Gleichung lautet:

$$y = f(x) = \frac{1}{\sigma \cdot \sqrt{(2 \cdot \pi)}} \cdot e^{-\frac{1}{2} \frac{(x-\mu)^2}{\sigma^2}}$$

In dieser Gleichung bedeuten:

$\mu$ - Mittelwert
$\sigma$ - Standardabweichung
$\pi$ - 3.141593
$e$ - 2.71828 (Basis des natürlichen Logarithmus)

$f(x)$ ist die Dichtefunktion der so genannten **Normalverteilung**.
Symbol: $N(\mu, \sigma)$; [man findet auch die Notation $N(\mu, \sigma^2)$]

Die Verteilungsfunktion der Normalverteilung ist

$$F(x) = \int_{-\infty}^{x} f(t)dt$$

Für praktische Zwecke ist natürlich interessant, wie man zu vorliegendem Datenmaterial eine zugehörige Normalverteilungskurve konstruieren kann. Wir demonstrieren dies an den bereits in Abschnitt 5.2.1 benutzten 20 Werten des systolischen Blutdrucks. Zur Erinnerung sind in der folgenden Tabelle die Einzelwerte und ihre absoluten und relativen Häufigkeiten noch einmal dargestellt.

| syst. Blutdruck | abs. Häufigkeit | rel. Häufigkeit |
|---|---|---|
| 100 | 1 | 0.05 |
| 110 | 3 | 0.15 |
| 120 | 4 | 0.2 |
| 130 | 5 | 0.25 |
| 140 | 2 | 0.1 |
| 150 | 4 | 0.2 |
| 160 | 1 | 0.05 |

Für den Mittelwert und die Standardabweichung dieser 20 Einzelwerte ergibt sich:

$$\mu = \frac{1 \cdot 100 + 3 \cdot 110 + 4 \cdot 120 + 5 \cdot 130 + 2 \cdot 140 + 4 \cdot 150 + 1 \cdot 160}{20}$$

$$\mu = \frac{100 + 330 + 480 + 650 + 280 + 600 + 160}{20} = \frac{2600}{20} = \underline{\underline{130}}$$

$$\sigma = \sqrt{\frac{1}{n} \cdot \sum_{i=1}^{20}(x_i - \bar{x})^2}$$

$$= \sqrt{\frac{1 \cdot (100-130)^2 + 3 \cdot (110-130)^2 + 4 \cdot (120-130)^2 + 5 \cdot (130-130)^2 + 2 \cdot (140-130)^2 + 4 \cdot (150-130)^2 + 1 \cdot (160-130)^2}{20}}$$

$$= \sqrt{\frac{1 \cdot 900 + 3 \cdot 400 + 4 \cdot 100 + 5 \cdot 0 + 2 \cdot 100 + 4 \cdot 400 + 1 \cdot 900}{20}}$$

$$= \sqrt{\frac{5200}{20}} = \sqrt{260} = \underline{\underline{16.1}}$$

Die berechneten Werte $\mu = 130$ und $\sigma = 16.1$ werden in die allgemeine Dichtefunktion der Normalverteilung eingesetzt. Dann erhält man:

$$y = f(x) = \frac{1}{16.1 \cdot \sqrt{(2 \cdot \pi)}} \cdot e^{-\frac{1}{2} \cdot \frac{(x-130)^2}{16.1^2}}$$

$$y = f(x) = 0.024779 \cdot e^{-\frac{1}{2} \cdot \frac{(x-130)^2}{16.1^2}}$$

Wir erhalten für die bekannten $x$-Werte dann folgende Wertetabelle:

| $x$ | 100 | 110 | 120 | 130 | 140 | 150 | 160 |
|---|---|---|---|---|---|---|---|
| $y$ | 0.0044 | 0.0115 | 0.0204 | 0.0248 | 0.0204 | 0.0115 | 0.0044 |

Die Einzelwerte entsprechen bestimmten Klassen, das heißt

| 100 | entspricht Werten aus dem Bereich | 95 bis 105 |
| 110 | entspricht Werten aus dem Bereich | 105 bis 115 usw. |

Die Klassenbreite beträgt $\Delta=10$. Dem $p_i$ bei einer diskreten Zufallsvariablen entspricht $f(x) \cdot \Delta$, wenn es sich um eine kontinuierliche Zufallsvariable handelt. Damit ergibt sich:

| $\Delta \cdot y$ | 0.044 | 0.115 | 0.204 | 0.2478 | 0.204 | 0.115 | 0.044 |
|---|---|---|---|---|---|---|---|
| $n \cdot \Delta \cdot y$ | 0.88 | 2.3 | 4.08 | 4.95 | 4.08 | 2.3 | 0.88 |

Das ergibt folgende Grafik:

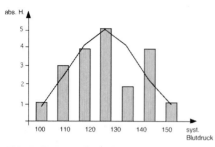

**Abb. 5.10**: Darstellung der absoluten Häufigkeiten von 20 Werten des systolischen Blutdrucks und der angepassten Normalverteilungskurve (Polygonzug)

Am obigen Beispiel wurde gezeigt, wie aus in der Praxis vorliegenden Werten die Abszissenwerte der zugehörigen Normalverteilungskurve bestimmt werden können, das heißt empirische Werte wurden durch eine theoretische Funktion angepasst. Dies geschah zunächst durch die Berechnung des Mittelwertes und der Standardabweichung. Anschließend wurden diese Werte in die allgemeine Form der Dichtefunktion einer Normalverteilung eingesetzt. Dann war es möglich, eine Wertetabelle aufzustellen, in der man die Werte für die theoretische Kurve erhielt. Die Rechnung war insgesamt mühsam und aufwendig. Es liegt auf der Hand, nach erleichternden Alternativen zu suchen.

**Problem**
*Es ist mühsam, für eine konkret gegebene praktische Situation mit vorliegenden Daten diese Rechnungen für verschiedene $\mu$ und $\sigma$ stets neu durchführen zu müssen.*

**Was kann man tun?**
**Idee:** Es ist sicher möglich, für eine spezielle Normalverteilung (das heißt für bestimmtes $\mu$ und $\sigma$) die Werte der Wahrscheinlichkeitsdichte $f(x)$ und die Werte der Verteilungsfunktion einmal auszurechnen und zu tabellieren. Diese tabellarischen Werte können nur dann immer benutzt werden, wenn es gelingt, eine beliebige Normalverteilung mit beliebigem $\mu$ und $\sigma$ auf diese eine spezielle Normalverteilung zurückzuführen. Gibt es eine solche Transformation? **Das Problem konnte gelöst werden !!!** Die für eine tabellarische Übersicht ausgewählte Normalverteilung war die mit $\mu = 0$ und $\sigma = 1$.

$$N(0,1)$$

Sie heißt **Standardnormalverteilung**.

**MC-67**
Die Standardnormalverteilung ist durch folgende Werte gekennzeichnet:

(A)   Erwartungswert $\mu = 1$, Korrelationskoeffizient $r = 1$
(B)   Erwartungswert $\mu = 1$, Korrelationskoeffizient $r = 0$
(C)   Erwartungswert $\mu = 1$, Varianz $\sigma^2 = 0$
(D)   Erwartungswert $\mu = 0$, Varianz $\sigma^2 = 1$
(E)   Erwartungswert $\mu = 0$, Varianz $\sigma^2 = 0$

Jede Zufallsvariable $X$, die normalverteilt ist mit den Parametern $\mu$ und $\sigma$, also $N(\mu, \sigma)$ kann durch die Transformation

$$z = \frac{x - \mu}{\sigma}$$

auf eine Standardnormalverteilung $N(0,1)$ umgerechnet werden.

Man muss folglich zunächst den Mittelwert und die Standardabweichung aus den Originalwerten bestimmen, anschließend erhält man transformierte neue Einzelwerte, indem man vom Originaleinzelwert den Mittelwert abzieht und die Differenz durch die Standardabweichung dividiert.

Aus der Dichtefunktion der Normalverteilung

$$y = f(x) = \frac{1}{\sigma \cdot \sqrt{(2 \cdot \pi)}} \cdot e^{-\frac{1}{2} \cdot \frac{(x-\mu)^2}{\sigma^2}}$$

erhält man durch die Transformation

$$z = \frac{x - \mu}{\sigma}$$

$$y = f(z) = \frac{1}{\sqrt{(2 \cdot \pi)}} \cdot e^{-\frac{1}{2} \cdot z^2}$$

Das ist die Dichtefunktion der **Standardnormalverteilung**.


**MC-68**
Durch welche Umrechnung können die Werte einer normalverteilten Zufalls-variablen in Werte einer standardnormalverteilten Zufallsvariablen überführt werden?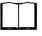

(A)   eine solche Transformation ist nicht möglich
(B)   durch Division durch 100
(C)   durch Subtraktion des Wertes $\mu$ und Division der resultierenden Differenz durch $\sigma$
(D)   durch Multiplikation mit $\sigma$ und Division des resultierenden Produktes mit $\mu$
(E)   durch Multiplikation mit $\mu$ und Division durch $\sigma$

**MC-69**

Die Zufallsvariable $X$ sei normalverteilt mit Erwartungswert $\mu = 100$ und Varianz $\sigma^2$ = 100; $Z = (X - \mu) / \sigma$ sei eine transformierte Zufallsvariable.

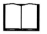

Welche Aussage trifft **nicht** zu?

(A)  Im Bereich zwischen 80 und 120 liegen etwa 95 % der Werte von $X$.
(B)  $X$ besitzt eine symmetrische Verteilung.
(C)  $Z$ ist eine Zufallsvariable mit geringerer Spannweite als $X$.
(D)  $Z$ ist eine Zufallsvariable mit kleinerer Varianz als $X$.
(E)  $Z$ hat den Median Null.


Kehren wir zum Beispiel zurück und überprüfen, ob diese Transformation wirklich funktioniert. Es war

$\mu = 130$ $\qquad\qquad$ $\sigma = 16.1$

Dann ergibt sich mittels

$$z_1 = \frac{x_1 - \mu}{\sigma} = \frac{100 - 130}{16.1} = \underline{\underline{-1.8634}}$$

der transformierte Wert für den Originalwert 100. Für die weiteren Werte wird ähnlich verfahren. Es ergibt sich dann folgende Wertetabelle:

| $i$ | $x_i$ | $z_i$ | abs. Häufigkeit |
|---|---|---|---|
| 1 | 100 | -1.8634 | 1 |
| 2 | 110 | -1.2422 | 3 |
| 3 | 120 | -0.6211 | 4 |
| 4 | 130 | 0 | 5 |
| 5 | 140 | 0.6211 | 2 |
| 6 | 150 | 1.2422 | 4 |
| 7 | 160 | 1.8634 | 1 |

Unter Berücksichtigung der absoluten Häufigkeiten wird der Mittelwert der $z_i$–Werte bestimmt:

$$\bar{z} = \frac{1 \cdot (-1.8634) + 3 \cdot (-1.2422) + 4 \cdot (-0.6211) + 5 \cdot 0 + 2 \cdot 0.6211 + 4 \cdot 1.2422 + 1 \cdot 1.8634}{20}$$

$$= \underline{\underline{0}}$$

Für die Varianz ergibt sich:

$$\sigma^2 = \text{var}(z_i) = \frac{1}{20} \cdot \sum_{i=1}^{20} (z_i - \bar{z})^2 = \frac{1}{20} \cdot \sum_{i=1}^{20} z_i^2$$

$$= \frac{1}{20} \cdot (1 \cdot (-1.8634)^2 + 3 \cdot (-1.2422)^2 + 4 \cdot (-0.6211)^2$$
$$+ 5 \cdot 0^2 + 2 \cdot 0.6211^2 + 4 \cdot 1.2422^2 + 1 \cdot 1.8634^2)$$

$$= 1.003 \approx \underline{\underline{1}}$$

Damit zeigt sich, dass diese Transformation wirklich funktioniert.

In Büchern findet man die Werte der Verteilungsfunktion der standardisierten Normalverteilung tabelliert (vgl. zum Beispiel Renner: GK 2 Medizinische Biometrie, Tabellenanhang; Sachs: Angewandte Statistik, 7. Auflage, 1992, S. 114). Dabei wird über die Dichtefunktion der standardisierten Normalverteilung von $-\infty$ bis $z$ integriert. Daraus erhält man die Wahrscheinlichkeit, dass ein Wert einer standardnormalverteilten Zufallsvariablen kleiner als $z$ ist (vgl. Tab. 5.1).

$$F(z) = \int_{-\infty}^{z} f(u)\,du$$

Aus der Tabelle kann man dann zum Beispiel Folgendes entnehmen:

$$F(+1) = \underline{0.8413}$$
$$F(-1) = 1 - F(+1) = 1 - 0.8413 = \underline{0.1587}$$
$$F(+1) - F(-1) = 0.8413 - 0.1587 = \underline{0.6826}$$

$$F(+2) = \underline{0.97725}$$
$$F(-2) = 1 - F(+2) = 1 - 0.97725 = \underline{0.02275}$$
$$F(+2) - F(-2) = 0.97725 - 0.02275 = \underline{0.9545}$$

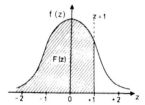

Ist die Variable $X$ normalverteilt mit dem Mittelwert $\mu$ und der Standardabweichung $\sigma$, also $N(\mu, \sigma)$-verteilt, dann ist die Variable $Z = \dfrac{X - \mu}{\sigma}$ standardnormalverteilt, das heißt $N(0,1)$-verteilt.

$$F(z) = p(Z < z), \qquad F(-z) = 1 - F(z)$$

zum Beispiel:

$F(1) = 0.8413, \qquad F(-1) = 1 - 0.8413 = 0.1587$

$F(2) = 0.9772, \qquad F(-2) = 1 - 0.9772 = 0.0228$

| z | F(z) | z | F(z) | z | F(z) | z | F(z) | z | F(z) |
|---|------|---|------|---|------|---|------|---|------|
| 0.00 | 0.5000000 | 0.55 | 0.7088403 | 1.10 | 0.8643339 | 1.65 | 0.9505285 | 2.20 | 0.9860966 |
| 0.01 | 0.5039894 | 0.56 | 0.7122603 | 1.11 | 0.8665005 | 1.66 | 0.9515428 | 2.21 | 0.9864475 |
| 0.02 | 0.5079783 | 0.57 | 0.5079783 | 1.12 | 0.8686431 | 1.67 | 0.9525403 | 2.22 | 0.9867906 |
| 0.03 | 0.5119665 | 0.58 | 0.7190427 | 1.13 | 0.8707619 | 1.68 | 0.9535123 | 2.23 | 0.9871263 |
| 0.04 | 0.5159534 | 0.59 | 0.7224047 | 1.14 | 0.8727568 | 1.69 | 0.9544860 | 2.24 | 0.9874545 |
| 0.05 | 0.5199388 | 0.60 | 0.7256469 | 1.15 | 0.8748281 | 1.70 | 0.9554345 | 2.25 | 0.9877755 |
| 0.06 | 0.5239222 | 0.61 | 0.7290691 | 1.16 | 0.8769756 | 1.71 | 0.9563671 | 2.26 | 0.9880894 |
| 0.07 | 0.5279032 | 0.62 | 0.7323711 | 1.17 | 0.8789995 | 1.72 | 0.9572838 | 2.27 | 0.9883962 |
| 0.08 | 0.5318814 | 0.63 | 0.7356527 | 1.18 | 0.8809999 | 1.73 | 0.9581849 | 2.28 | 0.9886962 |
| 0.09 | 0.5358564 | 0.64 | 0.7389137 | 1.19 | 0.8829768 | 1.74 | 0.9590705 | 2.29 | 0.9889893 |
| 0.10 | 0.5398278 | 0.65 | 0.7421539 | 1.20 | 0.8849303 | 1.75 | 0.9599408 | 2.30 | 0.9892789 |
| 0.11 | 0.5437963 | 0.66 | 0.7453731 | 1.21 | 0.8868606 | 1.76 | 0.9607961 | 2.31 | 0.9895559 |
| 0.12 | 0.5477584 | 0.67 | 0.7485711 | 1.22 | 0.8887676 | 1.77 | 0.9616364 | 2.32 | 0.9898296 |
| 0.13 | 0.5517168 | 0.68 | 0.7517478 | 1.23 | 0.8906514 | 1.78 | 0.9624620 | 2.33 | 0.9900969 |
| 0.14 | 0.5556700 | 0.69 | 0.7549029 | 1.24 | 0.8925123 | 1.79 | 0.9632730 | 2.34 | 0.9903581 |
| 0.15 | 0.5596177 | 0.70 | 0.7580363 | 1.25 | 0.8943502 | 1.80 | 0.9640697 | 2.35 | 0.9906133 |
| 0.16 | 0.5635595 | 0.71 | 0.7611479 | 1.26 | 0.8961653 | 1.81 | 0.9648521 | 2.36 | 0.9908625 |
| 0.17 | 0.5674949 | 0.72 | 0.7642375 | 1.27 | 0.8979577 | 1.82 | 0.9656205 | 2.37 | 0.9911060 |
| 0.18 | 0.5714237 | 0.73 | 0.7673049 | 1.28 | 0.8997274 | 1.83 | 0.9663750 | 2.38 | 0.9913437 |
| 0.19 | 0.5753454 | 0.74 | 0.7703500 | 1.29 | 0.9014747 | 1.84 | 0.9671159 | 2.39 | 0.9915758 |
| 0.20 | 0.5792597 | 0.75 | 0.7733726 | 1.30 | 0.9031995 | 1.85 | 0.9678432 | 2.40 | 0.9918025 |
| 0.21 | 0.5831662 | 0.76 | 0.7763727 | 1.31 | 0.9049021 | 1.86 | 0.9685572 | 2.41 | 0.9920237 |
| 0.22 | 0.5870604 | 0.77 | 0.7793501 | 1.32 | 0.9065825 | 1.87 | 0.9692581 | 2.42 | 0.9922397 |
| 0.23 | 0.5909541 | 0.78 | 0.7823004 | 1.33 | 0.9082409 | 1.88 | 0.9699460 | 2.43 | 0.9924506 |
| 0.24 | 0.5948349 | 0.79 | 0.7852361 | 1.34 | 0.9098773 | 1.89 | 0.9706210 | 2.44 | 0.9926564 |
| 0.25 | 0.5987063 | 0.80 | 0.7881446 | 1.35 | 0.9114920 | 1.90 | 0.9712834 | 2.45 | 0.9928572 |
| 0.26 | 0.6025681 | 0.81 | 0.7910299 | 1.36 | 0.9130850 | 1.91 | 0.9719334 | 2.46 | 0.9930531 |
| 0.27 | 0.6064199 | 0.82 | 0.7938919 | 1.37 | 0.9146565 | 1.92 | 0.9725711 | 2.47 | 0.9932443 |
| 0.28 | 0.6102612 | 0.93 | 0.7967306 | 1.38 | 0.9162067 | 1.93 | 0.9731966 | 2.48 | 0.9934309 |
| 0.29 | 0.6140919 | 0.84 | 0.7995448 | 1.39 | 0.9177356 | 1.94 | 0.9738102 | 2.49 | 0.9936128 |
| 0.30 | 0.6179144 | 0.85 | 0.8023375 | 1.40 | 0.9192433 | 1.95 | 0.9744119 | 2.50 | 0.9937903 |
| 0.31 | 0.6217195 | 0.86 | 0.8051055 | 1.41 | 0.9207302 | 1.96 | 0.9750021 | 2.51 | 0.9939634 |
| 0.32 | 0.6255158 | 0.87 | 0.8078498 | 1.42 | 0.9221962 | 1.97 | 0.9755808 | 2.52 | 0.9941323 |
| 0.33 | 0.6293000 | 0.88 | 0.8105703 | 1.43 | 0.9236415 | 1.98 | 0.9761482 | 2.53 | 0.9942969 |
| 0.34 | 0.6330717 | 0.89 | 0.8132671 | 1.44 | 0.9250663 | 1.99 | 0.9767045 | 2.54 | 0.9944574 |
| 0.35 | 0.6368307 | 0.90 | 0.8159399 | 1.45 | 0.9264707 | 2.00 | 0.9772499 | 2.55 | 0.9946139 |
| 0.36 | 0.6405764 | 0.91 | 0.8185887 | 1.46 | 0.9278550 | 2.01 | 0.9777844 | 2.56 | 0.9947664 |
| 0.37 | 0.6443088 | 0.92 | 0.8212136 | 1.47 | 0.9292191 | 2.02 | 0.9783083 | 2.57 | 0.9949151 |
| 0.38 | 0.6480273 | 0.93 | 0.8238145 | 1.48 | 0.9305634 | 2.03 | 0.9788217 | 2.58 | 0.9950600 |
| 0.39 | 0.6517317 | 0.94 | 0.8263912 | 1.49 | 0.9318879 | 2.04 | 0.9793248 | 2.59 | 0.9952012 |
| 0.40 | 0.6554217 | 0.95 | 0.8289439 | 1.50 | 0.9331928 | 2.05 | 0.9798178 | 2.60 | 0.9953388 |
| 0.41 | 0.6590970 | 0.96 | 0.8314724 | 1.51 | 0.9344783 | 2.06 | 0.9803007 | 2.70 | 0.9965330 |
| 0.42 | 0.6627573 | 0.97 | 0.8339768 | 1.52 | 0.9357445 | 2.07 | 0.9807738 | 2.80 | 0.9974449 |
| 0.43 | 0.6664022 | 0.98 | 0.8364565 | 1.53 | 0.9369916 | 2.08 | 0.9812372 | 2.90 | 0.9981342 |
| 0.44 | 0.6700314 | 0.99 | 0.8389129 | 1.54 | 0.9382198 | 2.09 | 0.9816911 | 3.00 | 0.9986501 |
| 0.45 | 0.6736448 | 1.00 | 0.8413447 | 1.55 | 0.9394292 | 2.10 | 0.9821356 | 3.20 | 0.9993129 |
| 0.46 | 0.6772419 | 1.01 | 0.8437524 | 1.56 | 0.9406201 | 2.11 | 0.9825708 | 3.40 | 0.9996631 |
| 0.47 | 0.6808225 | 1.02 | 0.8461358 | 1.57 | 0.9417924 | 2.12 | 0.9829970 | 3.60 | 0.9998409 |
| 0.48 | 0.6843863 | 1.03 | 0.8484950 | 1.58 | 0.9429466 | 2.13 | 0.9834142 | 3.80 | 0.9999277 |
| 0.49 | 0.6879331 | 1.04 | 0.8508300 | 1.59 | 0.9440826 | 2.14 | 0.9838266 | 4.00 | 0.9999683 |
| 0.50 | 0.6914625 | 1.05 | 0.8531409 | 1.60 | 0.9452007 | 2.15 | 0.9842224 | 4.50 | 0.9999966 |
| 0.51 | 0.6949743 | 1.06 | 0.8554277 | 1.61 | 0.9463011 | 2.16 | 0.9846137 | 5.00 | 0.9999997 |
| 0.52 | 0.6984682 | 1.07 | 0.8576903 | 1.62 | 0.9473839 | 2.17 | 0.9849966 | 5.50 | 0.9999999 |
| 0.53 | 0.7019440 | 1.08 | 0.8599289 | 1.63 | 0.9484493 | 2.18 | 0.9853713 | | |
| 0.54 | 0.7054015 | 1.09 | 0.8621434 | 1.64 | 0.9494974 | 2.19 | 0.9857379 | | |

**Tabelle 5.1:** Kumulative Wahrscheinlichkeiten $F(z)$ der standardisierten Normalverteilung

Wenn es eine Transformation einer normalverteilten Zufallsvariablen in eine standardnormal-verteilte Zufallsvariable gibt, so ist auch eine Rücktransformation möglich.

Da $z = \dfrac{x - \mu}{\sigma}$ war, so ist $x = \mu + z \cdot \sigma$

das heißt für $z = -1$ ist $x = \mu - \sigma$

für $z = +1$ ist $x = \mu + \sigma$

für $z = -2$ ist $x = \mu - 2 \cdot \sigma$ und

für $z = +2$ ist $x = \mu + 2 \cdot \sigma$

Für unser Beispiel mit den 20 Werten des systolischen Blutdrucks erhalten wir folglich:

$$F(-1) = p(X \in (-\infty, \mu - \sigma)) = p(X \in (-\infty, 113.9))$$

$$F(+1) = p(X \in (-\infty, \mu + \sigma)) = p(X \in (-\infty, 146.1))$$

$$p(113.9 \leq X \leq 146.1) = F(+1) - F(-1) = \underline{0.6826}$$

$$F(-2) = p(X \in (-\infty, \mu - 2 \cdot \sigma)) = p(X \in (-\infty, 97.8))$$

$$F(+2) = p(X \in (-\infty, \mu + 2 \cdot \sigma)) = p(X \in (-\infty, 162.2))$$

$$p(97.8 \leq X \leq 162.2) = F(+2) - F(-2) = \underline{0.9545}$$

**Für jedes $\mu$ und $\sigma$ gilt:**

$$p(\mu - \sigma \leq X \leq \mu + \sigma) \approx 68\%$$

$$p(\mu - 2 \cdot \sigma \leq X \leq \mu + 2 \cdot \sigma) \approx 95\%$$

$$p(\mu - 3 \cdot \sigma \leq X \leq \mu + 3 \cdot \sigma) \approx 99\%$$

*Das bedeutet, dass die Wahrscheinlichkeiten der Bereiche der einfachen, zweifachen bzw. dreifachen Standardabweichung um $\mu$ für alle Normalverteilungen gleich sind.*

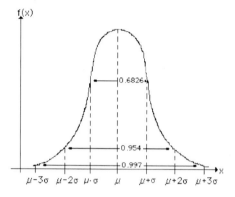

**Abb. 5.11:** Darstellung der Normalverteilung $N(\mu, \sigma)$

**MC-70**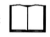
In einer Bevölkerung sei die Höhe des systolischen Blutdrucks normalverteilt mit
Mittelwert $\mu = 125$ mmHg und Standardabweichung $\sigma = 10$ mmHg.

Bei wie viel Prozent der Bevölkerung hat der Blutdruck einen Wert, der niedriger als 105 oder
höher als 135 mmHg ist?

(bei einer Standardnormalverteilung ist $F(1) = 0.84$ und $F(2) = 0.98$)

(A)  9
(B)  18
(C)  33
(D)  50
(E)  82

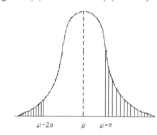

**MC-71**

Welche der folgenden Aussagen über eine Normalverteilung ist (sind) zutreffend?

(1)   das grafische Bild zeigt nur einen Gipfel
(2)   das grafische Bild hat eine Glockenform
(3)   das grafische Bild ist symmetrisch
(4)   die Kurve nähert sich asymptotisch der $x$-Achse

Wählen Sie die richtige Antwortkombination aus:

(A)   nur 1 und 2 sind richtig
(B)   1, 2, 3 und 4 sind richtig
(C)   nur 3 ist richtig
(D)   nur 4 ist richtig
(E)   Keine der Aussagen 1 - 4 ist richtig.

Wir haben in diesem Abschnitt gezeigt, wie man zu vorliegendem Datenmaterial die zugehörige Normalverteilungskurve bestimmen kann. Abbildung 5.10 zeigte, dass es im Groben eine näherungsweise Übereinstimmung gibt. Auf eine genauere Überprüfung auf der Basis eines statistischen Tests wird im Abschnitt 7.2.2 eingegangen.

**Eigenschaften der Normalverteilung**

1.   In Anbetracht der Tatsache, dass $\mu$ und $\sigma$ alle denkbaren Werte ($\sigma > 0$) annehmen können, ist die Anzahl der Normalverteilungen unbeschränkt.

2.   An der Stelle $x = \mu$ hat die Kurve ihr Maximum.

3.   Die Kurve ist symmetrisch um den Mittelwert $\mu$. Daher fallen Mittelwert, Median und Modalwert zusammen.

4.   Je größer $\sigma$, desto flacher ist die Kurve; je kleiner $\sigma$, desto schmaler ist die Kurve.

5.   Im Intervall $(\mu-\sigma, \mu+\sigma)$ liegen ca. 68 % der Werte, im Intervall $(\mu-2\cdot\sigma, \mu+2\cdot\sigma)$ etwa 95 % und im Intervall $(\mu-3\cdot\sigma, \mu+3\cdot\sigma)$ ca. 99 % der Werte.

6.   Wenn $X$ normalverteilt ist, dann sind zum Beispiel auch $a\cdot X$, $\dfrac{X}{\sigma}$, $X-a$, $\dfrac{(X-a)}{\sigma}$ normalverteilt, $X^2$ jedoch nicht.

# Die Binomialverteilung

Die im folgenden Beispiel aufgeworfene Fragestellung tritt in ähnlicher Art häufig in der Medizin auf.

## Beispiel 5.13

Angenommen, eine Therapie sei mit einer Wahrscheinlichkeit von 90 % erfolgreich. Wie groß ist die Wahrscheinlichkeit, dass bei der Behandlung von insgesamt 10 Patienten für höchstens 2 Patienten die Therapie erfolglos ist?

Wir haben es in diesem Fall nicht mit gemessenen Werten zu tun, sondern mit Häufigkeiten.

## Allgemeine Formulierung

Eine Zufallsvariable sei diskret und kann nur 2 Ausprägungen annehmen, die sich gegenseitig ausschließen (zum Beispiel Therapie erfolgreich / Therapie nicht erfolgreich; krank / gesund und andere).

Die Ausprägung 1 trete mit der Wahrscheinlichkeit $p$ auf, die Ausprägung 2 mit $q = 1-p$.

Wie groß ist die Wahrscheinlichkeit, dass bei insgesamt $n$ Realisierungen der Zufallsvariablen genau $x$-mal die Ausprägung 1 und $(n-x)$-mal die Ausprägung 2 auftritt?

## Resultat

$$p(x,n) = \binom{n}{x} \cdot p^x \cdot (1-p)^{n-x}$$

$$= \frac{n!}{x! \cdot (n-x)!} \cdot p^x \cdot (1-p)^{n-x}$$

$p(x, n)$ ist die Wahrscheinlichkeitsfunktion der **BINOMIALVERTEILUNG**.

## Beispiel 5.13
(Fortsetzung)

$N = 10 \qquad p = 0.9 \qquad x \geq 8$

$p(x \geq 8, n = 10) = p(x = 8, n = 10) + p(x = 9, n = 10) + p(x = 10, n = 10)$

$$= \frac{10!}{8! \cdot 2!} \cdot 0.9^8 \cdot 0.1^2 + \frac{10!}{9! \cdot 1!} \cdot 0.9^9 \cdot 0.1 + \frac{10!}{10! \cdot 0!} \cdot 0.9^{10}$$

$$= 0.1937 + 0.3874 + 0.3487$$

$$\underline{= 0.9298}$$

Das Resultat bedeutet, dass mit einer Wahrscheinlichkeit von etwa 93 % bei höchstens 2 Patienten die Therapie versagt.

## MC-72

Die Wahrscheinlichkeit, dass eine bestimmte Behandlung erfolgreich ist, sei 0.8.
Dann ist die Wahrscheinlichkeit, dass von

(1)   5 Behandlungen alle erfolgreich sind = $(0.8)^5$
(2)   2 Behandlungen nur eine erfolgreich ist = $2 \cdot 0.8 \cdot 0.2$
(3)   2 Behandlungen nur eine nicht erfolgreich ist = $2 \cdot 0.2$
(4)   5 Behandlungen nur eine nicht erfolgreich ist = $5 \cdot 0.8 \cdot (0.2)^4$

(A)   nur 1 und 4 sind richtig
(B)   nur 2 und 3 sind richtig
(C)   nur 1 und 2 sind richtig
(D)   nur 1, 3 und 4 sind richtig
(E)   1-4 = alle sind richtig

Wie die Normalverteilung hängt die Binomialverteilung von 2 Parametern ab. Es sind $n$ und $p$.

**Erwartungswert**

$$\mu = E(X) = n \cdot p$$

Die Binomialverteilung kann nur endlich viele verschiedene Werte annehmen.

Bei größerer Anzahl von $n$ wird das Säulendiagramm einer stetigen Verteilung ähnlich, bei sehr großem $n$ stimmt es annähernd mit einer Normalverteilung überein.

## MC-73

Nach umfangreichen, älteren statistischen Erhebungen betrug die hinreichend genau geschätzte Wahrscheinlichkeit einer Knabengeburt $p = 0.515$, diejenige einer Mädchengeburt $q = 0.485$.

Nach welcher Formel errechnet sich die für einen Ort (eine Stadt) zu erwartende Zahl männlicher Nachkommen im Jahr, wenn in dem Ort jährlich $n$ Geburten zu verzeichnen sind?

(A)   $p \cdot (1-p)$
(B)   $\sqrt{p \cdot (1 - p)}$
(C)   $p$
(D)   $n \cdot p$
(E)   $n \cdot p \cdot (1-p)$

**MC-74**

In der präantibiotischen Ära wurde auf Grund der Beobachtungen über Jahrzehnte die Letalität der Miliartuberkulose trotz der damals möglichen Therapie mit 80 % ($p$ = 0.8) mit guter Näherung geschätzt. Nach dem 2. Weltkrieg wurden erstmals in einer Klinik eine begrenzte Anzahl $n$ von an Miliartuberkulose erkrankten Patienten mit Streptomycin behandelt.

Nach welcher Formel errechnet sich die erwartete Zahl der Todesfälle bei $n$ Patienten, würde man nach dem Resultat der alten, rein symptomatischen Behandlung der präantibiotischen Ära gehen?

(A)  $n \cdot p$

(B)  $p$

(C)  $p \cdot (1-p)$

(D)  $n \cdot p \cdot (1-p)$

(E)  $\sqrt{p \cdot (1-p)}$

**Problem: Wie ist ein Mittelwert verteilt?????**

Man kann durchaus verstehen, dass Einzelwerte von Patienten um den Mittelwert schwanken. In welchem Umfang das geschieht, wird durch die Größe der Standardabweichung bzw. Varianz ausgedrückt. Wenn wir aber nur einen Mittelwert ausgerechnet haben, wie ist es dann möglich, auch für diesen Mittelwert eine Standardabweichung bzw. den *Standardfehler* anzugeben?

Um dies zu erreichen, wird wie folgt vorgegangen:

Aus einer Grundgesamtheit, in der ein spezielles Merkmal den Mittelwert $\mu$ und die Varianz $\sigma$ besitzt, werden viele Stichproben von gleichem Umfang $n$ entnommen. Das heißt wir haben es mit $n$ der gleichen Verteilung folgenden unabhängigen Beobachtungen zu tun. In jeder Stichprobe wird von diesem Merkmal der Mittelwert $x$ errechnet. Es muss davon ausgegangen werden, dass man für diese Mittelwerte in der Regel unterschiedliche Ergebnisse erhält. Wie sind diese Mittelwerte dann verteilt?

## Generelle Überlegung

Zunächst erwartet man, dass Mittelwerte weniger als Einzelwerte um einen Mittelwert streuen. Wenn die Stichproben im Umfang sehr klein sind, kann es zu größeren Mittelwertunterschieden kommen. Je größer die Stichproben werden, das heißt, je mehr sie sich im Umfang der Grundgesamtheit nähern, desto weniger sollten sich die Mittelwerte unterscheiden.

## Lösung:

1. Für den Mittelwert müsste rein intuitiv gelten, dass sein Erwartungswert gleich $\mu$ ist. Rechnerisch ist das auch so, denn:

$$E(\bar{x}) = E\left(\frac{1}{n} \cdot \sum_{i=1}^{n} x_i\right) = \frac{1}{n} \cdot \left(\sum_{i=1}^{n} E(x_i)\right) = \frac{1}{n} \cdot n \cdot \mu = \mu$$

2. Für die Varianz $\operatorname{var}(\bar{x})$ müsste sich etwas Kleineres als $\sigma^2$ ergeben, und zwar umso kleiner, je größer die Stichprobe wird.

$$\operatorname{var}(\bar{x}) = \operatorname{var}\left(\frac{1}{n} \cdot \sum_{i=1}^{n} x_i\right) = \frac{1}{n^2} \cdot \operatorname{var}\left(\sum_{i=1}^{n} x_i\right) = \frac{1}{n^2} \cdot \sum_{i=1}^{n} \operatorname{var}(x_i) = \frac{1}{n^2} \cdot n \cdot \sigma^2 = \frac{\sigma^2}{n}.$$

Die Varianz wird um $\frac{1}{n}$ kleiner, die Standardabweichung um $\frac{1}{\sqrt{n}}$.

## MC-75

Der arithmetische Mittelwert von $n$ unabhängigen Zufallsvariablen, die alle normalverteilt sind mit denselben Parametern $\mu$ und $\sigma^2$, folgt einer

(A) Normalverteilung mit den Parametern $\mu$ und $\sigma^2$
(B) Normalverteilung mit den Parametern 0 und 1
(C) Normalverteilung mit den Parametern $\mu$ und $\sigma^2/n$
(D) $t$-Verteilung mit $n$ Freiheitsgraden
(E) $t$-Verteilung mit $n$-1 Freiheitsgraden

## MC-76

Es ist bekannt, dass ein Laborverfahren zur Messung der Konzentration einer bestimmten Substanz im Serum eine Varianz von 10 hat. Zur Reduktion der Varianz des Messfehlers wird das gleiche Serum mehrmals analysiert und der Mittelwert berechnet. Um die vom Messverfahren bedingte Varianz des Mittelwertes auf einen Wert von höchstens 3 zu senken, muss die Messung mindestens wiederholt werden:

(A) zweimal
(B) dreimal
(C) viermal
(D) neunmal
(E) Die Varianz des Mittelwertes hängt nicht von der Anzahl der Wiederholungen ab.

Der Mittelwert von $n$ Messungen streut also erheblich weniger um den Erwartungswert als einzelne Messwerte. Folgende Abbildung macht dies anschaulich:

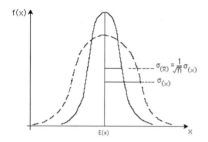

**Abb. 5.13:** Verteilung von $n$ einzelnen Messwerten (gestrichelte Linie) und Verteilung der Mittelwerte aus Stichproben von $n$ Einzelwerten (durchgezogene Linie)

Die Skizze unterstellt stillschweigend eine Glockenkurve, das heißt Normalverteilung für $\bar{x}$. Das ist auf den ersten Blick gar nicht selbstverständlich, aber richtig!

**Allgemein gilt sogar:**
Die Mittelwerte bzw. die Summe von vielen unabhängigen stetigen bzw. diskreten Merkmalen **beliebiger Verteilung** sind angenähert normalverteilt (**Zentraler Grenzwertsatz**) - und zwar umso besser, je größer ihre Anzahl ist (**Gesetz der großen Zahlen**).

**MC-77**
In einer zufälligen Stichprobe wird der Mittelwert eines diskreten Merkmals mit positiven Ausprägungen berechnet. Mit steigendem Stichprobenumfang $n$ nähert sich die Verteilung des Mittelwertes einer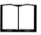

(A)  $\chi^2$-Verteilung
(B)  Normalverteilung
(C)  $t$-Verteilung mit $n$-1 Freiheitsgraden
(D)  stetigen Gleichverteilung
(E)  diskreten Gleichverteilung

# 5.3    Anwendungen der Wahrscheinlichkeitsrechnung

## in der Medizin

Beim Auftreten bestimmter Symptome wird der Arzt mit unterschiedlicher Sicherheit das Vorliegen spezieller Erkrankungen in Erwägung ziehen.

Der Zusammenhang zwischen der Wahrscheinlichkeit für das Auftreten einer bestimmten Krankheit $K$ unter der Bedingung, dass ein bestimmtes Symptom $S$ vorliegt, und der Wahrscheinlichkeit, das Vorhandensein von $S$ zu beobachten, falls $K$ vorliegt sowie der a-priori Wahrscheinlichkeit für $K$ (das heißt der Prävalenz der Krankheit) wird durch die so genannte **Formel von BAYES** konstruiert. Sie ist seit mehr als 200 Jahren bekannt.

Sei

| | |
|---|---|
| $p(K)$ | die a-priori Wahrscheinlichkeit für $K$ |
| $p(\overline{K})$ | die a-priori Wahrscheinlichkeit, dass $K$ nicht vorliegt |
| $p(S\,|\,K)$ | die bedingte Wahrscheinlichkeit für das Vorhandensein des Symptoms $S$ bei Vorliegen von $K$ |
| $p(S\,|\,\overline{K})$ | die bedingte Wahrscheinlichkeit für das Vorhandensein des Symptoms $S$, falls $K$ nicht auftritt |

Dann ist durch

$$p(K\,|\,S) = \frac{p(K)\cdot p(S\,|\,K)}{p(K)\cdot p(S\,|\,K) + p(\overline{K})\cdot p(S\,|\,\overline{K})}$$

die Wahrscheinlichkeit für das Auftreten der Krankheit $K$, falls das Symptom $S$ vorliegt, bestimmbar.

**Beispiel 5.14**

Angenommen, die Verlässlichkeit einer Durchleuchtung der Brust mit Röntgenstrahlen zur Entdeckung einer Tbc betrage für Tbc-Träger 90 %, das heißt 10 % der Tbc-Träger bleiben bei der Untersuchung unbekannt; für Tbc-freie Personen betrage sie 99 %, das heißt 1 % der Tbc-freien Personen werden fälschlich als Tbc-Träger diagnostiziert.

Aus einer großen Bevölkerung mit 0.1 % Tbc-Fällen sei eine Person durchleuchtet und als Tbc-Träger eingestuft worden. Wie groß ist die Wahrscheinlichkeit, dass diese Person eine Tbc hat?

$p$(Tbc) = 0.001

$p$(Nicht Tbc) = 0.999

$p$(pos. Röntgenbefund | Tbc-Träger) = 0.90

$p$(pos. Röntgenbefund | Nicht Tbc-Träger) = 0.01

Es ergibt sich

$$p(\text{Tbc} - \text{Träger} \mid \text{pos.Röntgenbefund}) = \frac{0.001 \cdot 0.90}{0.001 \cdot 0.90 + 0.999 \cdot 0.01}$$

$$= \underline{\underline{0.0826}}$$

Von einem Patienten wird im Labor der Wert eines bestimmten Parameters bestimmt und dieser wird dem behandelnden Arzt mitgeteilt.

Spricht der vorliegende Wert für eine bestimmte Erkrankung oder nicht?
Das Urteil darüber wird davon abhängen, ob er im so genannten **Normbereich** liegt oder nicht.
Der **Normbereich (Referenzbereich)** wird auf Grund der Verteilung eines Merkmals an einem Kollektiv gesunder Personen bestimmt. Häufig liegt ihm eine Normalverteilung (vgl. Abschnitt 5.2.2) zu Grunde. Dann gilt:

*Zwischen $\mu$-$\sigma$ und $\mu$+$\sigma$ liegen etwa 68 %,*

*zwischen $\mu$-2·$\sigma$ und $\mu$+2·$\sigma$ liegen etwa 95 % und*

*zwischen $\mu$-3·$\sigma$ und $\mu$+3·$\sigma$ liegen etwa 99 % aller Einzelwerte.*

Meist wird als Normbereich der 95 %-Bereich um den Mittelwert der Verteilung definiert, der durch $\mu$-2·$\sigma$ und $\mu$+2·$\sigma$ begrenzt wird (exakt $\mu$±1.96·$\sigma$).

Ca. 2.5 % der Einzelwerte der Gesunden liegen demnach unterhalb von $\mu$-2·$\sigma$ und ca. 2.5 % sind größer als $\mu$+2·$\sigma$, das heißt insgesamt ca. 5 % der Einzelwerte der Gesunden liegen außerhalb des Normbereichs.

Würde man sie deshalb als "krank" diagnostizieren, so begeht man einen so genannten Fehler 1. Art (falsch positiv).
Liegt dagegen für einen tatsächlich Kranken sein Wert für dieses Merkmal innerhalb des Normbereichs, so würde er fälschlicherweise als "gesund" eingestuft; es liegt ein Fehler 2. Art (falsch negativ) vor.

*Der Grad der Überlappung der Verteilungen des Merkmals im gesunden und kranken Kollektiv bestimmt die Größe des Fehlers 1. und 2. Art; außerdem werden beide Fehler durch die Definition des Normbereiches bzw. die Lage des kritischen Wertes beeinflusst.*

# 5.4 Übungsaufgaben

**Aufgabe 5.1**
Bestimmen Sie die Wahrscheinlichkeit, dass

a)  als erste Karte eines Skatspiels ein Bube oder eine Dame gezogen wird.

b)  als erste Karte eines Skatspiels Kreuz-Ass und als zweite Karte Herz-Ass gezogen wird, wobei
    1.  die erste Karte in den Stapel zurückgelegt wird, bevor die zweite Karte gezogen wird.
    2.  die erste Karte nicht in den Stapel zurückgelegt wird, bevor die zweite Karte gezogen wird.

**Aufgabe 5.2**
Ein Tierstamm bestehe aus 20 % weißen, 10 % braunen, 30 % schwarzen, 25 % braun geschecktem und 15 % schwarz geschecktem Tieren. Wie groß ist die Wahrscheinlichkeit, aus einem unbeleuchteten Käfig

a)  ein weißes oder braunes Tier herauszuziehen?
b)  ein schwarzes oder schwarz geschecktes Tier herauszuziehen?
c)  ein weißes, braunes, schwarzes oder braun geschecktes Tier herauszuziehen?

**Aufgabe 5.3**

Eine Analyse der Beschwerden von 1000 Patienten mit Magengeschwüren ergab, dass 55 % der Patienten über Schmerzen nach dem Essen und 70 % über häufiges Sodbrennen klagen. Bei 35 % der Patienten waren beide Symptome vorhanden.

a) Wie groß ist die Wahrscheinlichkeit, dass bei einem Ulcuspatienten mindestens eines der Symptome vorhanden ist?
b) Wie groß ist die Wahrscheinlichkeit, dass ein Ulcuspatient über keines der beiden Symptome klagt?
c) Wie große ist die Wahrscheinlichkeit, höchstens ein Symptom zu haben?

**Aufgabe 5.4**

Die Wahrscheinlichkeit, in den nächsten 5 Jahren an Diabetes zu erkranken, sei für einen 50-jährigen Mann $p_D = 0.08$. Die Wahrscheinlichkeit, im gleichen Zeitraum an Magenkrebs zu erkranken, sei $p_K = 0.01$. Wie groß ist für einen 50-jährigen Mann die Wahrscheinlichkeit, in den nächsten 5 Jahren an Magenkrebs und an Diabetes zu erkranken, wenn beide Erkrankungen unabhängig voneinander auftreten?

**Aufgabe 5.5**

Während einer Seereise erkranken 30 % der Passagiere an Darminfektion. 50 % werden seekrank. Beide Erkrankungen sollen als unabhängig voneinander angesehen werden.

a) Wie groß ist die Wahrscheinlichkeit, an beiden Erkrankungen zu leiden?
b) Wie groß ist die Wahrscheinlichkeit, zu erkranken?
c) Wie groß ist die Wahrscheinlichkeit, während der Reise überhaupt nicht zu erkranken?
d) Wie groß ist die Wahrscheinlichkeit, höchstens an einer Erkrankung zu leiden?

**Aufgabe 5.6**

Die Wahrscheinlichkeit $p(I)$, im Alter zwischen 40 und 50 Jahren einen Herzinfarkt zu erleiden, sei für Männer $p(I) = 0.12$. Von den Männern in diesem Alter rauchen 30 % stark, das heißt mehr als 30 Zigaretten täglich. Der Anteil der starken Raucher an den Infarktpatienten betrage $p(R|I) = 0.6$. Wie groß ist die Wahrscheinlichkeit, dass ein starker Raucher einen Herzinfarkt erleidet?

**Aufgabe 5.7**

Die Diagnose "Magengeschwür" komme in der Bevölkerung mit einer Wahrscheinlichkeit $p(M) = 0.06$ vor. 70 % der Patienten mit einem Magengeschwür klagen über Magenschmerzen. In der Gesamtbevölkerung kommen Magenschmerzen mit einer Häufigkeit von 30 % vor. Gesucht ist die Wahrscheinlichkeit für das Vorliegen eines Magengeschwürs $M$ bei auftretenden Magenschmerzen $S$, das heißt $p(M|S)$.

## Aufgabe 5.8

Eine pharmazeutische Firma erklärt, dass nur 15 % der neu entwickelten Medikamente, die in Tierversuchen erfolgreich waren, auch die Phasen 1 bis 3 der Arzneimittelprüfung erfolgreich überstehen, um dann zugelassen zu werden. Wenn diese Firma 10 neu entwickelte Medikamente auf den Markt bringen will, wie groß ist die Wahrscheinlichkeit, dass

a) kein Medikament zugelassen wird?
b) ein oder mehr Medikamente zugelassen werden?


## Aufgabe 5.9

Nehmen wir an, der Eisenspiegel im Serum $X$ (bei Männern) sei normalverteilt mit $\mu = 100$ µg/dl und $\sigma^2 = 400$ µg$^2$/dl$^2$. Mit welcher Wahrscheinlichkeit hat ein Patient einen Serumspiegel

a) zwischen 80 µg/dl und 120 µg/dl?
b) größer als 130 µg/dl?


## Aufgabe 5.10

Ein Automat einer pharmazeutischen Firma erzeugt Tabletten. Erfahrungsgemäß genügen 3 % der Tabletten den Mindestanforderungen nicht. Die Produktion verschiedener Tabletten sei bezüglich der Frage „Ausschuss oder nicht?" als unabhängig anzusehen. Wie groß ist die Wahrscheinlichkeit, dass von 10 produzierten Tabletten

a) genau eine,
b) höchstens eine,
c) keine Ausschuss ist?

# 6　Statistisches Schätzen

## 6.1　Stichproben

Jeder Arzt, der durch die Behandlung seiner Patienten Erfahrungen erwirbt, indem er zum Beispiel auf die Wirkung und Nebenwirkungen seiner Therapie achtet, betreibt Statistik. Das geschieht zwar nicht in formalisierter Form, sondern auf intuitive Art und Weise. Als Ergebnis der gesammelten Erfahrungen bildet sich eine Meinung über seine therapeutischen Maßnahmen heraus. Diese Meinung beruht auf dem in der Vergangenheit behandelten Patientenkollektiv. Dieses Patientenkollektiv ist die **Stichprobe**, anhand derer das Wissen gewonnen wurde. Die Übertragung auf die **Grundgesamtheit** aller Patienten mit einer speziellen Krankheit, also eine **Verallgemeinerung**, ist nur mit Einschränkungen möglich.

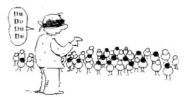

Prinzipiell ist man an der Untersuchung von Grundgesamtheiten interessiert. Sie sind jedoch häufig so umfangreich, dass nicht jedes Mitglied der Grundgesamtheit untersucht werden kann. Deshalb behilft man sich mit einer Stichprobe aus der Grundgesamtheit. Wenn die aus einer Stichprobe gewonnenen Ergebnisse auf die Grundgesamtheit übertragen werden sollen, ist es erforderlich, dass die untersuchte Stichprobe ein verkleinertes, möglichst wahrheitsgetreues Abbild der Grundgesamtheit liefert, das heißt **repräsentativ** für die Grundgesamtheit ist. Eine repräsentative Stichprobe ergibt sich in der Regel, wenn jedes Element der Grundgesamtheit die gleiche Chance erhält, in die Stichprobe zu gelangen. Man spricht dann von einer **zufälligen Stichprobe** oder **Zufallsstichprobe**.

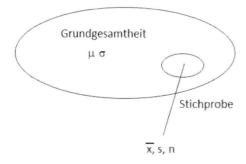

**Abb. 6.1:**　Grundgesamtheit und Stichprobe

144

Die aus Zufallsstichproben errechneten Zahlenwerte, zum Beispiel für den Mittelwert $\bar{x}$ und die Standardabweichung $s$, heißen **Schätzwerte**. Dieser Begriff drückt die Ungenauigkeit aus, die in einem Stichprobenresultat liegt. Maßzahlen in der Grundgesamtheit bezeichnet man als **Parameter**, sie werden meistens mit griechischen Buchstaben bezeichnet (zum Beispiel $\mu$ für den Mittelwert bzw. Erwartungswert und $\sigma$ für die Standardabweichung).

Zufallsstichproben werden in der Praxis mittels Zufallszahlen erstellt. Dazu werden die Beobachtungseinheiten der Reihe nach durchnummeriert und die den Zufallszahlen entsprechenden Nummern in die Stichprobe aufgenommen (vgl. Beispiel 3.1).

# 6.2 Stichprobenvariabilität

Wenn etwas über die zu erwartende Heterogenität innerhalb der zu untersuchenden Grundgesamtheit bekannt ist, dann gibt es wirksamere Verfahren als die Auswahl zufälliger Stichproben. Wichtig ist die Verwendung **geschichteter** oder **stratifizierter** Stichproben; hier wird die Grundgesamtheit in relativ homogene Teilgrundgesamtheiten, **Schichten** oder **Strata**, unterteilt, und zwar jeweils nach den Gesichtspunkten, die für das Studium der zu untersuchenden Variablen von Bedeutung sind. Beispielsweise weiß man manchmal, dass Faktoren wie **Nebenerkrankungen, Alter, Geschlecht und andere** eine Zielgröße, zum Beispiel den Erfolg einer Therapie, beeinflussen.

Vergleicht man zum Beispiel zwei Therapien $T_1$ und $T_2$, so dürfen die beiden Patientengruppen sich nur durch $T_1$ und $T_2$ unterscheiden. Es ist zum Beispiel dafür zu sorgen, dass in beiden Gruppen ein gleicher Anteil älterer Patienten, ein gleicher Anteil Männer, ein gleicher Anteil schwerer erkrankter Patienten usw. vorhanden ist.
Man erreicht dies durch die Bildung von Schichten (**geschichtete Stichprobe**). Wenn es zum Beispiel einen Einfluss des Alters gibt, so könnte man zwei (oder mehr) Schichten bilden und innerhalb dieser Strata eine zufällige Zuteilung der Therapien zu den Patienten vornehmen.

Patient $< 40$ Jahre $\qquad \Leftarrow$ Zufallszuteilung von $T_1$ und $T_2$

Patient $\geq 40$ Jahre $\qquad \Leftarrow$ Zufallszuteilung von $T_1$ und $T_2$

**MC-78**
Für eine kontrollierte klinische Therapiestudie wird eine zufällige Stichprobe von
Patienten gezogen. Da ein Einfluss des Geschlechts auf die Zielgröße vermutet
wird, wird diese Stichprobe anschließend in 2 Teilstichproben für Männer und Frauen geteilt,
innerhalb derer die Therapien jeweils zufällig zugeteilt werden.

Es handelt sich um

(A)  zwei selektierte Stichproben
(B)  eine geschichtete Stichprobe
(C)  einen matched-pairs-Versuch
(D)  eine einfaktorielle Querschnittserhebung
(E)  eine zweifaktorielle Querschnittserhebung

# 6.3  Schätzwerte

Die Vorschrift, unbekannte Parameter mit Hilfe von Zufallsstichproben angenähert zu
bestimmen, das heißt die Vorschrift zur Berechnung eines Schätzwertes, heißt **Schätzfunktion**.
Diese Schätzfunktion, zum Beispiel

$$\overline{X} = \frac{1}{n} \cdot \sum_{i=1}^{n} X_i$$

zur Schätzung des Erwartungswertes $E(X)=\mu$, ist selbst eine Zufallsvariable und hat folglich
eine Verteilung.

Von einer "brauchbaren" Schätzfunktion wird erwartet, dass die Schätzung umso besser wird,
je größer der Umfang der Stichprobe ist. Eine Schätzung ist dann umso besser, wenn sie den
unbekannten Parameter der Grundgesamtheit genauer trifft.

Wird aus einer Zufallsstichprobe ein einziger Schätzwert für den unbekannten Parameter
berechnet, so spricht man von einer **Punktschätzung**. Dabei weiß man nicht, um welchen
Betrag der erhaltene Schätzwert vom unbekannten Wert des betreffenden Parameters abweicht.
Daher ergänzt man in vielen Fällen eine Punktschätzung durch eine **Intervallschätzung** (vgl.
Abschnitt 6.4).

# 6.4 Konfidenzintervalle

Prinzipiell weiß man beim Schätzen in der Stichprobe nicht, wie weit der in der Stichprobe ermittelte Wert vom "wahren" Wert des Parameters in der Grundgesamtheit entfernt liegt. Hinzu kommt, dass bei verschiedenen Stichproben derselben Grundgesamtheit im Allgemeinen die aus den Stichproben ermittelten Schätzwerte variieren.

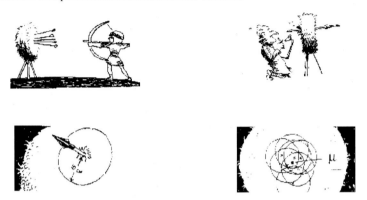

Intuitiv spürt man, dass eine exakte Angabe des "wahren" Wertes in der Grundgesamtheit nicht möglich sein kann. Zu einem in der Stichprobe berechneten Schätzwert lässt sich jedoch ein Intervall angeben, das sich über die nächst kleineren und nächst größeren Werte erstreckt und das vermutlich auch den Parameter der Grundgesamtheit enthält. Dieses Intervall heißt **Vertrauensintervall** oder **Konfidenzintervall**.

Durch Veränderung der Größe des Vertrauensintervalls mit Hilfe eines entsprechenden Faktors lässt sich festlegen, wie sicher die Aussage ist, dass das Vertrauensintervall den Parameter der Grundgesamtheit enthält. Wählen wir den Faktor so, dass die Aussage **in 95 % aller gleichartigen Fälle zu Recht** und in 5 % aller gleichartigen Fälle zu Unrecht besteht, dann sagen wir: Mit einer **Vertrauenswahrscheinlichkeit** oder **Konfidenzwahrscheinlichkeit** von 95 % enthält das Vertrauensintervall den Parameter der Grundgesamtheit. In 5 % aller Fälle wird damit die Behauptung, der Parameter liege im Vertrauensintervall, falsch sein. Wir wählen also den Faktor so, dass die Wahrscheinlichkeit hierfür einen vorgegebenen kleinen Wert $\alpha$ (griechisch: Alpha) nicht überschreitet ($\alpha = 5\,\%$, das heißt $p \leq 0.05$) und bezeichnen $\alpha$ als **Irrtumswahrscheinlichkeit**.

Am Ende des Abschnitts 5.2.2 haben wir herausgefunden, wie ein Mittelwert verteilt ist. Wir benutzen zur Konstruktion des Konfidenzintervalls für den Mittelwert die dabei gefundenen Resultate.

## 6.4.1 Konfidenzintervall für den Mittelwert $\mu$

Ein Merkmal sei normalverteilt mit dem Erwartungswert $\mu$ und der Varianz $\sigma^2$. Die Mittelwerte dieses Merkmals in Stichproben vom Umfang $n$ sind dann auch normalverteilt mit dem Erwartungswert $\mu$, aber mit der Varianz $\frac{\sigma^2}{n}$ bzw. der Standardabweichung $\frac{\sigma}{\sqrt{n}}$ (vgl. Abschnitt 5.2.2). Wir suchen zwei aus der Stichprobe zu errechnende Werte $x_{\text{links}}$ und $x_{\text{rechts}}$, die mit einer bestimmten Wahrscheinlichkeit den unbekannten Parameter $\mu$ zwischen sich einschließen.

Wir kehren zum Beispiel aus Abschnitt 5.2.2 zurück. Es war

$$\overline{x} = 130, \quad s = 16.1, \quad n = 20$$

An dieser Stelle nehmen wir aus Gründen der Einfachheit und Erleichterung der Darstellung an, dass $\sigma = 16.1$ ist. Streng genommen sind wir natürlich dazu in keiner Weise berechtigt, zumal die Stichprobe mit $n = 20$ sehr klein ist. Später folgt eine differenziertere Darstellung. Es ergibt sich zunächst

$$\sigma_{\overline{x}} = \frac{\sigma}{\sqrt{n}} = \frac{16.1}{\sqrt{20}} = \underline{\underline{3.6}}$$

als Standardabweichung für den Mittelwert, das heißt bei wiederholter Stichprobenziehung mit $n = 20$ entsteht eine Messreihe (Stichprobe) von Mittelwerten mit dieser Standardabweichung. Es liegt Normalverteilung vor und daher gilt:

$$p(\mu - 2 \cdot \sigma_{\overline{x}} < \overline{X} < \mu + 2 \cdot \sigma_{\overline{x}}) = 0.9545$$

$$p(130 - 7.2 < \overline{X} < 130 + 7.2) = 0.9545$$

$$p(122.8 < \overline{X} < 137.2) = 0.9545$$

Soll die Wahrscheinlichkeit genau 0.95 betragen, so erhält man:

$$p(\mu - 1.96 \cdot \sigma_{\overline{x}} < \overline{X} < \mu + 1.96 \cdot \sigma_{\overline{x}}) = 0.95$$

$$p(122.94 < \overline{X} < 137.06) = 0.95$$

Abbildung 6.2 stellt die Dichtefunktion der Stichprobenmittelwerte für $\mu = 130$ und $\sigma_{\overline{x}} = 3.6$ dar.

148

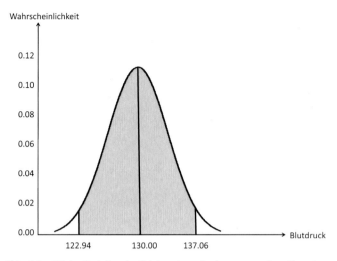

**Abb. 6.2:** Dichtefunktion der Stichprobenmittelwerte aus einer Grundgesamtheit mit $\mu = 130$ und $\sigma_{\bar{x}} = 3.6$. Im grauen Bereich liegen 95 % der Stichprobenmittelwerte.

Natürlich kann unsere Stichprobe auch aus einer Grundgesamtheit stammen mit einem anderen Wert für $\mu$, zum Beispiel $\mu = 132$ (vgl. Abbildung 6.3), wenngleich auch mit einer geringeren Wahrscheinlichkeit.

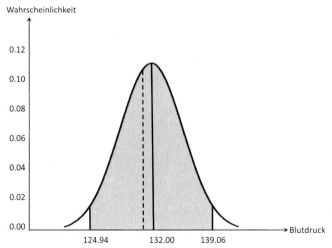

**Abb. 6.3:** Dichtefunktion der Stichprobenmittelwerte aus einer Grundgesamtheit mit $\mu = 132$ und $\sigma_{\bar{x}} = 3.6$. Im grauen Bereich liegen 95 % der Stichprobenmittelwerte.

Bei der Konstruktion für die beiden Grenzen des Konfidenzintervalls für $\mu$ überlegen wir wie folgt: Betrachten wir zunächst die untere Grenze $x_{\text{links}}$. Wir möchten dazu herausfinden, wo $\mu$ liegen müsste, so dass die Verteilung der Stichprobenmittelwerte die Eigenschaft erhält, dass nur 2.5 % größer als 130 werden. Wir erhalten als Resultat den Wert

$$\mu = \bar{x} - 1.96 \cdot \sigma_{\bar{x}} = 130 - 1.96 \cdot 3.60 = \underline{122.94}$$

Auf ähnliche Weise konstruieren wir $x_{\text{rechts}}$. Wenn

$$\mu = \bar{x} + 1.96 \cdot \sigma_{\bar{x}} = 130 + 1.96 \cdot 3.60 = \underline{137.06}$$

ist, beträgt die Wahrscheinlichkeit, einen Stichprobenmittelwert kleiner als 130 zu beobachten, genau 2.5 %. Abbildung 6.4 zeigt die Verteilung von Stichprobenmittelwerten für verschiedene Werte von $\mu$.

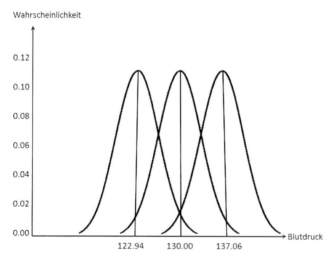

**Abb. 6.4:** Dichtefunktion der Stichprobenmittelwerte aus drei Grundgesamtheiten mit den Erwartungswerten $\mu = 122.94$, $\mu = 130$ und $\mu = 137.06$ sowie $\sigma_{\bar{x}} = 3.6$.

Damit erhalten wir als **Konfidenzintervall**

$$\bar{x} - 1.96 \cdot \sigma_{\bar{x}} < \mu < \bar{x} + 1.96 \cdot \sigma_{\bar{x}}$$

$$\bar{x} - 1.96 \cdot \frac{\sigma}{\sqrt{n}} < \mu < \bar{x} + 1.96 \cdot \frac{\sigma}{\sqrt{n}}$$

mit einer **Irrtumswahrscheinlichkeit:** $\quad \alpha = 0.05$

und einer **Konfidenzwahrscheinlichkeit:** $\quad 1 - \alpha = 0.95$

150

Für unser Beispiel ergibt sich:

**Beispiel 6.1**

$$\bar{x} = 130 \quad \sigma = 16.1 \quad n = 20 \quad \alpha = 0.05$$

$$\bar{x} - 1.96 \cdot \frac{\sigma}{\sqrt{n}} < \mu < \bar{x} + 1.96 \cdot \frac{\sigma}{\sqrt{n}}$$

$$130 - 1.96 \cdot \frac{16.1}{\sqrt{20}} < \mu < 130 + 1.96 \cdot \frac{16.1}{\sqrt{20}}$$

$$122.94 < \mu < 137.06$$

Das obige Resultat gilt nur, wenn $\sigma$ bekannt ist. Ist dies nicht der Fall, so haben wir nur s als Stichprobenschätzung für die Standardabweichung zur Verfügung und damit ein zusätzliches Stück Unsicherheit. In den meisten praktischen Fällen wird dies der Fall sein. Die Formel für das Konfidenzintervall ändert sich etwas. Es gilt dann:

$$\bar{x} - t_{Tabelle}(1 - \frac{\alpha}{2}; FG = n-1) \cdot \frac{s}{\sqrt{n}} < \mu < \bar{x} + t_{Tabelle}(1 - \frac{\alpha}{2}; FG = n-1) \cdot \frac{s}{\sqrt{n}}$$

Der Wert für die Größe $t$ ist der Tabelle 6.1 der $t$-Verteilung zu entnehmen.

| FG | $\alpha$ | 0.100 | 0.050 | 0.010 |
|----|----------|-------|-------|-------|
|    | $1-\alpha/2$ | 0.950 | 0.975 | 0.995 |
| 1  |  | 6.314 | 12.706 | 63.657 |
| 2  |  | 2.290 | 4.303 | 9.925 |
| 3  |  | 2.353 | 3.182 | 5.841 |
| 4  |  | 2.132 | 2.776 | 4.604 |
| 5  |  | 2.015 | 2.571 | 4.032 |
| 6  |  | 1.943 | 2.447 | 3.707 |
| 7  |  | 1.895 | 2.365 | 3.499 |
| 8  |  | 1.860 | 2.306 | 3.355 |
| 9  |  | 1.833 | 2.262 | 3.250 |
| 10 |  | 1.812 | 2.228 | 3.169 |
| 11 |  | 1.796 | 2.201 | 3.106 |
| 12 |  | 1.782 | 2.179 | 3.055 |
| 13 |  | 1.771 | 2.160 | 3.012 |
| 14 |  | 1.761 | 2.145 | 2.977 |
| 15 |  | 1.753 | 2.131 | 2.947 |
| 16 |  | 1.746 | 2.120 | 2.921 |
| 17 |  | 1.740 | 2.110 | 2.898 |
| 18 |  | 1.734 | 2.101 | 2.878 |
| 19 |  | 1.729 | 2.093 | 2.861 |
| 20 |  | 1.725 | 2.086 | 2.845 |
| 21 |  | 1.721 | 2.080 | 2.831 |
| 22 |  | 1.717 | 2.074 | 2.819 |
| 23 |  | 1.714 | 2.069 | 2.807 |
| 24 |  | 1.711 | 2.064 | 2.797 |
| 25 |  | 1.708 | 2.060 | 2.787 |
| 30 |  | 1.697 | 2.042 | 2.750 |
| 40 |  | 1.684 | 2.021 | 2.704 |
| 50 |  | 1.676 | 2.009 | 2.678 |
| 100 |  | 1.660 | 1.984 | 2.626 |

**Tabelle 6.1:**   Quantile der $t$-Verteilung

Für unser Beispiel erhalten wir folgendes Intervall:

**Beispiel 6.1:**
(Fortsetzung)

$$\bar{x}=130 \quad s=16.1 \quad n=20 \quad \alpha=0.05 \quad t(0.975; FG=19)=2.093$$

$$\bar{x}-2.093\cdot\frac{s}{\sqrt{n}} < \mu < \bar{x}+2.093\cdot\frac{s}{\sqrt{n}}$$

$$130-2.093\cdot\frac{16.1}{\sqrt{20}} < \mu < 130+2.093\cdot\frac{16.1}{\sqrt{20}}$$

$$122.47 < \mu < 137.53$$

### Einige Bemerkungen zum Konfidenzintervall

1. Aus der Tabelle der $t$-Werte erkennt man, dass die Irrtumswahrscheinlichkeit $\alpha$ die Unsicherheit der statistischen Aussage bestimmt. Je kleiner $\alpha$ ist, umso größer wird bei gegebener Standardabweichung und gegebenem Stichprobenumfang das Konfidenzintervall sein. Damit ist klar:

   *Es besteht ein Gegensatz zwischen der Schärfe einer Aussage und der Sicherheit, die dieser Aussage zukommt.*
   *Sichere Aussagen (das heißt mit kleinem $\alpha$) sind unscharf (das heißt breite Intervalle); scharfe Aussagen sind unsicher.*

   Für $\alpha = 0.01$ ist $t_{Tabelle}(0.995; FG=19) = 2.861$ und das Konfidenzintervall wird breiter.

   $$\bar{x} = 130 \quad s = 16.1 \quad n = 20 \quad \alpha = 0.01$$

   $$130 - 2.861 \cdot \frac{16.1}{\sqrt{20}} < \mu < 130 + 2.861 \cdot \frac{16.1}{\sqrt{20}}$$

   $$119.70 < \mu < 140.30$$

2. Eine Aussage kann auch schärfer werden, wenn der Umfang der Stichprobe größer wird und damit ein besserer "Einblick" in die Grundgesamtheit gestattet wird. Verzehnfachen wir den Umfang unserer Stichprobe, so ergibt sich

   $$\bar{x} = 130 \quad s = 16.1 \quad n = 200 \quad \alpha = 0.05$$

   $$130 - 1.984 \cdot \frac{16.1}{\sqrt{200}} < \mu < 130 + 1.984 \cdot \frac{16.1}{\sqrt{200}}$$

   $$127.74 < \mu < 132.26$$

3. Wenn die Unterschiedlichkeit der Blutdruckwerte der einzelnen Patienten größer wird, das heißt die Variabilität der Einzelwerte in der Stichprobe zunimmt, wächst der Wert für die Standardabweichung $s$. Dann entsteht mehr Unsicherheit und das Intervall wird folglich breiter.
   Sei wieder $\alpha = 0.05$, $\bar{x} = 130$, $n = 20$ aber aus anderen Einzelwerten ergibt sich $s = 50$. Dann ergibt sich für das Konfidenzintervall

   $$\bar{x} = 130 \quad s = 50 \quad n = 20 \quad \alpha = 0.05$$

   $$130 - 2.093 \cdot \frac{50}{\sqrt{20}} < \mu < 130 + 2.093 \cdot \frac{50}{\sqrt{20}}$$

   $$106.60 < \mu < 153.40$$

## 6.4.2  Konfidenzintervall für eine Wahrscheinlichkeit $\pi$

In einer Stichprobe vom Umfang $n$ erleidet eine bestimmte Anzahl $X$ von Patienten ein Rezidiv. Die Wahrscheinlichkeit für das Auftreten eines Rezidivs kann dann geschätzt werden durch

$$p = \frac{X}{n} \ .$$

Wenn $p$ mit 100 multipliziert wird, erhält man eine Prozentzahl. Aus diesem Resultat aus einer Stichprobe vom Umfang $n$ kann ein 95 %-Konfidenzintervall für den Parameter $\pi$ (die „wahre" Wahrscheinlichkeit) in der Grundgesamtheit bestimmt werden. Hierfür gilt:

$$p - 1.96 \cdot \sqrt{\frac{p \times (1-p)}{n}} < \pi < p + 1.96 \cdot \sqrt{\frac{p \times (1-p)}{n}}$$

**Beispiel 6.2**
Von insgesamt $n = 100$ Patienten erleiden $x = 25$ Patienten ein Rezidiv. Dann ist

$$p = \frac{25}{100} = \underline{0.25}$$

und für das 95 %-Konfidenzintervall erhalten wir:

$$0.25 - 1.96 \cdot \sqrt{\frac{0.25 \cdot (1-0.25)}{100}} < \pi < 0.25 + 1.96 \cdot \sqrt{\frac{0.25 \cdot (1-0.25)}{100}}$$

$$0.25 - 1.96 \cdot 0.0433 < \pi < 0.25 + 1.96 \cdot 0.0433$$

$$0.25 - 0.085 < \pi < 0.25 + 0..085$$

$$\underline{0.165 < \pi < 0.335} \qquad\qquad \text{Breite des Intervalls:} \ \ 0.335 - 0.165 = \underline{0.170}$$

### Anmerkungen für ein Konfidenzintervall für eine Wahrscheinlichkeit $\pi$

1. Wenn der Stichprobenumfang $n$ steigt, wird ein besserer „Einblick" in die Grundgesamtheit ermöglicht und folglich wird das 95 %-Konfidenzintervall kleiner. Es ist für $n = 1000$ und $x = 250$ wiederum

$$p = \frac{250}{1000} = \underline{0.25}$$

und für das 95 %-Konfidenzintervall erhält man:

$$0.25 - 1.96 \cdot \sqrt{\frac{0.25 \cdot (1-0.25)}{1000}} < \pi < 0.25 + 1.96 \cdot \sqrt{\frac{0.25 \cdot (1-0.25)}{1000}}$$

$$0.25 - 1.96 \cdot 0.0137 < \pi < 0.25 + 1.96 \cdot 0.0137$$

$$0.25 - 0.027 < \pi < 0.25 + 0.027$$

$$0.223 < \pi < 0.277 \qquad \text{Breite des Intervalls:} \quad 0.277 - 0.223 = 0.054$$

2. Wenn man Resultate in der Nähe von $p = 0.5$ erhält, dann wird das 95 %-Konfidenzintervall breiter als bei $p$-Werten in der Nähe von $0$ bzw. $1.0$.

Es gilt für $n = 100$ und $x = 50$:

$$p = \frac{50}{100} = 0.50$$

$$0.50 - 1.96 \cdot \sqrt{\frac{0.50 \cdot (1 - 0.50)}{100}} < \pi < 0.50 + 1.96 \cdot \sqrt{\frac{0.50 \cdot (1 - 0.50)}{100}}$$

$$0.50 - 1.96 \cdot 0.05 < \pi < 0.50 + 1.96 \cdot 0.05$$

$$0.50 - 0.098 < \pi < 0.50 + 0.098$$

$$0.402 < \pi < 0.598 \qquad \text{Breite des Intervalls:} \quad 0.598 - 0.402 = 0.196$$

Demgegenüber gilt für $n = 100$ und $x = 10$:

$$p = \frac{10}{100} = 0.10$$

$$0.10 - 1.96 \cdot \sqrt{\frac{0.10 \cdot (1 - 0.10)}{100}} < \pi < 0.10 + 1.96 \cdot \sqrt{\frac{0.10 \cdot (1 - 0.10)}{100}}$$

$$0.10 - 1.96 \cdot 0.03 < \pi < 0.10 + 1.96 \cdot 0.03$$

$$0.10 - 0.059 < \pi < 0.10 + 0.059$$

$$0.041 < \pi < 0.159 \qquad \text{Breite des Intervalls:} \quad 0.159 - 0.041 = 0.118$$

Als Erklärung sei angemerkt, dass Werte in der Nähe von $p = 0.5$ nach beiden Seiten Schwankungsmöglichkeiten besitzen, dagegen darf ein Wert von $p$ nahe von Null nicht als untere Grenze ins Negative „driften" und ein Wert von $p$ nahe von Eins kann keine Werte größer als Eins als obere Grenze annehmen.

155

**MC-79**

Das 95 %-Konfidenzintervall für den Parameter μ gibt den Bereich an, der

(A) mit der Irrtumswahrscheinlichkeit von 5 % den Parameter μ enthält
(B) bei allen zukünftigen Untersuchungen den Parameter μ mit einer Irrtumswahrscheinlichkeit von 5 % enthält
(C) eine spätere Beobachtung mit der Wahrscheinlichkeit von 95 % enthält
(D) 95 % aller zukünftigen Beobachtungen enthält
(E) mit der Irrtumswahrscheinlichkeit von 5 % alle zukünftigen Beobachtungen enthält


**MC-80**

Welche Aussage trifft **nicht** zu?

Für das zweiseitige Konfidenzintervall für den Erwartungswert einer Normalverteilung $N(\mu, \sigma)$ auf Grund einer Stichprobe gilt:

(A) Mit wachsendem Stichprobenumfang konvergiert die Intervalllänge gegen 0.
(B) Mit wachsendem Stichprobenumfang konvergieren beide Intervallgrenzen gegen den Mittelwert $\bar{x}$ der Stichprobe.
(C) Die Länge des Intervalls ist umso größer, je kleiner der Stichprobenumfang ist.
(D) Das Intervall liegt symmetrisch zum Mittelwert $\bar{x}$ der Stichprobe.
(E) Das Intervall liegt symmetrisch zum Erwartungswert $\mu$.


**MC-81**

Welche Aussage trifft zu für das Konfidenzintervall $(1-\alpha = 0.95)$ des Erwartungswertes einer normalverteilten Variablen in einer Stichprobe von großem Umfang?

(A) 95 % der Einzelwerte der Verteilung liegen innerhalb des Konfidenzintervalls.
(B) Bei Wiederholungen der Untersuchungen einer vergleichbaren Stichprobe von gleichem Umfang sind die jeweiligen Mittelwerte mit einer Wahrscheinlichkeit von 95 % innerhalb der Grenzen des Konfidenzintervalls zu erwarten.
(C) Die Spannweite der Einzelwerte (Differenzen von größtem und kleinstem Wert) ist kleiner als das Konfidenzintervall.
(D) Bei Vergrößerung des Untersuchungsintervalls vergrößert sich das Konfidenzintervall.
(E) Die Grenzen des bei den gegebenen Voraussetzungen berechneten Konfidenzintervalls liegen asymmetrisch zum berechneten Mittelwert der Stichprobe.

# 6.5 Übungsaufgaben

**Aufgabe 6.1:**
Angenommen, das Körpergewicht von männlichen Studenten sei normalverteilt. In einer Stichprobe vom Umfang $n = 25$ ergibt sich ein Mittelwert von $\bar{x} = 68$ kg und eine Standardabweichung von $s = 4$ kg. Bestimmen Sie das zugehörige Konfidenzintervall ($\alpha = 0.05$).

**Aufgabe 6.2**
Ein Messgerät wurde verbessert. Als Resultat davon verkleinerte sich bei einem Versuch die Varianz einer normalverteilten Zielgröße um den Faktor 9. Wie verändert sich dadurch das Konfidenzintervall für den Erwartungswert der Grundgesamtheit?

**Aufgabe 6.3**
Es wurde für den Erwartungswert einer normalverteilten Variablen aus einer zufälligen Stichprobe ein Konfidenzintervall zur Konfidenzwahrscheinlichkeit 0.95 berechnet. Welche der folgenden Aussagen treffen zu und welche nicht?

a) Das Intervall liegt symmetrisch zum Erwartungswert $\mu$.

b) Das Intervall liegt symmetrisch zum Mittelwert $\bar{x}$ der Stichprobe.

c) Das Konfidenzintervall verbreitert sich mit zunehmendem Stichprobenumfang.

d) Das Konfidenzintervall überdeckt mit einer Irrtumswahrscheinlichkeit von 5 % den Mittelwert $\bar{x}$ der Stichprobe.

e) Das Intervall hat die Eigenschaft, dass 95 % aller zukünftigen Beobachtungen in das Intervall fallen.

f) Das Konfidenzintervall verschmälert sich sowohl mit zunehmendem Stichprobenumfang als auch bei geringerer Konfidenzwahrscheinlichkeit.

g) Mit wachsendem Stichprobenumfang konvergieren beide Intervallgrenzen gegen den Mittelwert $\bar{x}$, das heißt die Intervalllänge konvergiert gegen Null.

# 7    Statistisches Testen

## 7.1    Prinzipien des statistischen Schließens

### 7.1.1    Induktive Schlussweise

Das Ergebnis einer wissenschaftlichen Untersuchung gilt zunächst nur für das durchgeführte Experiment. Wenn man das Ergebnis **verallgemeinern** will, muss man eine Reihe zusätzlicher Überlegungen anstellen. Nach den Begriffen der Statistik stellt der Therapieversuch an zum Beispiel 50 Patienten mit einer bestimmten Krankheit eine **Stichprobe** dar, während die Behandlungsmaßnahmen an *allen jetzigen und zukünftigen* Patienten mit dieser Erkrankung die **Grundgesamtheit** bilden.

*Der Schluss von einer Stichprobe auf die Grundgesamtheit wird als **induktiv** bezeichnet.*

Für diesen Schluss bleibt stets eine Quelle von Unsicherheit, die die Übertragung der in der Stichprobe gewonnenen Ergebnisse auf die Grundgesamtheit erschwert. Es ist dies die **zufallsbedingte Streuung**. Unter den Zufall fallen nicht erfasste bzw. unbekannte Einflussgrößen (biologische Variabilität) sowie Mess- bzw. Beobachtungsfehler, die durch Ungenauigkeit beim Ablesen bzw. unterschiedliche Handhabung von Messinstrumenten usw. entstehen können. **Zufällige Fehler** sind prinzipiell unvermeidbar. Dagegen sind die durch unsachgemäße Handhabung von Instrumenten bzw. ungenaue Eichung sich ergebenden **systematischen Fehler** grundsätzlich vermeidbar. Diese Fehler unterliegen einem gewissen Trend, das heißt, die Werte liegen entweder unter oder über dem wahren Wert.

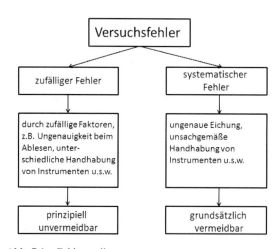

**Abb. 7.1**:    Fehlerquellen

Ein in Stichproben beobachteter Effekt, zum Beispiel die eventuelle Überlegenheit eines Medikaments gegenüber einem anderen, muss immer daraufhin geprüft werden, ob er nur *zufällig* aufgetreten ist. Wenn der beobachtete Unterschied innerhalb der Bandbreite der zufallsbedingten Streuung der Messwerte liegt, besitzt er nur eingeschränkte Aussagekraft. Ist er allerdings größer als die Streuung der Messwerte, kann das gefundene Resultat nicht einfach als zufallsbedingt abgetan werden.

## 7.1.2 Hypothesen und Testentscheidungen

Die Hypothese, dass zwei Grundgesamtheiten hinsichtlich eines Parameters übereinstimmen, wird **Nullhypothese** genannt. Die Namensgebung ist verständlich, denn es wird angenommen, dass die wirkliche Differenz Null ist. Diese Nullhypothese wird mit Hilfe eines **statistischen Tests** geprüft. Wie können wir dies tun, das heißt gegebenenfalls die Nullhypothese verwerfen und die so genannte **Alternativhypothese** (Forschungshypothese: es existiert ein Unterschied) akzeptieren? Offenbar doch nur dann, wenn zwischen beiden Grundgesamtheiten ein echter Unterschied besteht.
*Uns stehen aber nur zwei Stichproben zur Verfügung und nicht die ihnen zugrunde liegenden Grundgesamtheiten.*
Wir müssen dann die Stichproben-Variation berücksichtigen, die schon für Stichproben einer Grundgesamtheit unterschiedliche Schätzwerte liefert.

***Daraus folgt, dass wir praktisch immer Unterschiede erwarten können.***

Für die Entscheidung, ob der Unterschied nur zufällig oder wesentlich ist, müssen wir erklären oder besser vereinbaren, an welcher Grenze wir das Walten des Zufalls als "in der Regel", sozusagen als nach menschlichem Ermessen, beendet ansehen wollen.
Wir stellen also eine Nullhypothese auf und verwerfen sie genau dann, wenn sich anhand einer Stichprobe ein Resultat ergibt, das bei Gültigkeit der aufgestellten Nullhypothese unwahrscheinlich ist. Das Verwerfen der Nullhypothese bedeutet, dass wir die **"Alternativhypothese"** akzeptieren.

Was wir als **"unwahrscheinlich"** ansehen wollen, müssen wir genau festlegen.
Häufig nimmt man $\alpha = 0.05$.

### Beispiel 7.1
"Nullhypothese": Eine Münze sei nicht gezinkt, das heißt $p(\text{Zahl}) = p(\text{Wappen}) = 1/2$. Beim viermaligen Wurf einer Münze sei viermal stets Wappen erschienen. Das ist gerade noch als zufällig erlaubt, denn

$$\text{Wahrscheinlichkeit (4 mal Wappen)} = \frac{1}{2} \cdot \frac{1}{2} \cdot \frac{1}{2} \cdot \frac{1}{2} = \frac{1}{16} = \underline{0.0625}$$

Hingegen ist die fünfmalige Wiederholung eines solchen Falles als "überzufällig" anzusehen, denn es ist

$$\text{Wahrscheinlichkeit (5 mal Wappen)} = \frac{1}{2} \cdot \frac{1}{2} \cdot \frac{1}{2} \cdot \frac{1}{2} \cdot \frac{1}{2} = \frac{1}{32} = \underline{0.03125}$$

Führt eine Prüfung mit einer **Irrtumswahrscheinlichkeit** von beispielsweise 5 % (**Signifikanzniveau** $\alpha = 0.05$) zur Feststellung eines Unterschieds, so wird die Nullhypothese abgelehnt und die Alternativhypothese – die Grundgesamtheiten unterscheiden sich – akzeptiert. Der Unterschied wird **als auf dem 5 %-Niveau statistisch signifikant** bezeichnet, das heißt eine richtige Nullhypothese wird in 5 % aller Fälle verworfen oder Unterschiede, so groß wie bei den vorliegenden Stichproben beobachtet, werden **so selten durch Zufallsprozesse allein** erzeugt:

a) dass die **Daten** uns nicht überzeugen können, durch Zufallsprozesse allein entstanden zu sein, oder – anders formuliert
b) dass anzunehmen ist, der vorliegende Unterschied beruhe nicht auf einem Zufallsprozess, sondern auf einem **Unterschied der Grundgesamtheiten**.


Beim Prüfen einer Nullhypothese anhand eines Tests sind prinzipiell zwei Fehlentscheidungen möglich:

*1. Die unberechtigte Ablehnung der Nullhypothese:*     ***Fehler 1. Art***

*2. Das unberechtigte Beibehalten der Nullhypothese:*     ***Fehler 2. Art***


Die Wirklichkeit ist klar. Sie bietet sich dar unter den beiden Aspekten
- die Nullhypothese ist wahr
- die Nullhypothese ist falsch.

Je nachdem, was in der Grundgesamtheit tatsächlich gilt und wie die Testentscheidung ausfällt, gibt es vier Möglichkeiten, die sich in einer Vierfeldertafel darstellen lassen. Wie immer in einer Situation der Unsicherheit kann die gefällte Entscheidung richtig oder falsch sein.

| Entscheidung des Tests: es wird | Wirklichkeit | |
|---|---|---|
| | $H_0$ **wahr** | $H_0$ **falsch** |
| $H_0$ **beibehalten** | Richtige Entscheidung Wahrscheinlichkeit $(1-\alpha)$ | **Fehler 2. Art** Wahrscheinlichkeit $\beta$ falsch negativ |
| $H_0$ **abgelehnt** | **Fehler 1. Art** Wahrscheinlichkeit $\alpha$ = Irrtumswahrscheinlichkeit falsch positiv | Richtige Entscheidung Wahrscheinlichkeit $(1-\beta)$ Power (Güte) |

Der **Fehler 1. Art** besteht darin, dass in der Grundgesamtheit $H_0$ *zutrifft, aber auf Grund der Stichprobe verworfen wird.* Die Wahrscheinlichkeit für sein Auftreten sei $\alpha$.
Beim **Fehler 2. Art** liegt die umgekehrte Situation vor: es existiert tatsächlich ein *Unterschied, der vom Test auf Grund des Stichprobenresultats nicht erkannt wird.* Er tritt mit Wahrscheinlichkeit $\beta$ auf.
Eine Entscheidung, ob die Nullhypothese $H_0$ mit den vorliegenden Daten vereinbar ist oder nicht, liefert ein **statistischer Test**.

**MC-82**

Wenn wir als Nullhypothese die Hypothese bezeichnen, dass ein Patient gesund ist, dann entspricht der Wahrscheinlichkeit für "falsch negativ"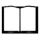

(A)  die Wahrscheinlichkeit für den Fehler 2. Art
(B)  die Wahrscheinlichkeit, die Nullhypothese zu Recht anzunehmen
(C)  die Wahrscheinlichkeit, die Nullhypothese zu Recht zu verwerfen
(D)  die Irrtumswahrscheinlichkeit
(E)  keine der genannten Wahrscheinlichkeiten


**MC-83**

Wird zur Prüfung einer Nullhypothese $H_0$ gegen die Alternativhypothese $H_A$ die Irrtumswahrscheinlichkeit (Fehler 1. Art) gleich 0.05 gesetzt, so bedeutet das

(A)  $H_A$ wird mit einer Wahrscheinlichkeit von 5 % nicht abgelehnt, wenn $H_A$ richtig ist.
(B)  $H_0$ wird mit einer Wahrscheinlichkeit von 5 % nicht abgelehnt, wenn $H_0$ richtig ist.
(C)  $H_0$ wird mit einer Wahrscheinlichkeit von 5 % nicht abgelehnt, wenn $H_A$ richtig ist.
(D)  $H_0$ wird mit einer Wahrscheinlichkeit von 5 % abgelehnt, wenn $H_0$ richtig ist.
(E)  $H_A$ wird mit einer Wahrscheinlichkeit von 5 % abgelehnt, wenn $H_0$ richtig ist.


## 7.2  Testverfahren

### 7.2.1  Prinzipielle Vorgehensweise

**Der statistische Test**
Auf einer Gesellschaft behauptet eine Dame folgendes: Setze man ihr eine Tasse Tee vor, der etwas Milch beigegeben wurde, so könne sie im Allgemeinen einwandfrei schmecken, ob zuerst Tee oder zuerst Milch eingegossen worden sei. Wie prüft man diese Behauptung?

*Ganz sicher nicht so:* Wir setzen der Dame zwei äußerlich völlig gleichartige Tassen vor, wobei in die erste zuerst Milch und dann Tee (MT) und in die zweite erst Tee und dann Milch (TM) eingegossen wurde. Hierbei hätte die Dame offenbar eine Chance von 50 %, die richtige Antwort zu geben.

*Besser ist folgendes Vorgehen:* Man nehme acht äußerlich gleichwertige Tassen, vier davon seien in der Reihenfolge MT, die anderen vier in der Reihenfolge TM gefüllt. Die Tassen werden zufällig über den Tisch verteilt; dann wird die Dame herbeigerufen und ihr mitgeteilt, dass von den Tassen je vier vom Typ TM bzw. MT sind. Ihre Aufgabe sei es, die vier TM Tassen herauszufinden! Jetzt ist die Wahrscheinlichkeit, ohne Sonderbegabung die richtige Auswahl zu treffen, sehr gering geworden.

*Aber wie gering eigentlich?*

Um dies zu beantworten, kehren wir zur ursprünglichen Definition der Wahrscheinlichkeit zurück. Sie wissen:

$$Wahrscheinlichkeit = \frac{Anzahl\ der\ "günstigen"\ Fälle}{Anzahl\ aller\ möglichen\ Fälle}$$

Gesucht ist zunächst die Anzahl aller möglichen Fälle, das heißt die Anzahl der Möglichkeiten, aus 8 Tassen 4 auszuwählen:
Es ergibt sich

$$\binom{8}{4} = \frac{8 \cdot 7 \cdot 6 \cdot 5}{1 \cdot 2 \cdot 3 \cdot 4} = \underline{\underline{70}}$$

Nur eine dieser 70 Kombinationen ist die richtige.
Daher ist die Wahrscheinlichkeit, ohne Sonderbegabung rein zufällig die richtige Auswahl zu treffen, mit $1/70 = 0.0143$ oder etwa $1.4\ \%$ sehr gering.

Formulieren wir die Nullhypothese wie folgt:

$H_0$ : *Die Frau hat die Sonderbegabung nicht.*

Wählt die Frau nun tatsächlich die 4 richtigen Tassen, so werden wir die Nullhypothese ablehnen und ihr diese besondere Fähigkeit zuerkennen. Dabei nehmen wir eine Irrtumswahrscheinlichkeit von $1.4\ \%$ in Kauf. Denn auch bei Gültigkeit der Nullhypothese könnte (rein zufällig) das Resultat zustande gekommen sein.

Wenn wir die Anzahl der Tassen noch erhöhen, können wir diese Irrtumswahrscheinlichkeit weiter verringern.

Betrachten wir ein weiteres Beispiel:
Während der Fußball-Weltmeisterschaft 2010 hat viele ein Tintenfisch beeindruckt. Das wundersame Kraken-Orakel „Paul" aus dem Großaquarium „Sea Life Centre" im nordrhein-westfälischen Oberhausen hat für insgesamt acht Spiele (die sieben aufeinanderfolgenden Begegnungen mit Deutschland sowie das Endspiel der WM) die Siegermannschaft korrekt „vorausgesagt".

Jeweils einige Tage vor dem Spiel wurden zwei gleichartige Deckelboxen aus Plexiglas in das Aquarium gesenkt. Die Boxen enthielten Wasser und Futter in Form einer Miesmuschel. Auf der Betrachterseite waren die Boxen mit der jeweiligen Nationalflagge der beiden Länder beklebt, deren Fußball-Nationalmannschaften gegeneinander antreten sollten. „Pauls" Futterauswahl galt dann als Vorhersage des späteren Siegers.

Bei der WM 2010 wählte er acht Mal in Folge die Box mit der richtigen Flagge aus. Darunter fallen die fünf Siege der deutschen Nationalmannschaft gegen Australien, Ghana, England, Argentinien und Uruguay sowie die beiden Niederlagen gegen Serbien in der Vorrunde und Spanien im Halbfinale. Am 9. Juli tippte Paul erstmals ein Spiel ohne deutsche Beteiligung und sagte zutreffend einen Sieg Spaniens im Finale gegen die Niederlande voraus.

Pauls Tipp am 6. Juli 2010 – einen Tag vor dem Halbfinalspiel Deutschland gegen Spanien – wurde von mehreren Fernsehsendern live übertragen. Bei seiner Weltmeister-Vorhersage am 9. Juli 2010 – einen Tag vor dem Finalspiel Niederlande gegen Spanien – waren mehr als 200 Journalisten im Oberhausener *Sea Life*, darunter Fernsehteams aus Brasilien, Russland, Spanien und den Niederlanden.

| Vorhersagen zur WM 2010 bis zum Finale | | | | |
|---|---|---|---|---|
| Gegner | Runde | Vorhersage | Spielresultat (aus deutscherSicht) | Richtigkeit der Vorhersage |
| Australien | Gruppenphase | Deutschland | 4:0 | Ja |
| Serbien | Gruppenphase | Serbien | 0:1 | Ja |
| Ghana | Gruppenphase | Deutschland | 1:0 | Ja |
| England | Achtelfinale | Deutschland | 4:1 | Ja |
| Argentinien | Viertelfinale | Deutschland | 4:0 | Ja |
| Spanien | Halbfinale | Spanien | 0:1 | Ja |
| Uruguay | Spiel um Platz 3 | Deutschland | 3:2 | Ja |

| Für das WM-Finale 2010 machte „Paul" erstmals eine Vorhersage für ein Spiel ohne deutsche Beteiligung | | | | | |
|---|---|---|---|---|---|
| Erste Mannschaft | Zweite Mannschaft | Runde | Vorhersage | Spielresultat | Richtigkeit der Vorhersage |
| Niederlande | Spanien | Finale | Spanien | 0:1 | Ja |

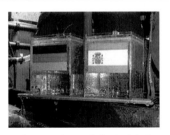

Futterbehälter für die Vorhersage des Halbfinalspiels Deutschland gegen Spanien

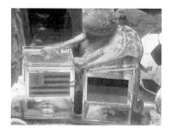

Paul öffnet die Box mit der deutschen Nationalflagge und macht damit eine zutreffende Vorhersage des Spiels um Platz 3: Uruguay gegen Deutschland

Vermutungen über Manipulationen machten zu Recht die Runde. Bereits geringe Geschmacksspuren an der Muschelbox würden ausreichen, um eine Entscheidung zu beeinflussen. Die saugnapfbesetzten Arme des Kraken wären mit sensiblen Geschmackssinneszellen ausgestattet. Die Muscheln sonderten in ihren Atemwasserströmen Gerüche ab, die die Futterauswahl des Kraken maßgeblich beeinflussten. So könne es bereits aus einer weniger verschlossenen Kiste zu einer vermehrten Geruchsbildung kommen. Auch reiche es schon aus, dass eine Muschel etwas größer als die andere sei.

Zwar sei der Krake ein kluges Tier und habe ein gutes Gedächtnis, doch hellsehen könne er nicht. So sei ein Polyp zwar fähig, eine Box zu öffnen, aber hinter dem Tier stehe wahrscheinlich ein Fußballexperte, der die Lieblingsspeise des Kraken in der Box verbergen ließ, die jener Mannschaft zugeordnet war, deren Sieg er erwartete.

Mag sein, aber dann hätte eben dieser „Experte" sehr gut vorhergesagt.

Sei es wie es sei. Seriös muss man einfach formulieren:

$H_0$: **Der Krake „Paul" besitzt <u>nicht</u> die Fähigkeit, den Ausgang von Fußballspielen korrekt vorherzusagen.**

Zur Prüfung dieser Hypothese interessiert uns wieder die Wahrscheinlichkeit, <u>ohne</u> Sonderbegabung 8 Spiele korrekt vorherzusagen.

Bei 8 Spielen, in denen Mannschaft 1 gegen Mannschaft 2 antritt, soll die Vorhersage nur „Sieg" oder „Niederlage" (kein Unentschieden) für Mannschaft 1 lauten.
Bei genau einem Spiel gibt es nur 2 Vorhersagemöglichkeiten, nämlich „Sieg" oder „Niederlage" für Mannschaft 1. Bei der Vorhersage von 2 Spielen gibt es schon 4 Möglichkeiten. Es sind:

| | | |
|---|---|---|
| 1. | 1. Spiel: Sieg für Mannschaft 1 | 2. Spiel: Sieg für Mannschaft 1 |
| 2. | 1. Spiel: Sieg für Mannschaft 1 | 2. Spiel: Niederlage für Mannschaft 1 |
| 3. | 1. Spiel: Niederlage für Mannschaft 1 | 2. Spiel: Sieg für Mannschaft 1 |
| 4. | 1. Spiel: Niederlage für Mannschaft 1 | 2. Spiel: Niederlage für Mannschaft 1 |

Bei insgesamt 3 Spielen sind es $2^3 = 8$ verschiedene Vorhersagereihenfolgen, bei insgesamt 8 Spielen wären es $2^8 = 256$ verschiedene Möglichkeiten. Und nur eine davon ist jene, die eine vollständig richtige Vorhersage der Ausgänge aller 8 Spiele beinhaltet. Damit ist die Wahrscheinlichkeit

$$p\ (\textit{richtige Vorhersage aller 8 Spiele}\ ) = \frac{\binom{8}{0}}{2^8} = \frac{1}{256} = \underline{\underline{0.004}}$$

extrem klein. Also, bei Gültigkeit von $H_0$ ist es zwar nicht unmöglich, aber doch sehr unwahrscheinlich, in 8 Spielen jedes Mal richtig zu liegen. Da $p = 0.004$ (deutlich) kleiner ist als $0.05$ würden wir die Nullhypothese ablehnen und dem Kraken die Vorhersagefähigkeit zuerkennen. Selbst wenn „Paul" einen Fehler gemacht hätte (egal bei welchem der 8 Spiele), so wäre die Wahrscheinlichkeit:

$$p\ (\textit{richtige Vorhersage von}\ \text{mindestens}\ 7\ \textit{der}\ 8\ \textit{Spiele}\ ) = \frac{\binom{8}{1} + \binom{8}{0}}{2^8} = \frac{9}{256} = \underline{\underline{0.035}}.$$

ebenfalls kleiner als $0.05$, und wir würden „Paul" die Vorhersagefähigkeit zuerkennen.

Während der Fußball-Europameisterschaft 2008 war der Krake „Paul" auch bereits „aktiv". Bei der Vorhersage der 6 Spiele der deutschen Mannschaft prognostizierte „Paul" sämtlich Siege und lag dabei genau zweimal falsch.

### Vorhersagen zur EM 2008

| Gegner | Runde | Vorhersage | Spielresultat (aus deutscher Sicht) | Richtigkeit der Vorhersage |
|---|---|---|---|---|
| ▬ Polen | Gruppenphase | Deutschland | 2:0 | Ja |
| ▨ Kroatien | Gruppenphase | Deutschland | 1:2 | Nein |
| ▤ Österreich | Gruppenphase | Deutschland | 1:0 | Ja |
| ▨ Portugal | Viertelfinale | Deutschland | 3:2 | Ja |
| ▨ Türkei | Halbfinale | Deutschland | 3:2 | Ja |
| ▨ Spanien | Finale | Deutschland | 0:1 | Nein |

Insgesamt, (bei der Fußball-Weltmeisterschaft 2010 und der Fußball-Europameisterschaft 2008) gab es 14 Vorhersagen, von denen sich 12 als „richtig" erwiesen.

$p \left( \textit{richtige Vorhersage von } \text{mindestens 12 der 14 } \textit{Spiele} \right)$

$$= \frac{\binom{14}{2} + \binom{14}{1} + \binom{14}{0}}{2^{14}} = \frac{106}{16384} = \underline{\underline{0.006}}$$

Und auch hier führt das Resultat zur Ablehnung der Nullhypothese, und wir schließen: „Paul" KANN Fußballspiele richtig vorhersagen.

Für unser Vorgehen ist folgendes charakteristisch:

*Wir stellen zunächst die Nullhypothese auf und verwerfen sie genau dann, wenn sich ein Ergebnis einstellt, das bei Gültigkeit der Nullhypothese unwahrscheinlich ist.*

Stellen wir eine Hypothese auf, die wir mit statistischen Methoden prüfen wollen, so interessiert uns, ob eine vorliegende Stichprobe die Hypothese stützt oder nicht. In unserem obigen Beispiel behalten wir die Nullhypothese bei. Prinzipiell müssen wir aber bei jeder möglichen Stichprobe eine Entscheidung treffen.

Um der Schwierigkeit zu entgehen, sich in jedem konkreten Fall die Entscheidung vorher überlegen zu müssen, sucht man nach Verfahren, die eine solche Entscheidung stets herbeiführen. Ein solches Verfahren, das für jede Stichprobe die Entscheidung, ob das Stichprobenergebnis die Hypothese stützt oder nicht, herbeiführt, heißt **statistischer Test**.

Ein **statistischer Test** prüft folglich, ob ein Stichprobenergebnis mit der Nullhypothese verträglich ist. Ganz prinzipiell dient er also zum Prüfen der Nullhypothese.

Die meisten statistischen Tests werden mit Hilfe einer Prüfgröße (Prüfmaß) durchgeführt. Eine solche Prüfgröße ist eine Vorschrift, nach der aus einer gegebenen Stichprobe eine Zahl errechnet wird. Der Test besteht nun darin, dass je nach dem Wert der Prüfgröße entschieden wird.

*Aber wie kann eine solche Entscheidung herbeigeführt werden?*

Wenn diese Prüfgröße aus **jeder** Stichprobe berechnet werden kann, dann hat die Prüfgröße eine Verteilung!! Liegt der Wert der Prüfgröße im so genannten **"Annahmebereich"** der Prüfgrößenverteilung, so kann $H_0$ nicht verworfen werden. Ist dies nicht so, so gilt die "Alternativhypothese".

## MC-84

Liegt das Prüfmaß (Wert der Teststatistik) eines Tests im Annahmebereich der
Verteilung der Teststatistik, so formuliert man:

(A)   Die Nullhypothese ist bewiesen.
(B)   Es wurde ein Fehler 1. Art gemacht.
(C)   Die Nullhypothese gilt nicht.
(D)   Die Alternativhypothese ist falsch.
(E)   Die Nullhypothese kann nicht verworfen werden.


Die Prüfgröße $G$ soll folgendermaßen konstruiert werden: je größer der Betrag der Prüfgröße
ist, desto stärker soll die Nicht-Übereinstimmung des Stichprobenresultats mit $H_0$ zum
Ausdruck kommen.

$$p_{berechnet} = p(G \geq g_{berechnet} | H_0)$$

$p_{berechnet}$ ist die Wahrscheinlichkeit, dass bei Gültigkeit der Nullhypothese die Prüfgröße $G$,
berechnet aus einer Stichprobe, einen Wert $g$ annimmt, der mindestens so groß ausfällt wie
$g_{berechnet}$.

$p_{berechnet}$ dient als zusammenfassende Feststellung der Verträglichkeit der Daten der Stichprobe
mit $H_0$.

***Entsprechend des Wertes von $p_{berechnet}$ folgt die Entscheidung des Tests über $H_0$.***

Ist $p_{berechnet}$ sehr klein, so wird man entscheiden, dass die Daten nicht einer Stichprobe aus einer
Grundgesamtheit entstammen, für die $H_0$ gilt (mit großer Wahrscheinlichkeit liegt eine andere
Grundgesamtheit vor, aus der die Stichprobe gezogen wurde).

Ist $p_{berechnet}$ nicht sehr klein, so bedeutet dies, die Stichprobe **kann** aus der Grundgesamtheit
stammen.

Anstatt $p_{berechnet}$ sagt man auch $p$-Wert oder einfach $p$.

**Beispiel 7.2**

$H_0$: das Durchschnittsalter der gesamten Rostocker Bevölkerung sei $\mu = 32.8$ Jahre

Um diese Hypothese zu prüfen, sei eine zufällige Stichprobe von $n = 100$ in Rostock lebenden Bürgern nach ihrem Alter gefragt worden. Es ergab sich $\bar{x} = 33.7$.

Wir wählen als Testgröße $G = \bar{X}$.

Test:  $g = \bar{x} = 33.7$
$\qquad p = ??$

Das gesuchte $p$ ist offenbar nur aus der Verteilung der Prüfgröße bestimmbar. Unter der Bedingung, dass $H_0$ richtig ist, nehmen die Mittelwerte aus Stichproben vom Umfang 100 verschiedene Größen an. Die Verteilung von $G \mid H_0$ könnte vielleicht etwa so aussehen!

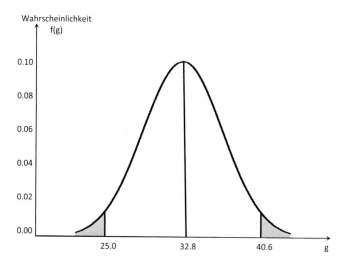

Daraus ist ablesbar, dass 95 % der Stichprobenmittelwerte im Intervall zwischen 25.0 und 40.6 liegen. Das ist der Annahmebereich der Nullhypothese. Ein Stichprobenresultat von $g < 25.0$ bzw. $g > 40.6$ würde zu einer Ablehnung der Nullhypothese führen.

Das Resultat $g = \bar{x} = 33.7$ liegt deutlich innerhalb des Annahmebereichs, sogar nahe des Zentrums von $\mu = 32.8$ (etwas rechts davon).

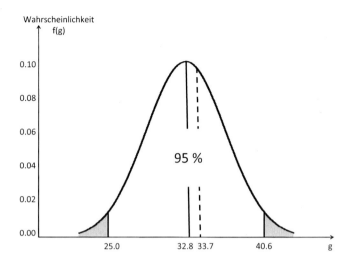

Der *p*-Wert gibt die Wahrscheinlichkeit an, vorliegende oder noch extremere Versuchsausgänge zu erhalten, wenn die Nullhypothese zutrifft. Die Berechnung erfolgt über den beobachteten Wert der Prüfgröße.

Die Prüfgrößenverteilung $G|H_0$ ist symmetrisch um $\mu = 32.8$. Ein mindestens so großer Wert wie $g = 33.7$ soll bei Gültigkeit der Nullhypothese mit einer Wahrscheinlichkeit von $p = 0.44$ auftreten. Bei einem einseitigen Test würden wir mit $p = 0.44$ eine sehr große Wahrscheinlichkeit erhalten bei Gültigkeit der Nullhypothese.

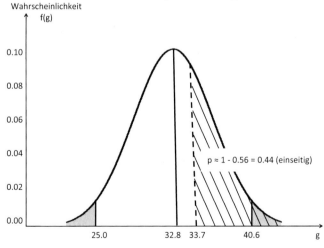

Bei einem zweiseitigem Test müsste man den $p$-Wert verdoppeln, und es wäre $p = 0.88$. Diese Wahrscheinlichkeit steht dann dafür, dass ein Stichprobenresultat von $g = 33.7$ $(32.8 + 0.9)$ erreicht bzw. überschritten wird <u>oder</u> ein Stichprobenresultat von $g = 31.9$ $(32.8 - 0.9)$ unterschritten wird bei Gültigkeit der Nullhypothese.

Die Entscheidungsregel für bzw. gegen das Verwerfen der Nullhypothese lässt sich dann – analog zum Vergleich des beobachteten Wertes der Prüfgröße mit einem Tabellenwert – an Hand des Vergleiches des $p$-Wertes mit dem Signifikanzniveau $\alpha$ (häufig 0.05) konstruieren. Die Entscheidung lautet:

*Verwirf die Nullhypothese, falls gilt:* $\quad p \leq \alpha$

*Verwirf die Nullhypothese nicht, falls gilt:* $\quad p > \alpha$

In unserem Beispiel erhalten wir für $g = 33.7$ die Wahrscheinlichkeiten $p = 0.44$ (einseitiger Test) bzw. $p = 0.88$ (zweiseitiger Test). Da der Wert für das Signifikanzniveau $\alpha = 0.05$ (deutlich) überschritten wird, wird die Nullhypothese (in beiden Fällen) nicht abgelehnt.


**MC-85**
Mit Hilfe eines Signifikanztests soll die Hypothese $\mu = \mu_0$ gegen die Alternative $\mu \neq \mu_0$ auf dem Signifikanzniveau $\alpha = 0.05$ geprüft werden. Die Dichtefunktion $f(z)$ der Prüfgröße hat bei Gültigkeit der Nullhypothese etwa die folgende Form ($z_{q1}$ und $z_{q2}$ sind die kritischen Werte):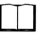

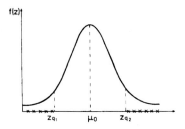

Der mit xxxxxx markierte Bereich ist

(A)  die Wahrscheinlichkeit für den Fehler 1. Art
(B)  die Wahrscheinlichkeit für den Fehler 2. Art
(C)  der Ablehnungsbereich
(D)  der Annahmebereich
(E)  Keine der Aussagen (A) - (D) trifft zu.

## MC-86

Mit Hilfe eines Signifikanztests soll die Hypothese $\mu = \mu_0$ gegen die Alternative $\mu \neq \mu_0$ auf dem Signifikanzniveau $\alpha = 0.05$ geprüft werden. Die Dichtefunktion $f(z)$ der Teststatistik hat etwa die folgende Form

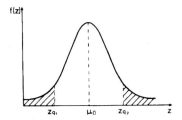

Die schraffierte Fläche ist

(A)   gleich der Wahrscheinlichkeit für den Fehler 1. Art
(B)   gleich der Wahrscheinlichkeit für den Fehler 2. Art
(C)   der Ablehnungsbereich
(D)   der Annahmebereich
(E)   keine der Aussagen (A) - (D) trifft zu

Prinzipiell kann so eine Prüfgröße konstruiert werden. *Aber ist die im Beispiel 7.2 gewählte Prüfgröße auch wirklich gut geeignet?*

**N E I N ! ! !**

denn

1.    *eine Prüfgröße muss den **Stichprobenumfang** berücksichtigen. Eine größere Stichprobe gibt einen besseren Einblick in die Grundgesamtheit und eine "Erleichterung" bei der Entscheidung über $H_0$ und*

2.    *es scheint nicht nur der Mittelwert $\bar{x}$ selbst von Bedeutung zu sein, sondern auch das "Vertrauen" in ihn, das heißt, ob zum Beispiel die Einzelwerte in ihrer Mehrzahl ihm nahe sind oder nicht. Das heißt, dass es sinnvoll wäre, die Größe der **Standardabweichung bzw. Varianz** in eine Prüfgröße einfließen zu lassen.*

Es existieren für bestimmte Hypothesen (die zum Beispiel auf einen Test auf Mittelwertunterschiede bzw. Unterschiede von Prozentzahlen hinführen) Prüfgrößen, und zu ihnen gibt es auch tabellarisch vorliegende Prüfverteilungen, die zur Beurteilung der Gültigkeit der Nullhypothese nutzbar sind.

*Wie sie entstanden sind, warum sie so und nicht anders sind, soll hier nicht Gegenstand der Ausbildung von Medizinstudenten sein.*

Ohne großen theoretischen Hintergrund werden einige Tests im nächsten Abschnitt anwendungsbezogen vorgestellt.

## Zusammenfassung der allgemeinen Grundlagen

1. Es wird über die **Grundgesamtheit** eine Hypothese, die so genannte **Nullhypothese**, aufgestellt.

2. Die Hypothese wird anhand einer oder mehrerer vorliegender **Stichproben** mittels eines **statistischen Tests** geprüft.
   Ein statistischer Test prüft, ob ein Stichprobenresultat mit der Nullhypothese verträglich ist. Damit dient er zur Prüfung der Nullhypothese.

3. Jeder statistische Test kann zu 2 Fehlentscheidungen führen:
   - $H_0$ kann unberechtigt abgelehnt werden; es tritt der **Fehler 1. Art** (ein **falsch positives** Resultat) mit Wahrscheinlichkeit $\alpha$ auf.
   $\alpha$ heißt **Irrtumswahrscheinlichkeit** oder **Signifikanzniveau** (oft ist $\alpha = 0.05$).

   - $H_0$ kann unberechtigt beibehalten werden, obwohl die Alternativhypothese $H_A$ gilt; es tritt der **Fehler 2. Art** mit Wahrscheinlichkeit $\beta$ (ein **falsch negatives** Resultat) auf.

4. Statistische Tests werden mit Hilfe einer **Prüfgröße** durchgeführt. Sie ist eine Vorschrift, nach der aus einer gegebenen Stichprobe eine Zahl errechnet wird, mit deren Hilfe über die Nullhypothese entschieden wird.

5. Prüfgrößen haben eine **Verteilung**. Liegt der Wert der Prüfgröße im so genannten **"Annahmebereich"** der Verteilung der Prüfgröße, so wird $H_0$ nicht verworfen. Liegt er außerhalb, so wird $H_0$ verworfen.

6. **M E R K E ! ! !**
   $H_0$ kann **nicht bewiesen**, jedoch beibehalten werden.
   Kann $H_0$ nicht beibehalten werden, so wechselt man zur Alternativhypothese.

7. **Bevor** ein statistischer Test durchgeführt wird, muss in der Phase der Planung des Versuchs
   - die Nullhypothese formuliert werden,
   - die Alternativhypothese formuliert werden,
   - der kritische Wert für den Fehler 1. Art festgelegt werden, $\alpha = ?$
   - überlegt und überprüft werden, ob das dem Test zugrunde liegende mathematische Modell eine geeignete Beschreibung des tatsächlich vorliegenden praktischen Problems ist.

## MC-87
Ein statistischer Test dient

(A) zur Ermittlung des Betrages einer Differenz
(B) zum Prüfen der Nullhypothese
(C) zum Schätzen eines Parameters
(D) zur Berechnung der Wahrscheinlichkeit der Nullhypothese
(E) zur Berechnung der Wahrscheinlichkeit der Alternativhypothese

**MC-88**

Man will mit einem Test prüfen, ob sich die Medikamente A und B in ihrer Wirkung unterscheiden. Was bedeutet die Nullhypothese in diesem Test?

(A)  A ist besser als B.
(B)  A ist schlechter als B.
(C)  Zwischen A und B bestehen Unterschiede in der Wirkung.
(D)  Zwischen A und B bestehen keine Unterschiede in der Wirkung.
(E)  A und B sind überhaupt wirksam.


**MC-89**

Wann wird bei einem statistischen Test ein Fehler 1. Art gemacht?

(A)  Wenn $H_0$ zutrifft, aber verworfen wird.
(B)  Wenn $H_A$ zutrifft, aber $H_0$ nicht verworfen wird.
(C)  Wenn $H_0$ nicht zutrifft, aber $H_0$ nicht verworfen wird.
(D)  Wenn $H_0$ zutrifft und $H_A$ verworfen wird.
(E)  Wenn $H_A$ zutrifft und $H_A$ verworfen wird.


**MC-90**

Bevor ein statistischer Test durchgeführt wird, muss

(1)  die Nullhypothese formuliert werden
(2)  die Alternativhypothese formuliert werden
(3)  der kritische Wert für den Fehler 1. Art festgestellt werden
(4)  der kritische Wert für den Fehler 2. Art festgestellt werden
(5)  überprüft werden, ob das dem Test zugrunde liegende mathematische Modell eine geeignete Beschreibung der tatsächlich vorliegenden Verhältnisse ist

(A) nur 1 und 3 sind richtig
(B) nur 1, 2 und 3 sind richtig
(C) nur 1, 2 und 5 sind richtig
(D) nur 1, 2, 3 und 5 sind richtig
(E) 1 – 5 = alle sind richtig


## 7.2.2  Einige gebräuchliche Tests

Es gibt eine große Anzahl verschiedener statistischer Tests. Mit ihnen lässt sich zum Beispiel prüfen, ob
- eine gegebene Häufigkeitsverteilung beispielsweise einer Normalverteilung entspricht
- eine Korrelation zufallsbedingt ist oder
- eine Abhängigkeit zwischen den Merkmalen einer Kontingenztafel besteht.

Ganz besonders wichtig für den Mediziner sind **Testverfahren zum Vergleich zweier oder mehrerer Gruppen.** Dabei interessiert sehr häufig die Frage, ob sich zum Beispiel zwei Medikamente $A$ und $B$ in ihrer Wirkung unterscheiden. Dann lautet die Nullhypothese

$H_0$:      Wirkung $A$ = Wirkung $B$

und die Alternativhypothese

$H_A$:      Wirkung $A \neq$ Wirkung $B$

Eine Auswahl eines geeigneten Testverfahrens richtet sich danach
- um welchen Verteilungs- und Merkmalstyp es sich handelt,
  Bei normalverteilten Merkmalen sind andere Testverfahren angesagt als bei nicht normalverteilten Merkmalen. Quantitative Merkmale sind anders zu behandeln als qualitative.
- wie groß die Anzahl der Stichproben ist und
- ob es sich um **unabhängige** oder **verbundene** Stichproben handelt.

Bei **verbundenen (paarigen)** Stichproben wird ein- und derselbe Patient mehrfach gemessen (zum Beispiel vor und nach der Therapie). Auch die Untersuchung des jeweils rechten und linken Ohrs bzw. der rechten und linken Hand sowie die Untersuchung eineiiger Zwillinge kann verbundene Stichproben schaffen.

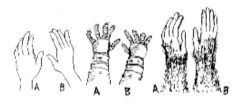

**Unabhängige** Stichproben entstehen, wenn unterschiedliche Probanden (zum Beispiel Gesunde/Kranke; Jüngere/Ältere) in den Stichproben vertreten sind.

*Die praktische Durchführung der Tests verläuft stets nach demselben Schema:*

*1. Formulierung der Nullhypothese und der Alternativhypothese,*
*2. Festlegung des $\alpha$-Fehlers,*
*3. Auswahl eines geeigneten Tests,*
*4. Durchführung des Tests durch Errechnung der Prüfgröße,*
*5. Ablesen des kritischen Wertes aus einer speziellen Tabelle,*
*6. Vergleich der errechneten Prüfgröße mit dem Tabellenwert.*

**Achtung:**      Wenn zur Auswertung der Daten ein statistisches Programmpaket wie SPSS oder SAS benutzt wird, enthält der Ausdruck der Resultate eines statistischen Tests einen so genannten $p$-Wert. Der $p$-Wert, auch Überschreitungswahrscheinlichkeit genannt, gibt die Wahrscheinlichkeit an, mit der sich bei Gültigkeit der Nullhypothese das gefundene oder ein noch extremeres Ergebnis einstellt. Ein $p$-Wert von $p = 0.0318$ bedeutet folglich, dass der betreffende Vergleich auf dem 5 %-Niveau signifikant wäre, nicht jedoch auf dem 1 %-Niveau. Die direkte Angabe des $p$-Wertes macht ein differenzierteres Urteil bei Grenzfällen möglich. Im Folgenden werden einige wichtige Tests vorgestellt.

## Der $t$-Test für unverbundene (unabhängige) Stichproben

Der $t$-Test für unabhängige Stichproben dient zum Vergleich von zwei Mittelwerten eines metrischen Merkmals. Zwei Stichproben aus Grundgesamtheiten liegen vor. Anhand der Stichprobenresultate möchte man entscheiden, ob beide Stichproben aus ein- und derselben Grundgesamtheit mit dem Erwartungswert (Mittelwert) $\mu$ stammen. Folglich lautet die Nullhypothese:

**Nullhypothese:**    $H_0$:    $\mu_1 = \mu_2 = \mu$

### MC-91
Der $t$-Test für unverbundene Stichproben prüft, ob

(A) Normalverteilung vorliegt
(B) Unabhängigkeit vorliegt
(C) die Varianzen gleich sind
(D) die Erwartungswerte gleich sind
(E) die Korrelationen gleich sind

Ein typisches Beispiel liegt vor, wenn bei Patienten, die unter der gleichen Krankheit leiden, der Erfolg von zwei verschiedenen Therapien anhand eines metrischen Merkmals verglichen werden soll.

### Beispiel 7.3
Stichprobe 1: Patienten, die mit einem blutdrucksenkenden Medikament A behandelt wurden
Stichprobe 2: Patienten, die mit einem Placebo behandelt wurden.

Nach der Behandlung ergaben sich folgende Werte des systolischen Blutdrucks:

| Stichprobe 1 | Stichprobe 2 |
|:---:|:---:|
| 130 | 140 |
| 120 | 160 |
| 110 | 150 |
| 140 | |

Zwei Stichproben stehen zur Verfügung, um die Aussage der Nullhypothese, die sich auf die Grundgesamtheit bezieht, zu prüfen. Innerhalb beider Stichproben werden die Mittelwerte $\bar{x}_1$ und $\bar{x}_2$ sowie die Standardabweichungen $s_1$ und $s_2$ berechnet. Die Stichproben haben den Umfang $n_1$ bzw. $n_2$. Es wird folgende Prüfgröße bestimmt:

**Prüfgröße:**

$$t = \frac{\overline{|x_1 - x_2|}}{s} \cdot \sqrt{\frac{n_1 \cdot n_2}{n_1 + n_2}}$$

wobei

$$s = \sqrt{\frac{(n_1 - 1) \cdot s_1^2 + (n_2 - 1) \cdot s_2^2}{n_1 + n_2 - 2}}$$

Für unser Beispiel gilt dann folgendes:

**<u>Beispiel 7.3</u>**
(Fortsetzung)

$$\overline{x_1} = 500/4 = \underline{125} \qquad \overline{x_2} = 450/3 = \underline{150}$$
$$n_1 = 4 \qquad\qquad n_2 = 3$$

$$s_1^2 = ((130-125)^2 + (120-125)^2 + (110-125)^2 + (140-125)^2)/3$$
$$= (25 + 25 + 225 + 225)/3 = 500/3 = \underline{166.67}$$

$$s_1 = \sqrt{166.67} = \underline{12.91}$$

$$s_2^2 = ((140-150)^2 + (160-150)^2 + (150-150)^2)/2$$
$$= (100 + 100 + 0)/2 = 200/2 = \underline{100}$$

$$s_2 = \sqrt{100} = \underline{10}$$

$$s^2 = \frac{3 \cdot 12.91^2 + 2 \cdot 10^2}{4 + 3 - 2} = \frac{500 + 200}{5} = \underline{140}$$

$$s = \sqrt{140} = \underline{11.83}$$

$$t = \frac{|125 - 150|}{11.83} \cdot \sqrt{\frac{4 \cdot 3}{4 + 3}} = \frac{25}{11.83} \cdot \sqrt{\frac{12}{7}} = \underline{2.77}$$

Man erhält einen Wert für die Prüfgröße. Aufgrund dieses Wertes ist über $H_0$ zu entscheiden.

**Aber wie?**

Wie bereits im allgemeinen Teil erwähnt, benutzt man dazu die Verteilung der Prüfgröße. Um über $H_0$ zu entscheiden, brauchen wir dazu jene beiden Werte der Prüfgröße, die den Annahmebereich von $H_0$ begrenzen. Für die obige Prüfgröße existiert in Tabellenform eine Auflistung dieser Grenzwerte. Es handelt sich um die Tabelle 6.1 der $t$-Verteilung, die wir bereits in Abschnitt 6.4 für die Konstruktion eines Konfidenzintervalls für den Mittelwert verwendet haben.

Die Tabellenwerte hängen ab von der Irrtumswahrscheinlichkeit $\alpha$ und vom so genannten **Freiheitsgrad FG** (degree of freedom). Im Fall unseres Tests gilt:

$$FG = n_1 + n_2 - 2$$

Als Tabellenwert finden wird damit für $\alpha=0.05$ und $FG=4+3-2=5$ aus Tabelle 6.1

$t_{Tabelle}\,(\alpha=0.05;\ FG=5)=2.57$

**Folgende Entscheidungsregel gilt:**

Ist $t_{berechnet} > t_{Tabelle}\,(\alpha,\ FG)$, so wird $H_0$ abgelehnt und die Alternativhypothese gilt.
Ist $t_{berechnet} \leq t_{Tabelle}\,(\alpha,\ FG)$, so kann $H_0$ nicht verworfen werden und bleibt gültig.

Für unser Beispiel gilt:     $t_{berechnet} = 2.77 > t_{Tabelle} = 2.57$

**Deshalb:** $H_0$ wird auf dem Signifikanzniveau $\alpha=0.05$ abgelehnt. Unser blutdrucksenkendes Medikament A hat sich dem Placebo als überlegen erwiesen.

*Voraussetzungen für die Anwendung des t-Tests für unverbundene (unabhängige) Stichproben*

*1.  unpaarige Beobachtungen*

*2.  in den Grundgesamtheiten müssen die Varianzen $\sigma_1{}^2$ und $\sigma_2{}^2$ gleich sein,*
*$\sigma_1{}^2 = \sigma_2{}^2$*

*3.  das Merkmal mit dem Mittelwert (Erwartungswert) $\mu$ muss in der Grundgesamtheit normalverteilt sein.*

---

**MC-92**

Es soll ein $t$-Test für zwei unverbundene Stichproben mit Stichprobenumfängen $n_1$ und $n_2$ durchgeführt werden.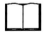

Welche der folgenden Voraussetzungen ist nötig?

(A)  $t$-Verteilung der beiden Grundgesamtheiten
(B)  die Stichprobenvarianzen $s_1{}^2$ und $s_2{}^2$ müssen gleich sein
(C)  die Stichprobenumfänge $n_1$ und $n_2$ müssen gleich sein
(D)  die Varianzen der Grundgesamtheiten $\sigma_1{}^2$ und $\sigma_2{}^2$ müssen bekannt sein
(E)  die Varianzen der Grundgesamtheiten $\sigma_1{}^2$ und $\sigma_2{}^2$ müssen gleich sein

## Der *t*-Test für verbundene (abhängige, paarige) Stichproben

Im Gegensatz zum *t*-Test für unabhängige Stichproben müssen in diesem Fall verbundene (abhängige, paarige) Stichproben vorliegen. Das bedeutet, dass von jedem Patienten ein Paar von Messwerten vorliegt.

### Beispiel 7.4

Eine Patientengruppe wird mit einem blutdrucksenkenden Medikament behandelt. Um zu prüfen, ob dieses Medikament eine Wirkung hat, werden bei einer Patientengruppe vor und nach der Behandlung die Blutdruckwerte *RR* erfasst.

| Patient | *RR* (vorher) | *RR* (nachher) | *RR* (vorher) - *RR* (nachher) |
|---------|---------------|----------------|--------------------------------|
| 1 | 150 | 140 | 10 |
| 2 | 160 | 150 | 10 |
| 3 | 170 | 150 | 20 |
| 4 | 180 | 150 | 30 |
| 5 | 150 | 140 | 10 |

Man formuliert in der Nullhypothese, dass es zwischen beiden Zeitpunkten keine Unterschiede gibt, das heißt die Stichprobe der Differenzen $d$ stammt aus einer Grundgesamtheit mit dem Erwartungswert 0.

**Nullhypothese:** $H_0$: $\overline{D} = 0$

Zum Test dieser Hypothese berechnet man folgende Prüfgröße:

**Prüfgröße:**

$$t = \frac{|\overline{d}|}{s} \cdot \sqrt{n}$$

Dabei ist $\overline{d}$ der Mittelwert, $s$ die Standardabweichung und $n$ die Anzahl der Differenzen.

Für unser Beispiel gilt:

### Beispiel 7.4
(Fortsetzung)

$$\overline{d} = (10 + 10 + 20 + 30 + 10)/5 = 80/5 = \underline{\underline{16}}$$

$$s^2 = ((10-16)^2 + (10-16)^2 + (20-16)^2 + (30-16)^2 + (10-16)^2)/4 = 320/4 = \underline{\underline{80}}$$

$$s = \underline{\underline{8.94}}$$

$$t = \frac{16}{8.94} \cdot \sqrt{5} = \underline{\underline{4.00}}$$

Über $H_0$ wird wie folgt entschieden:

$$FG = n - 1 = 4 \qquad (n: \text{Anzahl der vollständigen Wertepaare})$$

Als Tabellenwert finden wir dann in Tabelle 6.1 für $\alpha=0.05$ und $FG=4$

$$t_{Tabelle} \, (\alpha = 0.05; \, FG = 4) = 2.78$$

Da $t_{berechnet} = 4.00 > t_{Tabelle} = 2.78$ \qquad wird $H_0$ auf dem Signifikanzniveau $\alpha = 0.05$ abgelehnt. Damit hat unser blutdrucksenkendes Medikament seine Leistungsfähigkeit nachgewiesen.

***Voraussetzungen für die Anwendung des t-Tests für verbundene (abhängige, paarige) Stichproben***

*1. unabhängige Differenzen, das heißt jeder Patient darf nur ein Wertepaar liefern,*

*2. die Differenzen sollen in der Grundgesamtheit normalverteilt sein.*

Natürlich macht die Nullhypothese beim *t*-Test für verbundene Stichproben keine Aussage über die Varianz der zugrunde liegenden Verteilung.

**MC-93**
Welche Aussage über den *t*-Test für paarige Stichproben trifft **nicht** zu?

(A) Es wird vorausgesetzt, dass die einzelnen Differenzen unabhängig sind.
(B) Es wird vorausgesetzt, dass die einzelnen Differenzen Realisationen normalverteilter Zufallsvariablen mit derselben Varianz sind.
(C) Der Umfang der beiden Stichproben muss gleich sein.
(D) Die Anzahl der Freiheitsgrade hängt vom Stichprobenumfang ab.
(E) Die Nullhypothese macht eine Aussage über die Varianz der zugrunde liegenden Verteilung.

## Der Chi-Quadrat Test für Kontingenztafeln

Besonders in der Medizin ist der Vergleich zweier aus Häufigkeiten ermittelter relativer Häufigkeiten wichtig. Folgendes Beispiel mag das verdeutlichen:

**Beispiel 7.5**
Bei einer bestimmten Erkrankung wurde bis vor kurzem Therapie A eingesetzt. Sie führte bei 15 der 83 behandelten Patienten (18%) zur Heilung. Eine seit kurzem eingesetzte neue Therapie B mit einem verbesserten Wirkungsmechanismus führte bei 60 von 75 behandelten Patienten zu einer Heilung.

Kann daraus die generelle Überlegenheit der neuen Therapie abgeleitet werden?

| | geheilt | nicht geheilt | Summe |
|---|---|---|---|
| **Therapie A** | 15 | 68 | 83 |
| **Therapie B** | 60 | 15 | 75 |
| **Summe** | 75 | 83 | 158 |

Allgemein führt die Klassifizierung von $n_1 + n_2$ Probanden nach einem Merkmalspaar bzw. von insgesamt $n$ Probanden nach zwei Merkmalspaaren zu vier Klassen und den beobachteten absoluten Häufigkeiten $a$, $b$, $c$ und $d$. Es ergibt sich eine so genannte **Vierfeldertafel.**

| | Ergebnis | | Summe |
|---|---|---|---|
| | (+) | (-) | |
| **Erste Stichprobe** | $a$ | $b$ | $a+b$ |
| **Zweite Stichprobe** | $c$ | $d$ | $c+d$ |
| **Summe** | $a+c$ | $b+d$ | $n=a+b+c+d$ |

Die beiden Stichproben von Alternativdaten werden daraufhin untersucht, ob sie als Zufalls-stichproben aus einer gemeinsamen Grundgesamtheit stammen, in der die Erfolgs-wahrscheinlichkeit (Ereignis(+)) gleich $\pi$ beträgt. Für unser Beispiel lautet die Nullhypothese:

**Nullhypothese:**     $H_0$:     Der Heilungsprozentsatz ist unabhängig von der angewandten Therapie, das heißt
$p$(geheilt | Therapie A) = $p$(geheilt | Therapie B).

Zur Beurteilung der Nullhypothese wird folgende Prüfgröße bestimmt

**Prüfgröße:**

(Chi-Quadrat) $$\chi^2 = \frac{n \cdot (a \cdot d - b \cdot c)^2}{(a+b) \cdot (c+d) \cdot (a+c) \cdot (b+d)}$$

Über $H_0$ wird wieder so entschieden, dass der berechnete Chi-Quadrat Wert mit einem Tabellenwert verglichen wird. Als Prüfverteilung benutzen wir aber nicht die $t$-Verteilung, sondern die $\chi^2$-Prüfverteilung (vgl. Tabelle 7.1).

| FG | $\alpha$ | 0.05 | 0.01 |
|---|---|---|---|
|  | $1-\alpha$ | 0.95 | 0.99 |
| 1 |  | 3.84 | 6.63 |
| 2 |  | 5.99 | 9.21 |
| 3 |  | 7.81 | 11.34 |
| 4 |  | 9.49 | 13.28 |
| 5 |  | 11.07 | 15.09 |
| 6 |  | 12.59 | 16.81 |
| 7 |  | 14.07 | 18.48 |
| 8 |  | 15.51 | 20.09 |
| 9 |  | 16.92 | 21.67 |
| 10 |  | 18.31 | 23.21 |
| 11 |  | 19.68 | 24.72 |
| 12 |  | 21.03 | 26.22 |
| 13 |  | 22.36 | 27.69 |
| 14 |  | 23.68 | 29.14 |
| 15 |  | 25.00 | 30.58 |
| 16 |  | 26.30 | 32.00 |
| 17 |  | 27.59 | 33.41 |
| 18 |  | 28.87 | 34.81 |
| 19 |  | 30.14 | 36.19 |
| 20 |  | 31.41 | 37.57 |

**Tabelle 7.1:** Quantile der $\chi^2$-Verteilung

Für eine Vierfeldertafel ist der Freiheitsgrad $FG=1$ zu wählen. Für $\alpha=0.05$ bzw. $\alpha=0.01$ finden wir folgende Tabellenwerte:

$$\chi^2_{Tabelle}\,(\alpha=0.05;\,FG=1) = 3.84; \qquad \chi^2_{Tabelle}\,(\alpha=0.01;\,FG=1) = 6.63$$

Die Nullhypothese wird mit einer Irrtumswahrscheinlichkeit $\alpha$ abgelehnt, falls die Bedingung

$$\chi^2_{berechnet} > \chi^2_{Tabelle}\,(\alpha,\,FG=1)$$

erfüllt ist.

**Beispiel 7.5**
(Fortsetzung)

(Chi-Quadrat) $\chi^2 = \dfrac{158 \cdot (15 \cdot 15 - 68 \cdot 60)^2}{83 \cdot 75 \cdot 75 \cdot 83} = \underline{60.59}$

Da  $\chi^2_{berechnet} = 60.59 > \chi^2_{Tabelle}\,(\alpha=0.05;\,FG=1) = 3.84$ und
$\chi^2_{berechnet} = 60.59 > \chi^2_{Tabelle}\,(\alpha=0.01;\,FG=1) = 6.63$

wird $H_0$ auf dem Signifikanzniveau $\alpha=0.01$ abgelehnt. Damit hat die neue Therapie B ihren verbesserten Wirkungsmechanismus nachgewiesen.

Die Anordnung von absoluten Häufigkeiten, wie man sie oben vorfindet, nennt man **Kontingenztafel**. Sie kann grundsätzlich mehr als 2 Zeilen und 2 Spalten haben. Im obigen Beispiel haben wir es mit einem Spezialfall von Kontingenztafeln, der so genannten **Vierfeldertafel**, zu tun und haben folglich den $\chi^2$-Test für Vierfeldertafeln angewandt.

*Grundsätzlich ist der $\chi^2$-Test für folgende Fragestellungen geeignet:*

*1. Prüfung der Unabhängigkeit zweier qualitativer Merkmale,*

*2. Prüfung der Unabhängigkeit zweier klassierter quantitativer Merkmale,*

*3. Prüfung der Übereinstimmung beobachteter Häufigkeiten mit einer theoretischen Verteilung.*

## MC-94

Welche der folgenden Aussagen zu einer Kontingenztafel mit $\chi^2$-Test auf Unabhängigkeit sind richtig?

(1)   Die Erwartungswerte errechnen sich nach dem Multiplikationssatz.
(2)   Die Freiheitsgrade sind bei k Zeilen und m Spalten $(k-1)\cdot(m-1)$.
(3)   Bei signifikantem $\chi^2$-Wert sind die beiden Merkmale nicht unabhängig (mit vorgegebener Irrtumswahrscheinlichkeit).
(4)   Bei Mehrfeldertafeln mit signifikantem $\chi^2$-Wert ist eine eindeutige Interpretation im Allgemeinen nicht möglich.

(A)   Keine der Aussagen ist richtig
(B)   nur 1 und 2 sind richtig
(C)   nur 1, 3 und 4 sind richtig
(D)   nur 2, 3 und 4 sind richtig
(E)   1 - 4  = alle sind richtig

## MC-95

Welche Aussage über Kontingenztafeln trifft **nicht** zu?

(A)   In Kontingenztafeln werden Häufigkeiten eingetragen.
(B)   Die Vierfeldertafel ist ein Spezialfall der Kontingenztafel.
(C)   Beobachtungen von zwei qualitativen Merkmalen können in einer Kontingenztafel dargestellt werden.
(D)   Zur Prüfung der Unabhängigkeit der Merkmale in einer Kontingenztafel benutzt man den $\chi^2$-Test.
(E)   Die Summe der Werte jeder Zeile ist stets gleich.

## MC-96

Bei einer bestimmten Erkrankung wurde bis 1981 die Therapie A eingesetzt. Sie führte 1980 bei 15 der 83 behandelten Patienten (15 %) zur Heilung. Eine 1981 bei 75 behandelten Patienten eingesetzte neue Therapie B mit einem verbesserten Wirkungsmechanismus führte bei 60 Patienten (80 %) zur Heilung. Ein mit diesen Daten durchgeführter $\chi^2$-Test ergibt eine Prüfgröße von 60.59. Das Quantil $x_{0.001}$ der $\chi_1^2$-Verteilung ist 10.83.

Aus diesen Ergebnissen folgt **nicht**:

(A) Hätte man die gleichen Ergebnisse bei einer kontrollierten klinischen Therapiestudie erhalten, dann wäre damit der statistische Nachweis der Abhängigkeit von "Therapieerfolg" und "Therapie" gelungen.

(B) Die Unterschiede im Therapieerfolg sind so augenscheinlich, dass eine zusätzliche kontrollierte klinische Therapiestudie nicht sinnvoll wäre.

(C) Vor einem endgültigen Übergang von Therapie A zu Therapie B muss eine kontrollierte klinische Therapiestudie durchgeführt werden, da die genannten Ergebnisse nicht auf einer randomisierten Zuteilung beruhen.

(D) Die verbesserte Wirksamkeit von Therapie B gegenüber Therapie A ist durch die klinischen Ergebnisse überzeugend bestätigt worden. Eine nachfolgende klinische Therapiestudie wäre ethisch nicht vertretbar.

(E) Das Ergebnis des $\chi^2$-Tests ohne Randomisierung hat keine Beweiskraft. Die Interpretation der Versuchsergebnisse im Sinne einer Überlegenheit der Therapie B ist jedoch zulässig.

Die folgenden Angaben beziehen sich auf die Fragen MC-97, MC-98 und MC-99:

In einer randomisierten Studie über Wundheilungsstörungen bei gastroduodenalen Eingriffen (Ulkusleiden) wurden folgende Beobachtungen gemacht:

| Patienten | insgesamt | mit Wundinfektion |
|---|---|---|
| mit antibakt. Prophylaxe | 135 | 12 |
| ohne antibakt. Prophylaxe | 126 | 52 |

## MC-97

Den Zusammenhang zwischen Prophylaxe und Wundheilungsstörungen prüft man am besten mit dem

(A) $t$-Test für verbundene Stichproben
(B) $t$-Test für unverbundene Stichproben
(C) Wilcoxon-Mann-Whitney-Test
(D) Vorzeichentest
(E) $\chi^2$-Test

**MC-98**

Der Zusammenhang zwischen antibakterieller Prophylaxe und Wundheilungs-störungen soll mit dem $\chi^2$-Test geprüft werden.

Die Anzahl der Freiheitsgrade ist

(A)  1
(B)  2
(C)  4
(D)  $135 - 126 - 1 = 8$
(E)  $135 - 12 = 123$


**MC-99**

Der Zusammenhang zwischen antibakterieller Prophylaxe und Wundheilungs-störungen wurde mit dem $\chi^2$-Test geprüft. ($\chi^2$-Wert $= 36.9$; Signifikanz-niveau $= 0.05$; kritischer Wert $= 3.84$ bei $\alpha = 0.05$).
Dann muss die Nullhypothese verworfen werden, weil

(A)  $36.9 > 3.84$
(B)  $36.9 \geq 0$
(C)  $36.9 > 0.05$
(D)  $36.9/261 = 0.141 > 0.05$
(E)  $36.9$ deutlich größer als die Zahl der Freiheitsgrade ist


**MC-100**

Mit dem $\chi^2$-Test

(1) kann man die Unabhängigkeit zweier qualitativer Merkmale prüfen
(2) kann man die Unabhängigkeit zweier klassierter quantitativer Merkmale prüfen
(3) kann man die Übereinstimmung beobachteter Häufigkeiten mit einer theoretischen Verteilung prüfen

(A)  Keine der Aussagen 1 - 3 ist richtig
(B)  nur 1 und 2 sind richtig
(C)  nur 1 und 3 sind richtig
(D)  nur 2 und 3 sind richtig
(E)  1 - 3 = alle sind richtig

## Parameterfreie Tests

Der *t*-Test für unverbundene Stichproben kann streng genommen nur angewandt werden, wenn das zu untersuchende Merkmal in der Grundgesamtheit normalverteilt ist. Das gilt auch für den *t*-Test für verbundene Stichproben, für den als Voraussetzung normalverteilte Differenzen !! (nicht unbedingt normalverteilte Merkmale) vorliegen müssen. Daher ist eine Entscheidung zu fällen, ob von einer Normalverteilung auszugehen ist oder nicht.

## Test auf Normalverteilung

Es ist zu prüfen, ob die in der Realität vorliegenden Werte eines Merkmals mit der (zugehörigen) Normalverteilung (vgl. Abschnitt 5.2.2 und Abbildung 5.10) übereinstimmen, das heißt nur zufällig davon abweichen oder nicht. Diese Prüfung kann unter Verwendung des **Kolmogorov-Smirnov Tests** durchgeführt werden. Seine Grundidee besteht darin, dass man Differenzen zwischen der „Realität" und der „Theorie", das heißt zwischen den (Summen)-Häufigkeiten für die vorliegenden Werte und den zugehörigen Normalverteilungswerten bildet, und davon die absolut größte Differenz geteilt durch den Stichprobenumfang als Testgröße verwendet. Der Test soll hier in seinen Einzelheiten nicht vorgestellt werden. Er wird im Statistikprogramm SPSS unter den „nichtparametrischen Tests" (K-S bei einer Stichprobe) angeboten und ist damit sehr einfach durchführbar.

## *U*-Test (WILCOXON-Test für unverbundene Stichproben) (entspricht dem *U*-Test von MANN und WHITNEY)

Liegt für einen Parameter keine Normalverteilung vor (oder ist über seine Verteilung in der Grundgesamtheit nichts oder sehr wenig bekannt, zum Beispiel bei sehr kleiner Stichprobe), so muss man den *U*-Test von MANN und WHITNEY verwenden.
Er ist ein besonders wichtiges statistisches Verfahren. Der *U*-Test ist ein Rangsummentest für den Vergleich zweier unabhängiger Stichproben bei nichtnormalverteilten Grundgesamtheiten.

Er geht davon aus, dass $n_1$ Werte in der ersten Stichprobe und $n_2$ Werte in der zweiten Stichprobe vorliegen. Die insgesamt $n = n_1 + n_2$ Werte werden der Größe nach geordnet und durchnummeriert von 1 bis *n*. Weist die eine Stichprobe **im Durchschnitt kleinere** Werte als die andere Stichprobe auf, so werden sich die **Rangsummen beider Stichproben unterscheiden.**

## MC-101

Medikament A steht im Verdacht, Leberschäden zu verursachen. Daher wurden 20 Patienten mit Therapie A und 20 mit der Standardtherapie B nach einer Randomisation unter Doppelblindbedingungen behandelt. Gemessen wurde das Ferment $\gamma$–GT im Serum. Die Verteilung dieser Messgröße in der Grundgesamtheit ist nicht bekannt. Welcher statistische Test ist geeignet?

(A)  *t*-Test für paarige Stichproben
(B)  Test auf lineare Regression
(C)  Wilcoxon-Test für unverbundene Stichproben
(D)  Wilcoxon-Test für paarige Stichproben
(E)  keiner der genannten Tests

## MC-102
Der Wilcoxon-Test für unverbundene Stichproben ($U$-Test)

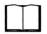

(A)  ist ein Rangsummen-Test
(B)  prüft die Unabhängigkeit zweier qualitativer Merkmale (Gruppen)
(C)  darf nur in Verbindung mit einem Konfidenzintervall benutzt werden
(D)  testet die Rangkorrelation
(E)  Keine der Aussagen (A) - (D) trifft zu.

## Beispiel 7.6
Wir kehren zum Beispiel 7.3 zurück. Es sind jetzt die Werte von $n_1$=6 und $n_2$=4 Patienten in den Stichproben vorhanden.

| Stichprobe 1 | | Stichprobe 2 | |
|---|---|---|---|
| | **Rang** | | **Rang** |
| 130 | 4 | 140 | 6.5 |
| 120 | 2 | 160 | 9 |
| 110 | 1 | 150 | 8 |
| 140 | 6.5 | 165 | 10 |
| 135 | 5 | | |
| 125 | 3 | | |

Rangsumme in Stichprobe 1: $R_1$=21.5          Rangsumme in Stichprobe 2: $R_2$=33.5

Für die Konstruktion einer Prüfgröße werden die Ränge benutzt. Die Summe der auf Stichprobe 1 entfallenden Rangzahlen sei $R_1$, die Summe der auf Stichprobe 2 entfallenden Rangzahlen sei $R_2$. Man berechnet dann

$$U_1 = n_1 \cdot n_2 + \frac{n_1 \cdot (n_1 + 1)}{2} - R_1 \qquad U_2 = n_1 \cdot n_2 + \frac{n_2 \cdot (n_2 + 1)}{2} - R_2$$

Die gesuchte Prüfgröße $U$ ist die kleinere der beiden Testgrößen $U_1$ und $U_2$, also

$$U = \min(U_1, U_2).$$

Für die Testentscheidung existieren wieder spezielle Prüfverteilungen. Es kann zum Beispiel folgende Approximation verwendet werden:

$$z = \frac{\left| U - \frac{n_1 \cdot n_2}{2} \right|}{\sqrt{\frac{n_1 \cdot n_2 \cdot (n_1 + n_2 + 1)}{12}}}$$

Diese Prüfgröße ist standardnormalverteilt. Ist $z_{berechnet} > 1.96$, so ist $H_0$ für $\alpha$=0.05 abzulehnen. Gilt sogar $z_{berechnet} > 2.58$, so ist $H_0$ für $\alpha$=0.01 abzulehnen.

**Beispiel 7.6**

(Fortsetzung)

$$U_1 = n_1 \cdot n_2 + \frac{n_1 \cdot (n_1 + 1)}{2} - R_1 \qquad\qquad U_2 = n_1 \cdot n_2 + \frac{n_2 \cdot (n_2 + 1)}{2} - R_2$$

$$U_1 = 6 \cdot 4 + \frac{6 \cdot (6+1)}{2} - 21.5 \qquad\qquad U_2 = 6 \cdot 4 + \frac{4 \cdot (4+1)}{2} - 33.5$$

$$U_1 = 24 + 21 - 21.5 = \underline{\underline{23.5}} \qquad\qquad U_2 = 24 + 10 - 33.5 = \underline{\underline{0.5}}$$

$$U = \min(U_1, U_2) = \underline{\underline{0.5}}$$

$$U = \min(U_1, U_2) = \underline{\underline{0.5}}$$

$$z = \frac{\left| U - \dfrac{n_1 \cdot n_2}{2} \right|}{\sqrt{\dfrac{n_1 \cdot n_2 \cdot (n_1 + n_2 + 1)}{12}}} = \frac{|0.5 - 12|}{\sqrt{\dfrac{6 \cdot 4 \cdot 11}{12}}} = \frac{11.5}{4.69} = \underline{\underline{2.45}}$$

Damit ist $H_0$ mit $\alpha = 0.05$ abzulehnen. Das blutdrucksenkende Medikament, mit dem die Patienten in Stichprobe 1 behandelt wurden, hat seine Überlegenheit nachgewiesen.

## WILCOXON-Test für verbundene Stichproben

Wenn der Kolmogorov-Smirnov Test ergibt, dass keine normalverteilten Differenzen vorliegen, ist der oben beschriebene $t$-Test für verbundene (abhängige, paarige) Stichproben nicht geeignet. Für diese Situation ist der nichtparametrische Wilcoxon-Test für verbundene Stichproben anzuwenden. Er ist wie der $U$-Test von MANN und WHITNEY ein Rangsummentest.

Wie beim $t$-Test für verbundene (abhängige, paarige) Stichproben werden Differenzen gebildet. Von Paaren mit gleichen Einzelwerten abgesehen (Differenz=0) bildet man für die restlichen $n$ Wertepaare die Differenzen

$$d_i = x_{i1} - x_{i2}$$

und bringt die absoluten Beträge $| d_i |$ in eine ansteigende Reihenfolge. Für die Konstruktion einer Prüfgröße werden wiederum Ränge benutzt. Der kleinste Wert von $| d_i |$ erhält die Rangzahl 1, und der größte die Rangzahl $n$. Bei gleich großen Beträgen werden mittlere Rangzahlen zugeordnet. Bei jeder Rangzahl wird vermerkt, ob die zugehörige Differenz $d_i$ ein positives oder negatives Vorzeichen aufweist. Dann bildet man die Summe der positiven Rangzahlen $R_p$, und die Summe der negativen Rangzahlen $R_n$. An dieser Stelle besteht die Möglichkeit zu kontrollieren, ob man richtig gerechnet hat, denn es muss gelten:

$$R_p + R_n = n \cdot (n+1)/2$$

187

Für die Berechnung der Prüfgröße ist die kleinere der beiden Rangzahlen $R_p$ und $R_n$, also

$$R = \min (R_p, R_n).$$

zu bestimmen. Für die Testentscheidung verwendet man die Testgröße:

$$z = \frac{\left| R - \frac{n \cdot (n+1)}{4} \right|}{\sqrt{\frac{n \cdot (n+1) \cdot (2 \cdot n + 1)}{24}}}$$

Diese Prüfgröße ist standardnormalverteilt. Ist $z_{berechnet} > 1.96$, so ist $H_0$ für $\alpha=0.05$ abzulehnen. Gilt sogar $z_{berechnet} > 2.58$, so ist $H_0$ für $\alpha=0.01$ abzulehnen.

**Beispiel: 7.7:**
Wir kehren zum Beispiel 7.4 zurück, wobei jetzt nicht nur 5, sondern 7 Patienten in die Untersuchung einbezogen werden.

| RR vor Medikament | RR nach Medikament | Differenz $d$ | absolute Differenz $|d|$ | Rang | Vorzeichen |
|---|---|---|---|---|---|
| 150 | 140 | 10 | 10 | (2+3+4)/3=3 | + |
| 160 | 150 | 10 | 10 | (2+3+4)/3=3 | + |
| 170 | 150 | 20 | 20 | 5 | + |
| 180 | 150 | 30 | 30 | 6 | + |
| 150 | 140 | 10 | 10 | (2+3+4)/3=3 | + |
| 165 | 165 | 0 | | | |
| 150 | 155 | -5 | 5 | 1 | - |

Es ergeben sich 5 positive und 1 negatives Vorzeichen. Dann ist n=6 und

$$R_p = 20 \quad ; \quad R_n = 1 \quad ; \quad R_p + R_n = 20 + 1 = 6 \cdot 7 / 2 = 21$$

$$R = \min (R_p, R_n) = \min (20 ; 1) = 1$$

und für die Testgröße erhalten wir

$$z = \frac{\left| 1 - \frac{6 \cdot 7}{4} \right|}{\sqrt{\frac{6 \cdot 7 \cdot 13}{24}}} = \frac{|1 - 10.5|}{\sqrt{22.75}} = \frac{9.5}{4.77} = \underline{\underline{1.99}}$$

Da $z_{berechnet} > 1.96$, ist $H_0$ für $\alpha=0.05$ abzulehnen.

## 7.2.3 Multiples Testen

Vergleicht man mehr als zwei unabhängige Stichproben miteinander, so könnte man denken, dass ein paarweiser Vergleich zum Beispiel mittels des $t$-Tests für unverbundene Stichproben für das Aufdecken von Unterschieden zwischen den Mittelwerten eine geeignete Vorgehensweise ist.

***Davor ist aber eindringlich zu warnen.***

Vergleicht man zum Beispiel drei Stichproben, so sind drei paarweise Tests erforderlich; bei insgesamt vier Stichproben sind es schon sechs paarweise Tests usw. Wenn mehrere paarweise Tests durchzuführen sind, so wird das Risiko einer falschen Entscheidung deutlich höher liegen als $\alpha$. Das ist leicht einzusehen.
Wenn die Nullhypothese gültig und für jeden Test $\alpha = 0.05$ ist, dann beträgt die Wahrscheinlichkeit, dass **jeder** von beispielsweise drei unabhängig voneinander durchgeführten Tests die Nullhypothese nicht ablehnt, gleich

$$0.95 \cdot 0.95 \cdot 0.95 = \underline{0.8574}.$$

Damit ist aber die Wahrscheinlichkeit, dass **zumindest** ein Test irrtümlicherweise einen Unterschied aufdeckt, gleich

$$1 - (0.95^3) = \underline{0.1426},$$

was nicht akzeptabel ist. Deshalb wird eine so genannte $\alpha$-**Adjustierung** durchgeführt, das heißt, man wählt für die Einzeltests ein viel kleineres $\alpha$, so dass die Irrtumswahrscheinlichkeit insgesamt bei 0.05 bleibt.

Für den Vergleich von Mittelwerten aus mehr als zwei Stichproben ist eine **Einfache Varianzanalyse mit anschließenden multiplen Mittelwertvergleichen** geeignet.
Hierbei wird der Einfluss des Gruppierungsfaktors auf die Zielgröße untersucht.

## 7.2.4 Sequentielles Testen

Das Grundprinzip einer **Sequenzanalyse** besteht darin, dass man jeweils nur so viele Beobachtungen sammelt, wie unbedingt notwendig sind. Bereits nach einer kleinen Anzahl von Beobachtungen ist eine Aussage darüber möglich, ob die Untersuchung (Folge von Experimenten) fortgesetzt werden muss oder ob eine Entscheidung herbeigeführt werden kann, das heißt Signifikanz vorliegt. Praktisch fließt jedes Versuchsergebnis unmittelbar in eine statistische Zwischenauswertung ein. Dieser Vorteil ist vor allem dann bemerkbar, wenn die Einzelbeobachtung Zeit raubend und kostspielig ist.

## 7.2.5 Interpretation von Testergebnissen

Der Begriff "signifikant" wird häufig strapaziert, um eine Untersuchung mit dem Stempel der Wissenschaftlichkeit zu versehen. Im statistischen Sinne bedeutet dies, dass ein betreffendes Resultat nicht mehr einem Zufall zugeschrieben werden kann. Der Begriff der "Signifikanz" macht keine Aussagen darüber,
- ob die Versuchsplanung, zum Beispiel die Auswahl der Stichprobe, korrekt war und
- ob das gefundene Ergebnis relevant ist.

*Nicht die statistische Signifikanz, sondern die praktische Relevanz zählt.*

In einer Studie mit Tausenden von Patienten können sich sehr kleine Unterschiede schon als signifikant erweisen, die dann praktisch kaum Bedeutung haben. Andererseits kann ein Resultat, das nicht oder noch nicht signifikant ist, weil nur eine sehr geringe Patientenzahl für die Untersuchung zur Verfügung stand, praktisch von erheblichem Wert sein.
Die Bewertung von Befunden hängt von vielen Faktoren ab, etwa von der fachspezifischen Bedeutung, von der Verträglichkeit mit anderen Resultaten oder von den Voraussetzungen, die sie ermöglichen. Diese Evidenz kann kaum statistisch bewertet werden. Darüber hinaus haben Daten viele Wirkungen auf uns, die über eine Entscheidung hinausgehen. Sie geben uns Verständnis, Einsicht, Anregungen und überraschende Ideen.


## 7.2.6 Weiterführende Verfahren

Es gibt viele weitere statistische Verfahren. Besonders interessant sind die **mehrdimensionalen bzw. multivariaten Verfahren.** Messen wir zum Beispiel Gewicht und Größe, so haben wir es mit zwei Dimensionen zu tun; wird noch das Alter erfasst, so arbeiten wir bereits dreidimensional. Die Analyse dieser und komplizierterer n-dimensionaler Verteilungen, wobei an einer Reihe von Personen mehrere Merkmale bestimmt und gemeinsam ausgewertet werden, kann mit multivariaten Verfahren vorgenommen werden.
Die multivariate Analyse beschäftigt sich mit der *Entwicklung mathematischer Modelle zur Analyse einer nicht näher spezifizierten Anzahl abhängiger Variablen. Es werden Parameter geschätzt und die Zusammenhänge zwischen den Variablen ermittelt.*


## 7.2.7 Verwendung des Computers

Die Anwendung der beschriebenen statistischen Verfahren geschieht heute in der Regel unter Einsatz von Computern. Es existieren **statistische Auswertungssysteme**, die die Ausführung der Berechnungen übernehmen. Im Institut für Biostatistik und Informatik in Medizin und Alternsforschung der Universität Rostock wird das Statistiksystem **SPSS** benutzt. Es steht allen Studenten und Mitarbeitern der Medizinischen Fakultät im Computerlabor des Instituts zur Verfügung. Andere vergleichbare Auswertungssysteme sind STATA, SAS und BMDP. Außerdem ist eine Vielzahl kleinerer kommerzieller Softwarepakete für statistische Auswertungen auf dem Markt, die ebenfalls gute Arbeit leisten.

Mit dem Statistikprogramm SPSS werden bei der Anwendung verschiedener statistischer Tests die konkreten Irrtumswahrscheinlichkeiten (p-Werte) berechnet und ausgegeben. Der p-Wert bestimmt sich durch die gezogene Stichprobe und ist eine Wahrscheinlichkeit im Intervall [0, 1]. Wir entnehmen ihm, wie wahrscheinlich es ist, ein Stichprobenergebnis wie unseres (oder ein noch extremeres) zu erhalten, wenn die Nullhypothese wahr wäre. Je kleiner der p-Wert, desto mehr spricht unser Stichprobenergebnis gegen die Nullhypothese.

Um eine Entscheidung für oder gegen die Nullhypothese treffen zu können, legt man das Signifikanzniveau $\alpha$ fest und entscheidet sich gegen die Nullhypothese, sobald der p-Wert kleiner als $\alpha$ ist. Unser Stichprobenergebnis wird dann als „statistisch signifikant" interpretiert. Der geringe p-Wert besagt, dass unser Ergebnis unter der Bedingung der Nullhypothese überzufällig ist. Die Größe des wahren (klinischen) Effektes erfassen wir damit nicht.

Entsprechend des Signifikanzniveaus beurteilt der Anwender den p-Wert im SPSS-Ausdruck des durchgeführten statistischen Tests und interpretiert sein Stichprobenresultat:

| $p < 0.05$<br>„signifikant auf dem Niveau $\alpha = 0.05$" | $p \geq 0.05$<br>„nicht signifikant" (ns) |
|---|---|
| $p < 0.01$<br>„signifikant auf dem Niveau $\alpha = 0.01$" | $p \geq 0.01$<br>„nicht signifikant" (ns) |
| $p < 0.001$<br>„signifikant auf dem Niveau $\alpha = 0.001$" | $p \geq 0.001$<br>„nicht signifikant" (ns) |

*Die Benutzung von Programmpaketen zur statistischen Auswertung von Daten ist nur kompetent möglich, wenn Kenntnisse über die Grundlagen und die Eignung bestimmter Verfahren für spezielle Fragestellungen vorhanden sind und eine Interpretation der Computerausdrucke sachkundig möglich ist.*

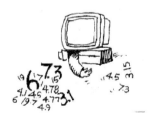

**Beispiel 7.7**

Für die Daten in Beispiel 7.3 und die Anwendung des *t*-Tests für unabhängige Stichproben liefert das statistische Programmpaket SPSS folgenden Ausdruck für das Resultat:

## *t*-Test für unabhängige Stichproben

Gruppenstatistiken

| | Therapie | N | Mittelwert | Standardab weichung | Standardfe hler des Mittelwertes |
|---|---|---|---|---|---|
| Wert | Medikament A | 4 | 125,0000 | 12,90994 | 6,45497 |
| | Placebo | 3 | 150,0000 | 10,00000 | 5,77350 |

Test bei unabhängigen Stichproben

| | | Levene-Test der Varianzgleichheit | | T-Test für die Mittelwertgleichheit | | | | | | |
|---|---|---|---|---|---|---|---|---|---|---|
| | | F | Signifikanz | T | df | Sig. (2-seitig) | Mittlere Differenz | Standardfehle r der Differenz | 95% Konfidenzinterv all der Differenz Untere | Obere |
| Wert | Varianzen sind gleich | ,571 | ,484 | -2,766 | 5 | ,040 | -25,00000 | 9,03696 | -48,23025 | -1,76975 |
| | Varianzen sind nicht gleich | | | -2,887 | 4,959 | ,035 | -25,00000 | 8,66025 | -47,31711 | -2,68289 |

Dieser Ausdruck enthält eine Fülle von Informationen. Neben den Mittelwerten und Standard-abweichungen werden für beide Gruppen die Standardfehler der Mittelwerte (vgl. Ende des Abschnitts 5.2) angegeben. Es wird ein Test auf Varianzgleichheit (Levene-Test) durchgeführt und je nach seinem Resultat sind die Resultate aus der ersten (wenn „Signifikanz" > 0.05) oder der zweiten Zeile (wenn „Signifikanz" ≤ 0.05) zu verwenden. Da „Signifikanz" = 0.484 ist, ist die erste Zeile verbindlich. Es erscheint in der Spalte „T" der Wert -2.766 als Wert für die Testgröße des *t*-Tests für unabhängige Stichproben (vgl. Beispiel 7.3; <u>Anmerkung:</u> SPSS errechnet den Wert der Testgröße ohne Verwendung des Absolutbetrags für $\overline{x}_1 - \overline{x}_2$, vergleicht aber dann $|t|$ mit dem Tabellenwert). Als $p$-Wert erhalten wir in der Spalte „Sig. (2-seitig)" den Wert 0.040. Da dieser Wert den Wert 0.05 unterschreitet (vgl. Beispiel 7.2), ist der Nachweis eines signifikanten Mittelwertunterschieds erbracht.

## 7.3 Übungsaufgaben

### Aufgabe 7.1
Es soll untersucht werden, ob bei Diabetes die zusätzliche Gabe eines Medikaments die Spätfolge Neuropathie vermindert. Dazu wurde eine Gruppe A von 10 diabetischen Ratten über 12 Wochen nur mit Insulin, eine zweite Gruppe B von 12 diabetischen Ratten mit Insulin und dem neuen Medikament behandelt. Nach 12-wöchiger Behandlung wurde die Nervenleitgeschwindigkeit bestimmt.
Es ergab sich:

Gruppe A:  $\overline{x}_1 = 42$     $s_1 = 3$     $n_1 = 10$

Gruppe B:  $\overline{x}_2 = 39$     $s_2 = 4$     $n_2 = 12$

Es wird angenommen, dass das Merkmal Nervenleitgeschwindigkeit normalverteilt ist. Prüfen Sie mit dem *t*-Test für unabhängige Stichproben, ob es zwischen beiden Gruppen einen signifikanten Unterschied gibt ($\alpha = 0.05$).

**Aufgabe 7.2**

Mittels einer Studie soll geklärt werden, ob durch ein spezielles Verhaltenstraining die Inzidenz für das Auftreten eines Re-Infarktes verringert werden kann. 290 Herzinfarkt-Patienten wurden 2 Gruppen zufällig zugeteilt. Es ergaben sich die Gruppenumfänge $n_1=140$ und $n_2=150$. Bei Patienten der Gruppe 1 wurde neben der üblichen Therapie noch das Verhaltenstraining durchgeführt. Innerhalb der nächsten 5 Jahre traten in der ersten Gruppe 17 Re-Infarkte auf. In der Gruppe 2, deren Patienten nur mit der üblichen Therapie behandelt wurden, traten 29 Re-Infarkte auf.

Prüfen Sie mit dem $\chi^2$-Test für Kontingenztafeln, ob ein Unterschied zwischen beiden Gruppen statistisch nachgewiesen werden kann ($\alpha=0.05$).

**Aufgabe 7.3**

Ein Pharmakonzern gibt 10 Personen zwei neue Schlaftabletten A und B. Für die Schlafdauer ergeben sich folgende Ergebnisse:

| Person | 1 | 2 | 3 | 4 | 5 | 6 | 7 | 8 | 9 | 10 |
|---|---|---|---|---|---|---|---|---|---|---|
| Schlafdauer in Stunden mit A | 10 | 9 | 8 | 9 | 10 | 11 | 9 | 8 | 7 | 11 |
| Schlafdauer in Stunden mit B | 9 | 11 | 7 | 12 | 13 | 14 | 8 | 11 | 8 | 14 |

Prüfen Sie mit dem $t$-Test für verbundene (abhängige) Stichproben, ob ein signifikanter Unterschied bei der Wirkung zwischen A und B besteht ($\alpha=0.05$).

**Aufgabe 7.4**

Zwei Gruppen von Nierenstein-Patienten werden über 6 Monate mit Medikament A bzw. B behandelt. Am Ende der Therapie wird der Magnesiumspiegel im Serum (mmol/l) gemessen. Die folgende Tabelle enthält die beobachteten Serumspiegel:

| Patient | 1 | 2 | 3 | 4 | 5 | 6 | 7 | 8 | 9 | 10 | 11 | 12 |
|---|---|---|---|---|---|---|---|---|---|---|---|---|
| Medikament | A | A | A | A | A | A | B | B | B | B | B | B |
| Mg-Spiegel | 0.79 | 0.81 | 0.95 | 1.06 | 0.98 | 0.91 | 0.86 | 0.92 | 0.97 | 1.22 | 1.21 | 0.90 |

Prüfen Sie mit dem $U$-Test nach MANN-WHITNEY, ob sich beide Medikamente in ihrer Wirkung unterscheiden ($\alpha=0.05$).

**Aufgabe 7.5**

Welcher statistische Test ist bei den im Folgenden formulierten Problemstellungen geeignet?

a)   In einer Klausur erreichte eine Gruppe von 65 Studenten eine Durchschnittspunktzahl von 50 Punkten mit einer Standardabweichung von 8. Eine andere Gruppe, die aus 30 Studenten bestand, erreichte durchschnittlich 43 Punkte mit einer Standardabweichung von 11. Weichen die durchschnittlichen Punktzahlen bei einem Signifikanzniveau von 5 % signifikant voneinander ab?

b)   Um zwei Methoden A und B zur Messung des Alkoholgehalts im menschlichen Blut zu vergleichen, wird bei 12 Testpersonen jeweils mit beiden Methoden der Alkoholgehalt im Blut bestimmt. Prüfen Sie, ob ein signifikanter Unterschied zwischen beiden Methoden besteht.

c) In einer epidemiologischen Studie soll geklärt werden, ob es einen Zusammenhang zwischen dem Auftreten von Übergewicht und dem Vorliegen von Hypertonie gibt. Es wurde festgestellt, dass von 250 übergewichtigen Personen 50 an Hypertonie litten, während von 100 normalgewichtigen Personen 8 einen Hypertonus aufwiesen. Kann daraus geschlossen werden, dass Übergewicht ein Risikofaktor für das Erkranken an Hypertonie darstellt?

d) Der Einfluss fettreicher Mahlzeiten auf den Serum-Cholesterinspiegel soll untersucht werden. Bei 10 gesunden Probanden wird der Cholesterinspiegel vor und 1 Stunde nach einer fettreichen Mahlzeit bestimmt. Es ergaben sich folgende Werte:

| Patient | 1 | 2 | 3 | 4 | 5 | 6 | 7 | 8 | 9 | 10 |
|---|---|---|---|---|---|---|---|---|---|---|
| vor | 156 | 185 | 163 | 173 | 155 | 161 | 184 | 179 | 167 | 177 |
| nach 1 h | 167 | 181 | 184 | 191 | 182 | 179 | 203 | 188 | 186 | 189 |

Hat die fettreiche Nahrung einen Einfluss auf den Cholesterinspiegel?

## Aufgabe 7.6
Beurteilen Sie die folgenden Aussagen, ob sie wahr oder falsch sind.

a) Ein statistischer Test prüft, ob ein Stichprobenergebnis mit der Nullhypothese verträglich ist.

b) Wenn man mittels eines statistischen Tests prüfen will, ob sich zwei Medikamente A und B in ihrer Wirkung unterscheiden, so beinhaltet die Nullhypothese die Behauptung, dass zwischen A und B Unterschiede in der Wirkung bestehen.

c) Beim statistischen Test wird ein Fehler 1. Art gemacht, wenn die Nullhypothese zutrifft, aber durch den Test verworfen wird.

d) Der $t$-Test für unabhängige Stichproben und der Vierfeldertest zum Vergleich zweier Stichproben setzen beide voraus, dass normalverteilte Beobachtungen vorliegen.

e) Der $t$-Test für unverbundene Stichproben prüft, ob Unabhängigkeit vorliegt.

f) Wenn man den $t$-Test für verbundene (abhängige, paarige) Stichproben anwendet, muss der Umfang der beiden Stichproben gleich groß sein.

g) Wenn die Verteilung einer Variablen nicht bekannt ist, sollte statt des $t$-Tests für unverbundene Stichproben der $U$-Test von MANN-WHITNEY zur Anwendung kommen.

h) Für einen bestimmten Test wird die Prüfgröße (Wert der Teststatistik) berechnet. Es stellt sich heraus, dass sie im Annahmebereich der Verteilung der Teststatistik liegt. Dann kann die Alternativhypothese nicht akzeptiert werden.

# 8    Typische Anwendungsbeispiele

## 8.1    Klinische Forschung

### 8.1.1    Therapeutische Wirksamkeit und Verträglichkeit

Die Prüfung eines Medikaments vollzieht sich grundsätzlich in vier Phasen.

**Phase 1:**    Prüfung auf Verträglichkeit, Dosisfindung und Pharmakokinetik an Probanden

**Phase 2:**    Beobachtung der therapeutischen Wirksamkeit an kleinen Patientenkollektiven

**Phase 3:**    Kontrollierte klinische Therapiestudie an größeren Patientenkollektiven

**Phase 4:**    Studie nach Zulassung eines Arzneimittels zur Aufdeckung seltener unerwünschter Nebenwirkungen

Das vorrangige Ziel einer kontrollierten klinischen Prüfung ist die Feststellung der Wirksamkeit einer Therapie.
Die Phase III ist eine **kontrollierte klinische Therapiestudie.** Sie dient der breiten Erprobung einer neuen Therapie unter den Bedingungen der klinischen Praxis. Kontrollierte klinische Therapiestudien sind die letzte und entscheidende Prüfung zur Bestätigung und Zulassung einer neuen Arznei bzw. einer neuen Therapie. Ihre Bedeutung ist deshalb erheblich.

Vor der Durchführung einer kontrollierten klinischen Therapiestudie muss ein **Studienprotokoll** erarbeitet werden. Es ist eine schriftliche "gedankliche Vorwegnahme" der Studie, ihre Festlegung im Detail. Es sollte unter anderem Aussagen enthalten über

- *die klar definierte Fragestellung, das heißt über Zielkriterien der Studie,*
- *die Methode der Patientenauswahl, das heißt, es müssen Ein- und Ausschlusskriterien für Probanden klar definiert werden,*
- *die notwendige Anzahl von Patienten, die an der Studie teilnehmen sollen,*
- *die Behandlungsverfahren,*
- *die Anzahl und die Zeitpunkte der Kontrolluntersuchungen,*
- *das Vorgehen bei Komplikationen,*
- *Kriterien zum eventuellen Studienabbruch,*
- *die zufällige Zuweisung eines Medikaments (Therapie) durch die Randomisierung,*
- *den Erhebungsbogen,*
- *die Festlegung der Auswertungsverfahren.*

Die Bezeichnung "kontrolliert" besagt, dass die verschiedenen Gruppen von Patienten mit unterschiedlicher Therapie auch wirklich vergleichbar sind.
Die Therapiegruppen sollten sich nur durch die Therapie unterscheiden. Damit später nachgewiesene Unterschiede der Wirksamkeit von Therapien auch durch diese verursacht worden sind, ist **Strukturgleichheit** herzustellen, das heißt, in wichtigen Merkmalen von Patienten (zum Beispiel Alter, Schweregrad und ähnliches) ist Gleichartigkeit von Behandlungs- und Kontrollgruppe(n) erforderlich.
Strukturgleichheit wird durch **Randomisierung** erreicht, das heißt durch zufällige Zuweisung der Therapien zu den Patienten, was ein typisches Merkmal für eine kontrollierte klinische Therapiestudie ist.

Liegen mit einem neuen Medikament sehr wenig Erfahrungen vor, so ist die Chance einer großen Überlegenheit oder auch deutlichen Unterlegenheit gegeben. Daher wird man im Verlauf der Studie häufiger Zwischenauswertungen machen. Als statistische Auswertungsverfahren sind dann **sequentielle Testmethoden** zu benutzen. Damit verringert man das Risiko, dass eine Reihe von Patienten "zu lange" mit der deutlich schlechteren Therapie versorgt wird.

*Die Fragestellung "Kann Cholestyramin ein erhöhtes Plasmacholesterin im Serum senken?" kann zum Beispiel durch eine kontrollierte klinische Therapiestudie wissenschaftlich untersucht werden.*
*Als Resultat einer kontrollierten klinischen Therapiestudie kann zum Beispiel formuliert werden: "Mit einer Irrtumswahrscheinlichkeit von 0.05 ist die Behandlung des lumbalen Bandscheibenvorfalls mit Chymopapain wirksamer als eine Laminektomie.".*

Nach erfolgreichem Abschluss der Phase III der klinischen Prüfung kann der Antrag auf Zulassung des erprobten Medikaments für die medizinische Praxis gestellt werden. Dazu ist der Nachweis der Qualität, der Unbedenklichkeit und der Wirksamkeit gemäß den Bestimmungen des **Arzneimittelgesetzes (AMG)** notwendig. Alle dazu erforderlichen Unterlagen müssen beim Bundesgesundheitsamt (BGA) eingereicht werden. Wird die Zulassung durch das BGA erteilt, kann das Medikament auf den Markt gebracht werden.

**Phase IV-Studien** dienen dem Sammeln von Langzeiterfahrungen mit eingeführten Therapien, bei Arzneimitteln der Prüfung eines bereits im Handel befindlichen Präparats bezüglich der **Wirksamkeit unter Praxisbedingungen** zum Beispiel zwecks **Indikationserweiterungen und -einschränkungen.**
Vor allem dienen sie aber der **Untersuchung zur Ätiologie unerwünschter Wirkungen.**

**Ethikkommissionen** sind an Ärztekammern, medizinischen Fakultäten und anderen Einrichtungen der medizinischen Forschung arbeitende unabhängige interdisziplinäre Konsilien, die die ethischen und rechtlichen Implikationen zum Beispiel von Versuchen am Menschen und sensiblen Bereichen (Gentechnologie, Transplantationstechnologie, Intensivmedizin, Sterbehilfe und anderes) diskutieren und Empfehlungen und allgemeine Leitsätze zur Unterstützung der ärztlichen Entscheidungsfindung erarbeiten.

**Ethische Einwände gegen kontrollierte Arzneimittelstudien sind grundsätzlich sehr ernst zu nehmen.** Zu den wichtigsten Kriterien, unter denen kontrollierte Arzneimittelstudien vertretbar sind, gehört, dass die Teilnahme an der Studie freiwillig erfolgt und dass die Patienten ausreichend informiert sind. Es ist weiterhin erforderlich, dass alle zur Anwendung kommenden Behandlungen a-priori in gleicher Weise für den Patienten indiziert sind.

## 8.1.2 Krankheitsverläufe

Unter **Krankheitsverlauf** versteht man die Entwicklung eines Krankheitsbildes. Die Darstellung von Krankheitsverläufen wird oft als Zusammenfassung von Einzelfallbeschreibungen erfolgen anhand typischer Merkmale (Blutdruck, Laborwerte, Überlebenszeiten usw.) Diese Zusammenfassung geschieht durch Darstellung von Verteilungen, Angabe spezieller Kenngrößen und veranschaulichende Grafiken. Ob sich innerhalb eines Krankheitsverlaufs im Durchschnitt wichtige Veränderungen ergeben, kann durch Tests für verbundene Stichproben geklärt werden. Eine sehr wichtige Möglichkeit zur Analyse eines Krankheitsverlaufs bilden **Überlebenszeiten.**

Unter Überlebenszeiten verstehen wir die Zeit zwischen zwei Zeitpunkten, zum Beispiel die Zeit
- von Geburt bis Tod bzw.
- von Diagnose bis Tod.

*Es ist üblich, den Begriff der Überlebenszeit auch für solche Zeiten zu verwenden, bei denen das Zielereignis nicht der Tod des Patienten ist.*

Beispiele sind die Zeit:
- von Diagnose bis Rezidiv (Tumorerkrankung) oder
- von Operation bis Funktionsausfall (Bypass Chirurgie)

Als Kriterium zur Beurteilung der Wirksamkeit einer Therapie bzw. des Wirkungsunterschiedes zweier konkurrierender Therapien werden im verstärkten Maße Zeiten bis zum Auftreten eines bestimmten Zielereignisses herangezogen (Überlebenszeiten). Dies kann zum Beispiel in einer Studie zur Behandlung von Infarktpatienten die Zeit bis zum Auftreten eines Re-Infarkts sein oder auch die Überlebenszeit im wörtlichen Sinne, das heißt die Zeit vom Behandlungsbeginn bis zum Tod. In onkologischen Studien sind Zeiten bis zum Eintritt einer Remission, bis zum Auftreten eines Rezidivs oder die Zeit bis zur Progredienz der Krankheit häufig von Interesse.

### Analyse von Überlebenszeiten
Anfang und Ende einer Überlebensstudie werden meist zu Beginn festgelegt. Daher können Überlebenszeiten oft nur unvollständig beobachtet werden.
Ein Patient wird so lange beobachtet, bis
- das Ereignis (Tod, Rezidiv usw.) eintritt oder
- die Studiendauer zu Ende ist,
- der Patient nicht mehr beobachtet werden kann bzw.
- ein konkurrierendes Ereignis eintritt (zum Beispiel Tod durch andere Ursache) oder
- der Patient die Kriterien der Studie nicht mehr erfüllt.

Im ersten Fall lässt sich die Überlebenszeit eindeutig als Differenz zwischen Eintritt in die Studie und Zeitpunkt des Ereignisses berechnen. Diese Zeit nennen wir **"echte"** **Überlebenszeit.** Eine Verlängerung der Beobachtungsdauer kann in diesem Fall keinen Gewinn an Informationen mehr bringen.

Andernfalls weiß man nur, dass ein solcher Patient mindestens die beobachtete Zeit überlebt hat. Man nennt solche Beobachtungen **"zensiert"**.

Weiterhin können Patienten zu verschiedenen Zeiten in die Studie aufgenommen werden, was im zeitlichen Beobachtungsmuster bei 10 Patienten in Abbildung 8.1 deutlich wird.

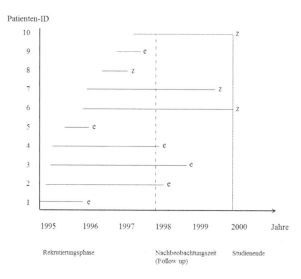

**Abb. 8.1:** Beobachtungsschema von 10 Patienten
(e = echte Überlebenszeit / z = zensierte Überlebenszeit)

Angenommen, diese Studie begann am 1. Januar 1995 und die so genannte Rekrutierungsphase, in der Patienten in die Studie aufgenommen wurden, dauerte bis zum 31. Dezember 1997, also 3 Jahre. An diese Rekrutierungsphase schloss sich eine zusätzliche 2-jährige Nachbeobachtungszeit an. Das Studienende war somit der 31. Dezember 1999.

Patient 1 wurde zum Jahresbeginn 1995 in die Studie aufgenommen und verstarb noch im gleichen Jahr. Seine Überlebenszeit ist dann die Zeitdauer vom Eintritt in die Studie bis zum Todeszeitpunkt und wird als echte Überlebenszeit bezeichnet.

Bei den Patienten 2, 3, 4, 5 und 9 liegen ebenfalls echte Überlebenszeiten vor, da sie während der Studie verstarben.

Bei den Patienten 6 und 10 hingegen wissen wir nur, dass sie 1996 bzw. 1997 in die Studie aufgenommen wurden und am Studienende, den 31. Dezember 1999, noch lebten. Die Zeiten, die sie in der Studie verbrachten, also die Zeit vom Eintritt bis zum Ende, sind in dem oben beschriebenen Sinn zensierte Beobachtungen, die durch die Anlage der Studie bedingt sind.

Anders verhält es sich bei den Patienten 7 und 8, die während der Studie aufgenommen wurden und von denen nur bekannt ist, dass sie nach 42 bzw. 7 Monaten aus der Studie ausgeschieden sind. In diesen Fällen handelt es sich auch um zensierte Daten; der Grund für die Zensierung liegt hier jedoch darin, dass der Kontakt abgebrochen wurde.

Für eine bessere Übersicht "verschiebt" man alle Pfeile aus Abbildung 8.1 an den linken Rand nach $T_0$ und erhält Abbildung 8.2. $T_0$ bedeutet dann für alle Patienten einen gemeinsamen Anfangszeitpunkt, das heißt den Therapiebeginn. Aus dieser Abbildung lassen sich für alle Patienten die Beobachtungszeiten in Monaten und ihr Typ (e = echte Überlebenszeit / z = zensierte Überlebenszeit) eindeutig ablesen.

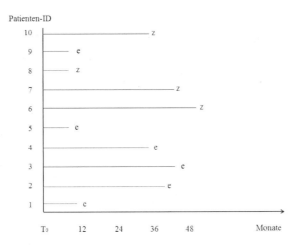

**Abb. 8.2:** Beobachtungsschema für 10 Patienten bei gemeinsamem Anfangspunkt

In den meisten Überlebensstudien ist ein Anteil der Beobachtungen zensiert. Spezielle statistische Verfahren stehen zur Verfügung, die die Information aus zensierten Beobachtungen berücksichtigen.

### Schätzung der Überlebensfunktion nach KAPLAN-MEIER

Wir beginnen mit der Schätzung der Überlebenswahrscheinlichkeit als Funktion der Zeit, auch Überlebensfunktion oder Survivalfunktion genannt. Das Schätzverfahren wurde im Jahre 1958 von Kaplan & Meier vorgeschlagen und gehört als **"Kaplan-Meier-Schätzer"** heute zum Standardrepertoire der statistischen Methoden zur Analyse von Überlebenszeiten. Diese Methode berücksichtigt die Informationen aller Patienten solange, wie diese beobachtet worden sind. Sie eignet sich besonders für klinische Studien mit relativ wenig Patienten.

An unserem Beispiel mit 10 Patienten soll der Weg von den Daten zur Überlebenskurve aufgezeigt werden. Um eine gute Übersicht zu haben, ordnet man die Beobachtungszeiten der Größe nach und kennzeichnet die zensierten Zeiten mit einem hochgestellten Pluszeichen (+).

*Beobachtungszeiten in Monaten:* **7, 7, 7+, 11, 35, 36+, 40, 42+, 44, 48+**

Haben echte und zensierte Überlebenszeiten den gleichen Wert (7 und 7⁺), so wird der echte Wert zuerst aufgeführt. Außerdem geht man davon aus, dass bei gleichem Wert das Ereignis mit der echten Zeit vor dem Ereignis mit der zensierten Zeit stattfand.

Um die Kaplan-Meier-Schätzung der Überlebenskurve zu berechnen, bestimmt man den Wert der Überlebenskurve an jedem Zeitpunkt, an dem ein Ereignis im echten Sinne geschieht. Die Berechnungen sind einfach.

Betrachten wir dazu Tabelle 8.1:

Aus den Beobachtungszeiten in Spalte 1 wird deutlich, dass sie zwischen 7 und 48 Monaten liegen. Vier der Zeiten sind zensiert, das heißt, 4 Patienten mit den Überlebenszeiten von 7, 36, 42 und 48 Monaten hatten vor dem letzten Kontakt das kritische Ereignis nicht erlitten.

Spalte 2 gibt an, ob es sich um eine echte oder zensierte Beobachtung handelt.

Die dritte Spalte zeigt die Gesamtanzahl der vor dem aktuellen Zeitpunkt unter Risiko stehenden Patienten an.

Die vierte Spalte enthält die entsprechende Anzahl nach dem Zeitpunkt.

In Spalte 5 wurde die Wahrscheinlichkeit, den Zeitpunkt zu überleben, berechnet.

Die letzte Spalte gibt die Überlebenswahrscheinlichkeit von Beginn der Beobachtung bis unmittelbar nach diesem Zeitpunkt an.

| Beobachtungs-zeit | Typ | Anzahl der vor dem Zeitpunkt unter Risiko stehenden Patienten | Anzahl der nach dem Zeitpunkt unter Risiko stehenden Patienten | Wahrscheinlichkeit, den Zeitpunkt zu überleben | Überlebens-wahrscheinlichkeit von Beginn der Beobachtung bis unmittelbar nach diesem Zeitpunkt |
|---|---|---|---|---|---|
| 7 | echt | 10 | 8 | 8/10 = 0.80 | 8/10 = 0.80 |
| 7 | zensiert | 8 | 7 | | |
| 11 | echt | 7 | 6 | 6/7 = 0.86 | 0.80·0.86 = 0.69 |
| 35 | echt | 6 | 5 | 5/6 = 0.83 | 0.69·0.83 = 0.57 |
| 36 | zensiert | 5 | 4 | | |
| 40 | echt | 4 | 3 | 3/4 = 0.75 | 0.57·0.75 = 0.43 |
| 42 | zensiert | 3 | 2 | | |
| 44 | echt | 2 | 1 | 1/2 = 0.50 | 0.43·0.50=0.21 |
| 48 | zensiert | 1 | | | |

**Tabelle 8.1:** Berechnung von Überlebenswahrscheinlichkeiten

Grundsätzlich ergibt sich die Wahrscheinlichkeit, einen bestimmten Zeitpunkt zu überleben, durch

$$p = \frac{\text{Anzahl der nach dem Zeitpunkt unter Risiko stehenden Patienten}}{\text{Anzahl der vor dem Zeitpunkt unter Risiko stehenden Patienten}}$$

Von unseren 10 Patienten überlebten 8 den 7. Monat. Daraus ergibt sich für diesen Zeitpunkt eine Überlebenswahrscheinlichkeit von 8/10 = 0.80.

Ein weiterer Patient scheidet aus der Beobachtung zum Zeitpunkt 7 aus. Dadurch bleiben weiterhin 7 Patienten unter Risiko.

Zum Zeitpunkt von 11 Monaten wird ein weiterer Todesfall beobachtet. Aufgrund dessen bleiben 6 Patienten weiterhin unter Risiko. Die Überlebenswahrscheinlichkeit für diesen Zeitpunkt beträgt demzufolge $6/7 = 0.86$.

Die Wahrscheinlichkeit dagegen, dass ein Patient insgesamt 11 Monate überlebt, ergibt sich aus dem Produkt der Überlebenswahrscheinlichkeiten von 0 bis 7 Monaten und von 7 bis 11 Monaten, also $0.80 \cdot 0.86 = 0.69$.
Sie wird auch **kumulative Überlebenswahrscheinlichkeit** genannt.
Multipliziert man die Überlebenswahrscheinlichkeit $p$ mit 100, so wird diese in Prozent ausgedrückt. Das heißt zum Beispiel, dass die Wahrscheinlichkeit, dass ein Patient insgesamt 11 Monate überlebt, bei 69% liegt.

***Achtung: Folglich würde sich eine 5-Jahres-Wahrscheinlichkeit zum Beispiel als Produkt von 5 bedingten Wahrscheinlichkeiten berechnen; der Wahrscheinlichkeit, das erste Jahr zu überleben multipliziert mit der (bedingten) Wahrscheinlichkeit, das zweite Jahr zu überleben, unter der Bedingung, das erste Jahr überlebt zu haben, multipliziert mit der Wahrscheinlichkeit, das dritte Jahr zu überleben, unter der Bedingung, das zweite Jahr überlebt zu haben usw. Die 5-Jahres-Überlebenswahrscheinlichkeit ist für jeden Patienten gültig.***

Abbildung 8.3 stellt den Ausdruck der Berechnungen durch das Programm SPSS dar.
Die ersten beiden Spalten (Zeit und Status) sind mit denen der Tabelle 8.1 identisch. Die dritte Spalte zeigt die kumulative Überlebenswahrscheinlichkeit (Cumulative Survival) entsprechend der Spalte 6 aus Tabelle 8.1. In der nächsten Spalte findet man den Standardfehler der kumulativen Überlebenswahrscheinlichkeit (Standard Error).

---

### Survival Analysis for Beobachtungszeit

| Zeit | Status | Cumulative Survival | Standard Error | Cumulative Events | Number Remaining |
|---|---|---|---|---|---|
| 7 | echt | | | 1 | 9 |
| 7 | echt | ,8000 | ,1265 | 2 | 8 |
| 7 | zensiert | | | 2 | 7 |
| 11 | echt | ,6857 | ,1515 | 3 | 6 |
| 35 | echt | ,5714 | ,1638 | 4 | 5 |
| 36 | zensiert | | | 4 | 4 |
| 40 | echt | ,4286 | ,1743 | 5 | 3 |
| 42 | zensiert | | | 5 | 2 |
| 44 | echt | ,2143 | ,1748 | 6 | 1 |
| 48 | zensiert | | | 6 | 0 |

Number of Cases:  10     Censored:  4     ( 40,00%)     Events: 6

| | Survival Time | Standard Error | 95% Confidence Interval |
|---|---|---|---|
| Mean: | 32 | 5 | ( 22; 43 ) |
| (Limited to | 48 ) | | |
| Median: | 40 | 6 | ( 28; 52 ) |

**Abb. 8.3:** Ausdruck der Berechnungen durch das Programm SPSS nach Kaplan-Meier

Die Schätzung der Überlebensfunktion hängt von der zufälligen Stichprobe ab. Damit variiert sie ähnlich wie ein einfacher Mittelwert einer Stichprobe. Die Spalte 5 (Cumulative Events) enthält die Gesamtzahl aller echten Ereignisse, die bis einschließlich des aktuellen Zeitpunktes in der entsprechenden Zeile aufgetreten sind. Die letzte Spalte gibt die Anzahl der nach einem aktuellen Zeitpunkt weiterhin unter Risiko stehenden Patienten an.

Die Gesamtzahl der Fälle (Number of Cases), die Anzahl und der prozentuale Anteil der Patienten mit zensierter Überlebenszeit (Censored) sowie die Anzahl der echten Ereignisse (Events) werden unmittelbar unter der Tabelle ausgedruckt.

Weiterhin werden in diesem SPSS-Ausdruck die durchschnittliche Überlebenszeit (Mean), die mediane Überlebenszeit (Median) und deren Standardfehler (Standard Error) sowie ein Konfidenzintervall (Confidence Interval) angegeben.

Die mediane Überlebenszeit entspricht jenem Zeitpunkt in der Spalte (Zeit), für den die kumulative Überlebenswahrscheinlichkeit in Spalte 3 den Wert von 0.50 erreicht bzw. unterschreitet. Das ist bei $t_m = 40$ Monaten der Fall.

Das Konfidenzintervall (Vertrauensintervall) enthält mit einer Wahrscheinlichkeit von 95 % den "wahren" Wert der Population, aus der eine zufällige Stichprobe vorliegt. In unserem Beispiel findet man das Intervall $28 \leq T_m \leq 52$ für den Median. Unsere Schätzung der medianen Überlebenszeit ist also nicht sehr präzise. Eine genauere Aussage wäre durch eine höhere Anzahl von Patienten erreichbar.

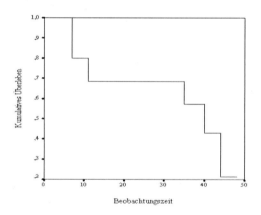

**Abb. 8.4:** Grafische Darstellung der Überlebenskurve

In Abbildung 8.4 ist die Überlebenskurve grafisch dargestellt. Auf der waagerechten $x$-Achse wird die Zeit abgetragen und die $y$-Achse enthält die Wahrscheinlichkeit für das kumulative Überleben. Die Kurve bestimmt bei jedem eingetretenen Ereignis die Überlebenswahrscheinlichkeit. Die Angaben aus den Spalten 1 und 3 in Abbildung 8.3 werden dazu benutzt. Aus der Grafik in Abbildung 8.4 ist zum Beispiel in Zusammenhang mit Abbildung 8.3 erkennbar, dass die 2-Jahres-Überlebenswahrscheinlichkeit ($t$=24 Monate) 0.69 bzw. 69% beträgt. Auch die bekanntere 5-Jahres-Überlebenswahrscheinlichkeit ist generell aus einer Abbildung der Überlebenskurve ablesbar; man wählt $x$=5 Jahre bzw. 60 Monate und der zugehörige $y$-Wert entspricht der 5-Jahres-Überlebenswahrscheinlichkeit. In unserem Beispiel lassen die vorliegenden Daten eine Bestimmung der 5-Jahres-Überlebenswahrscheinlichkeit nicht zu.

## Vergleich von Überlebenskurven

Wenn die Wertigkeit einer Therapie durch eine Überlebenskurve beschrieben wird, so kann man einen Vergleich von Therapien logischerweise durch den Vergleich zugehöriger Überlebenskurven durchführen.

Eine Möglichkeit, zwei Überlebenskurven miteinander zu vergleichen, bietet der so genannte **Logrank-Test.** Dabei werden die Kurven nicht an einem speziellen Zeitpunkt, sondern als Ganzes miteinander verglichen. Der Test prüft die Hypothese, ob die zwischen den beiden Kurven beobachteten Unterschiede zufallsbedingt sind und die beiden Stichproben aus derselben Grundgesamtheit stammen ($H_0$) oder ob die beobachteten Unterschiede zwischen den Überlebenskurven signifikant, das heißt verallgemeinerbar sind ($H_A$).

Im Folgenden werden wir den Logrank-Test an einem Beispiel erläutern und den dazugehörigen Ausdruck des Programms SPSS darstellen und interpretieren.

Neben den in Tabelle 8.1 gegebenen Daten einer ersten Gruppe, an denen wir die Bestimmung einer Überlebenskurve nach Kaplan-Meier demonstriert haben, mögen noch die folgenden Daten einer zweiten Gruppe vorliegen (Tabelle 8.2).

| Therapie 1 | | Therapie 2 | |
|---|---|---|---|
| Gruppe A | | Gruppe B | |
| **Beobachtungszeit** | **Typ** | **Beobachtungszeit** | **Typ** |
| 7 | echt | 8 | echt |
| 7 | echt | 8 | zensiert |
| 7 | zensiert | 10 | zensiert |
| 11 | echt | 11 | zensiert |
| 35 | echt | 30 | echt |
| 36 | zensiert | 36 | echt |
| 40 | echt | 41 | zensiert |
| 42 | zensiert | 42 | echt |
| 44 | echt | 45 | zensiert |
| 48 | zensiert | 48 | zensiert |

**Tabelle 8.2:**  Überlebensdauer von Patienten in zwei Gruppen

In Abbildung 8.5 findet man für beide Gruppen den SPSS-Ausdruck für die Bestimmung der Überlebenswahrscheinlichkeit nach Kaplan-Meier, und Abbildung 8.6 zeigt die beiden dazugehörigen Kurven in einer Grafik.

# Survival Analysis for Beobachtungszeit

Factor Gruppe = A

| Zeit | Status | Cumulative Survival | Standard Error | Cumulative Events | Number Remaining |
|------|--------|--------------------|-----------------|-------------------|------------------|
| 7 | echt | | | 1 | 9 |
| 7 | echt | ,8000 | ,1265 | 2 | 8 |
| 7 | zensiert | | | 2 | 7 |
| 11 | echt | ,6857 | ,1515 | 3 | 6 |
| 35 | echt | ,5714 | ,1638 | 4 | 5 |
| 36 | zensiert | | | 4 | 4 |
| 40 | echt | ,4286 | ,1743 | 5 | 3 |
| 42 | zensiert | | | 5 | 2 |
| 44 | echt | ,2143 | ,1748 | 6 | 1 |
| 48 | zensiert | | | 6 | 0 |

Number of Cases: 10    Censored: 4    ( 40,00% )    Events: 6

| | Survival Time | Standard Error | 95% Confidence Interval |
|---|---------------|----------------|--------------------------|
| Mean: | 32 | 5 | ( 22; 43 ) |
| (Limited to | 48 ) | | |
| Median: | 40 | 6 | ( 28; 52 ) |


Factor Gruppe = B

| Zeit | Status | Cumulative Survival | Standard Error | Cumulative Events | Number Remaining |
|------|--------|--------------------|-----------------|-------------------|------------------|
| 8 | echt | ,9000 | ,0949 | 1 | 9 |
| 8 | zensiert | | | 1 | 8 |
| 10 | zensiert | | | 1 | 7 |
| 11 | zensiert | | | 1 | 6 |
| 30 | echt | ,7500 | ,1581 | 2 | 5 |
| 36 | echt | ,6000 | ,1844 | 3 | 4 |
| 41 | zensiert | | | 3 | 3 |
| 42 | echt | ,4000 | ,2044 | 4 | 2 |
| 45 | zensiert | | | 4 | 1 |
| 48 | zensiert | | | 4 | 0 |

Number of Cases: 10    Censored: 6    ( 60,00% )    Events: 4

| | Survival Time | Standard Error | 95% Confidence Interval |
|---|---------------|----------------|--------------------------|
| Mean: | 38 | 4 | ( 30; 46 ) |
| (Limited to | 48 ) | | |
| Median: | 42 | 6 | ( 30; 54 ) |

**Abb. 8.5:** SPSS-Ausdruck der Berechnungen von zwei Überlebenskurven nach Kaplan-Meier

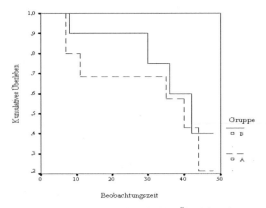

**Abb. 8.6:** Grafische Darstellung beider Überlebenskurven

Für die Berechnung des Logrank-Tests werden die echten Überlebenszeiten aus beiden Gruppen der Größe nach geordnet zusammengestellt (Spalte 1 in Tabelle 8.3).
Für jeden dieser Zeitpunkte stellt man fest, wie viele Patienten gestorben sind (Spalte 2) und wie viele diesen Zeitpunkt überlebten (Spalten 3 - 5). In der Spalte 6 werden die erwarteten Todesfälle ($e_A$) für die Gruppe A bei Gültigkeit der Nullhypothese errechnet.

| Todeszeitpunkt (Monate) | Zahl der Todesfälle | Gruppe A | Gruppe B | insgesamt | erwartete Todesfälle ($e_A$) für Gruppe A |
|---|---|---|---|---|---|
| 7 | 2 | 10 | 10 | 20 | 2·10/20 = 1.0 |
| 8 | 1 | 7 | 10 | 17 | 1·7/17 = 0.412 |
| 11 | 1 | 7 | 7 | 14 | 1·7/14 = 0.50 |
| 30 | 1 | 6 | 6 | 12 | 1·6/12 = 0.50 |
| 35 | 1 | 6 | 5 | 11 | 1·6/11 = 0.545 |
| 36 | 1 | 5 | 5 | 10 | 1·5/10 = 0.50 |
| 40 | 1 | 4 | 4 | 8 | 1·4/8 = 0.50 |
| 42 | 1 | 3 | 3 | 6 | 1·3/6 = 0.50 |
| 44 | 1 | 2 | 2 | 4 | 1·2/4 = 0.50 |

**Tabelle 8.3:** Berechnung der zu erwartenden Todesfälle in Gruppe A

Für jeden Zeitpunkt, zu dem ein oder mehrere Todesfälle auftreten, wird der Erwartungswert $e_A$ wie folgt errechnet:

$$e_A = \text{Zahl der Todesfälle} \cdot \frac{\text{Anzahl in A unter Beobachtung stehender Patienten}}{\text{Anzahl aller unter Beobachtung stehender Patienten}}$$

Der Erwartungswert $e_A$ gibt an, welcher Anteil der eingetretenen Todesfälle in Gruppe A zu erwarten ist, wenn in Gruppe A und B dieselbe Sterbewahrscheinlichkeit herrscht. Der Erwartungswert $E_A$ aller unter Gruppe A auftretenden Todesfälle ergibt sich als Summe aller einzeln berechneten $e_A$-Werte, in unserem Beispiel als

$$E_A = 1 + 0.412 + 0.50 + 0.50 + 0.545 + 0.50 + 0.50 + 0.50 + 0.50 = \underline{4.957}$$

Der Erwartungswert $E_B$ wird errechnet, indem von der Gesamtzahl der Todesfälle der Erwartungswert $E_A$ subtrahiert wird.

$$E_B = \text{Gesamtzahl der Todesfälle} - E_A$$

also:   $E_B = 10 - 4.957 = \underline{5.043}$

In Gruppe A sind insgesamt 6 Todesfälle ($B_A = 6$) und in Gruppe B 4 Todesfälle ($B_B = 4$) beobachtet worden. Der Logrank-Test muss nun die Frage entscheiden, ob die beobachtete Differenz mit der Nullhypothese vereinbar ist.
Hierzu wird die Testgröße $\chi^2$ wie folgt berechnet:

$$\chi^2 = \frac{(B_A - E_A)^2}{E_A} + \frac{(B_B - E_B)^2}{E_B}$$

Man überprüft mit ihrer Hilfe, ob die beiden Überlebenskurven sich mehr als zufällig unterscheiden.

$$\chi^2 = \frac{(6 - 4.957)^2}{4.957} + \frac{(4 - 5.043)^2}{5.043} = 0.219 + 0.216 = \underline{0.435}$$

Auf Grund dieses berechneten Wertes der Testgröße wird eine Entscheidung gefällt, ob es sich um einen signifikanten Unterschied zwischen beiden Überlebenskurven handelt.

Für einen Freiheitsgrad $FG=1$ müsste der berechnete Wert der Testgröße für eine Irrtumswahrscheinlichkeit von $p=0.05$ den Tabellenwert 3.84 und für eine Irrtumswahrscheinlichkeit von $p=0.01$ den Tabellenwert 6.64 überschreiten, wenn der Unterschied zwischen den beiden Überlebenskurven sich statistisch als signifikant erweisen soll.

In unserem Beispiel ist dies nicht der Fall. Die Unterschiede zwischen beiden Überlebenskurven sind zufälliger Natur. Die Nullhypothese kann deshalb nicht verworfen werden.

Die Abbildung 8.7 stellt den Ausdruck von SPSS für den Logrank-Test dar.

---

**Survival Analysis for Beobachtungszeit**

| | Total | Number Events | Number Censored | Percent Censored |
|---|---|---|---|---|
| Gruppe A | 10 | 6 | 4 | 40,00 |
| Gruppe B | 10 | 4 | 6 | 60,00 |
| Overall | 20 | 10 | 10 | 50,00 |

**Log Rank Statistic and (Significance)**

Factor    1

| 2 | ,44 | (Statistic) |
|---|---|---|
| | ( ,5065) | (Significance) |

---

**Abb. 8.7:** SPSS-Ausdruck für den Logrank-Test

Unter "Statistic" findet man den Wert der Testgröße und unter "Significance" findet man den Wert der Irrtumswahrscheinlichkeit, der sich auf Grund des Wertes der Testgröße bei der Behauptung eines signifikanten Unterschieds zwischen den beiden Kurven ergibt.

In unserem Beispiel ist $p=0.5065$, das heißt, die Behauptung, ein statistisch signifikanter Unterschied zwischen beiden liegt vor, müsste mit einer Irrtumswahrscheinlichkeit von 50.65 % versehen werden. Das ist unakzeptabel. Nur wenn an dieser Stelle ein Wert von $p<0.05$ erscheint, ist ein statistisch signifikanter Nachweis des Unterschieds zwischen beiden Gruppen zum Signifikanzniveau von 5 % erbracht.

## 8.1.3 Diagnostische Verfahren

Jedes diagnostische Verfahren soll brauchbar und zuverlässig sein. Seine Güte wird durch **spezielle Maßzahlen** beschrieben, die widerspiegeln müssen, in welchem Umfang ein Test in der Lage ist, den tatsächlichen Sachverhalt aufzudecken. Diese speziellen Maßzahlen werden im Folgenden kurz beschrieben. Eine ausführlichere Abhandlung findet man innerhalb des „Rostocker Biometriesystems" (ROBISYS) im E-Learning Modul „Validierung diagnostischer Verfahren" unter der Internetadresse

http://ibima.med.uni-rostock.de/teaching/elearning/

| | | Tatsächlicher Sachverhalt | | |
| --- | --- | :---: | :---: | :---: |
| | | krank | gesund | Summe |
| **Ergebnis des diagnostischen Testverfahrens** | positiv (krank) | A | B | A+B |
| | negativ (gesund) | C | D | C+D |
| | Summe | A+C | B+D | |

Der Test sollte bei Vorliegen der Krankheit auch wirklich ansprechen und "empfindlich" sein. Daher ist

$$\frac{A}{A+C}$$

ein Maß für die **Empfindlichkeit (Sensitivität)** des Tests, das heißt möglichst viele der tatsächlich Kranken sollten vom Test auch als "krank" diagnostiziert werden.

Gleichzeitig sollte der Test auch "spezifisch" für die vorliegende Krankheit sein, das heißt auf andere Erkrankungen nicht sensibel reagieren und damit möglichst viele tatsächlich Gesunde auch als "gesund" nachweisen. Als Maß für die **Spezifität** eines Tests wird deshalb

$$\frac{D}{B+D}$$

definiert. Da

$$\frac{D}{B+D} = 1 - \frac{B}{B+D}$$

gilt, ist die Spezifität auch 1 minus dem Anteil nicht erkannter Nichtkranker.

Liegt ein positives Testergebnis vor, so wird durch

$$\frac{A}{A+B}$$

die Wahrscheinlichkeit ausgedrückt, auch tatsächlich krank zu sein. Dieser Quotient heißt **positive Korrektheit (positiver Vorhersagewert, prädiktiver Wert eines positiven Testergebnisses).**
Interessant und wichtig (und dabei immer wieder in der medizinischen Forschung übersehen) ist, dass die **positive Korrektheit** von der Prävalenz der betrachteten Erkrankungen abhängt. Selbst bei hohen Werten für Sensitivität und Spezifität nimmt der Wert für die positive Korrektheit bei geringerer Prävalenz ab. So beträgt beispielsweise der Wert für die positive Korrektheit bei einer Prävalenz von 1 % und Sensitivität und Spezifität von 99 % nur 50 %, so dass von den in einem Screeningtest als erkrankt klassifizierten Personen in Wirklichkeit nur 50 % erkrankt wären. Dies verdeutlicht die nachfolgende Tabelle.

| | | Tatsächlicher Sachverhalt | | Summe |
| | | krank | gesund | |
|---|---|---|---|---|
| **Ergebnis des diagnostischen Testverfahrens** | positiv (krank) | 99 | 99 | 198 |
| | negativ (gesund) | 1 | 9 801 | 9 802 |
| | Summe | 100 | 9 900 | 10 000 |

Wenn aber zum Beispiel eine Prävalenz von 20 % vorhanden wäre und Sensitivität und Spezifität bei 99 % blieben, das heißt

| | | Tatsächlicher Sachverhalt | | Summe |
| | | krank | gesund | |
|---|---|---|---|---|
| **Ergebnis des diagnostischen Testverfahrens** | positiv (krank) | 1 980 | 80 | 2 060 |
| | negativ (gesund) | 20 | 7 920 | 7 940 |
| | Summe | 2 000 | 8 000 | 10 000 |

dann hätten wir für die positive Korrektheit einen Wert von 0.96 (1980/2060).

## MC-103
Welche der folgenden Kenngrößen für ein diagnostisches Verfahren ist am stärksten von der Prävalenz der zu diagnostizierenden Erkrankungen in der Studienpopulation abhängig?

(A) Sensitivität
(B) Spezifität
(C) Rate falsch positiver Ergebnisse
(D) Rate falsch negativer Ergebnisse
(E) positiver prädiktiver Wert

Analog wird als **negative Korrektheit (negativer Vorhersagewert, prädiktiver Wert eines negativen Testergebnisses)** der Anteil der tatsächlich Gesunden unter den negativ Diagnostizierten bezeichnet, das heißt

$$\frac{D}{C+D}$$

Die **Reliabilität (Zuverlässigkeit)** eines Tests ist der Grad der Stabilität der Untersuchung am selben Kollektiv. Wenn eine Messgröße zum Beispiel einer (stets konstanten) Störgröße (zum Beispiel: fehlender Thermostat) unterliegt, so verändert dies die Reliabilität nicht.

**Beispiel 8.1**

Es wurde eine einfache, kostengünstige Screening-Methode entwickelt, um Personen mit einer bestimmten Erkrankung bei Vorsorgeuntersuchungen identifizieren zu können. Um die Sensitivität und Spezifität dieser Methode untersuchen zu können, wurde diese Methode an 200 Personen getestet, welche gleichzeitig einer ausführlichen klinischen Untersuchung, von der man eine "definitive" Diagnose erwartet, unterzogen wurden.
Es ergaben sich folgende Resultate:

|  |  | „Erkrankt" aufgrund klin. Untersuchung | | |
|---|---|---|---|---|
|  |  | Ja | Nein | Summe |
| „Erkrankt" aufgrund Screenings | Ja | 60 | 40 | 100 |
|  | Nein | 20 | 80 | 100 |
|  | Summe | 80 | 120 | 200 |

$$\text{Sensitivität} = \frac{60}{80} = \underline{\underline{0.75}}$$

$$\text{Spezifität} = \frac{80}{120} = \underline{\underline{0.67}}$$

$$\text{pos. Vorhersage wert} = \frac{60}{100} = \underline{\underline{0.60}}$$

$$\text{neg. Vorhersage wert} = \frac{80}{100} = \underline{\underline{0.80}}$$

## 8.1.4 Prognoseverfahren

Ärztliche Erfahrung ist nicht ohne Weiteres auf individuelle Krankheitsverläufe übertragbar. Die Beobachtung definierter Patientengruppen ermöglicht auf statistischer Basis eine **wissenschaftliche Prognose.** Ein bekanntes Verfahren ist die so genannte **Zeitreihenanalyse.** Unter einer Zeitreihe versteht man die Darstellung des Verlaufs eines Merkmals in Abhängigkeit von einer Zeitskala. Jede Zeitreihe lässt sich zerlegen:
- in einen Trend, der durch eine geglättete Linie, eine lineare Funktion oder durch eine geeignete nichtlineare Funktion beschrieben wird,
- in eine periodische Schwankung, deren Frequenz schon vor der Untersuchung bekannt ist oder aber erst herausgefiltert werden muss, und
- in restliche Abweichungen (Residuen).

Ununterbrochene Zeitreihen gesundheitlicher Ereignisse existieren in der amtlichen Statistik zum Teil schon über viele Jahrzehnte und bilden eine gute Quelle für die Suche nach vorübergehenden oder dauernden Veränderungen im Gesundheitsgeschehen und ihren Ursachen.

# 8.2 Medizinisch experimentelle Forschung

## 8.2.1 Dosis-Wirkungs-Beziehungen

Die Stärke eines Wirkstoffes (Behandlung), in der dieser auf Versuchsobjekte angewendet wird, heißt **Dosis**. Sie wird zum Beispiel in Einheiten der Konzentration gemessen.

Die Dosis, die bei 50 % der behandelten Versuchsobjekte eine charakteristische Wirkung hervorruft, bezeichnet man als **mittlere effektive Dosis ED50**.

Eine **Dosis-Wirkungs-Kurve** ist eine Dosis-Wirkungs-Regressionsfunktion zwischen angewendeter Dosis eines Wirkstoffs und der dadurch erzielten Wirkung an Versuchsobjekten. Spezielle statistische Verfahren (zum Beispiel **Probitanalyse**) dienen zur Bestimmung der Dosis-Wirkungs-Kurve.

## 8.2.2 Arzneimittelkinetik und Bioverfügbarkeit

**Bioverfügbarkeit** charakterisiert die Geschwindigkeit und das Ausmaß, in denen der therapeutisch wirksame Anteil eines Arzneimittels aus den jeweiligen Arzneiformen freigesetzt und resorbiert bzw. am Wirkort verfügbar wird. Sie lässt sich zum Beispiel durch Messung der Arzneistoffkonzentration in den Körperflüssigkeiten bestimmen. Zur mathematischen Modellierung dienen zum Beispiel **Kompartimentmodelle**.

## 8.2.3 Validierung von Messverfahren

**Validität** ist ein Gütekriterium für Testverfahren, das beschreibt, wie tauglich ein Verfahren zur Abbildung des zu messenden Sachverhalts ist. Als **Präzisionskontrolle** wird in einer Messserie geprüft, ob die für die Präzision zugelassenen Toleranzen eingehalten werden. Dazu werden in einer beliebigen Probe der Mittelwert und die Standardabweichung der zu überprüfenden Messgröße ermittelt. Dieselben im Routinebetrieb mit gemessenen (Kontroll-) Proben lassen dann auf eine "in Kontrolle befindliche Methode" schließen, solange die (Kontroll-) Messergebnisse innerhalb der doppelten Standardabweichung um den Mittelwert streuen.

## 8.3 Medizinische Bibliographie

Für jeden Wissenschaftler ist die Kenntnis des auf seinem Arbeitsgebiet bisher erschienenen Schrifttums unerlässlich. Angesichts der großen Mengen medizinischer Artikel ist die Herstellung von etwas Überschaubarkeit bezüglich dieser Informationsflut notwendig. Es gibt bereits einige wichtige Hilfsmittel.

Im Institut für Biostatistik und Informatik in Medizin und Altersforschung der Universität Rostock wird zur Literaturrecherche das System **MEDLINE** verwendet und Interessenten zur Nutzung angeboten.

Das **D**eutsche **I**nstitut für **m**edizinische **D**okumentation und **I**nformation **(DIMDI)** in Köln wurde 1969 gegründet und hat die Aufgabe, die gesamte deutsche medizinische Literatur bibliografisch zu erfassen, aufzuarbeiten und Interessenten zugänglich zu machen. Dort sind über 3 Millionen Literaturnachweise elektronisch gespeichert. Man kann sich schriftlich oder telefonisch an DIMDI wenden, um die angebotenen Leistungen zu beanspruchen.

Informationen über die medizinische Literatur weltweit wird über die Datenbank **Medlars** (Medical Literature Analysis and Retrieval System) Bethesda, USA gesammelt. Informationen können von DIMDI und von vielen wissenschaftlichen Bibliotheken online abgerufen werden.

Der **Science Citation Index** enthält ein Verzeichnis aller in einem Zeitraum erschienenen Publikationen in ausgewählten Zeitschriften, die zitiert wurden.

Es gibt heute viele weitere Möglichkeiten zur Literaturrecherche.

## 8.4 Übungsaufgaben

**Aufgabe 8.1**
Die Patienten einer Klinik, die an einem Mammakarzinom operiert werden, werden regelmäßig zu Nachsorgeuntersuchungen einbestellt. Wie berechnet man die 5-Jahres-Überlebensrate?

**Aufgabe 8.2**
Die 5-Jahres-Überlebensrate beim Dickdarmkarzinom betrage aufgrund langjähriger Erfahrung 70 %. Ein Arzt hat 2 Patienten mit dieser Diagnose behandelt, die kurz darauf gestorben sind. Mit welcher 5-Jahres-Überlebensrate ist bei den nächsten 3 Patienten zu rechnen?

# 9 Lösungen zu den Übungsaufgaben

## 9.1 Erläuterungen zu den Lösungen der Übungsaufgaben

Im Kapitel 9 sind die Lösungen zu den Übungsaufgaben der Kapitel 3 bis 8 dieses Buches zu finden.
Die Unternummerierung (zweite Zahl) der einzelnen Abschnitte des 9. Kapitels entspricht den Nummern der Kapitel 3 bis 8, zu denen die Übungsaufgaben gehören; das heißt, im Abschnitt 9.4 findet man die Lösungen zu den Übungsaufgaben des 4. Kapitels.
Die Nummerierung der Aufgaben im Kapitel 9 stimmt mit der Aufgabennummerierung in den Kapiteln 3 bis 8 überein.
Zur Lösung der Aufgaben sind ausführliche Lösungsanleitungen angegeben.

## 9.2 Grundlagen und Grundbegriffe - Epidemiologie

keine Aufgaben

## 9.3 Grundlagen und Grundbegriffe - Medizinische Biometrie

**Aufgabe 3.1**
Nur die Merkmale b) Blutgruppe und d) Augenfarbe sind qualitativ.

**Aufgabe 3.2**

| Begriff | Oberbegriff |
|---|---|
| (1) Patient Schulze | (a) Grundgesamtheit |
| (2) 1.73 m | (b) Merkmal |
| (3) Körpergröße | (c) Ausprägung |
| (4) Menge aller Hypertoniepatienten | (d) Beobachtungseinheit |

1-d   die Beobachtungseinheit entspricht einem Individuum aus der Grundgesamtheit

2-c   die Ausprägung bezieht sich auf die verschiedenen Werte des Merkmals

3-b   das Merkmal bezeichnet die für die Untersuchung relevante Variable

4-a   die Grundgesamtheit ist die gesamte Menge der Untersuchungseinheiten (vergleiche Abschnitt 3.2)

# 9.4 Darstellung und Beschreibung von Studienergebnissen

**Aufgabe 4.1**

a)

| Klasse | Häufigkeit | Summenhäufigkeit |
|--------|-----------|-----------------|
| 20-39 | 2 | 2 |
| 40-59 | 5 | 7 |
| 60-79 | 11 | 18 |
| 80-99 | 2 | 20 |

b)

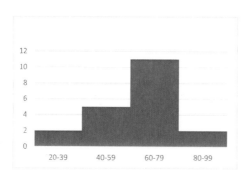

c)

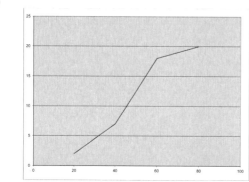

**Aufgabe 4.2**

Fehler:
1. Zahl der Eier ist kein stetiges Merkmal
2. Zahl der Eier ist immer größer oder gleich Null
3. relative Summenhäufigkeit ist immer kleiner (oder gleich) 100 %
4. relative Summenhäufigkeit ist monoton steigend

## Aufgabe 4.3

| relative Häufigkeit $f(x_i)$ | Klassenmitte der Monatsausgaben $x_i$ | $x_i \cdot f(x_i)$ |
|---|---|---|
| 0.1 | 35 | 3.5 |
| 0.2 | 45 | 9.0 |
| 0.2 | 55 | 11.0 |
| 0.4 | 65 | 26.0 |
| 0.1 | 75 | 7.5 |

$$\overline{x} = \sum_{i=1}^{5} x_i \cdot f(x_i) = 57$$

## Aufgabe 4.4
Definition b) ist richtig.

## Aufgabe 4.5
a)    $\overline{x} = 3.2$
b)    $R = 4$

## Aufgabe 4.6
Aussage e) trifft nicht zu.

## Aufgabe 4.7

| | | | Zensuren für Physik | | | | |
|---|---|---|---|---|---|---|---|
| | | 1 | 2 | 3 | 4 | 5 | Rand-summen |
| Zensuren für Mathematik | 1 | 2 | 1 | 0 | 0 | 0 | 3 |
| | 2 | 2 | 9 | 1 | 0 | 0 | 12 |
| | 3 | 0 | 4 | 9 | 2 | 0 | 15 |
| | 4 | 0 | 0 | 0 | 2 | 1 | 3 |
| | 5 | 0 | 0 | 0 | 0 | 1 | 1 |
| | Rand-summen | 4 | 14 | 10 | 4 | 2 | 34 |

## Aufgabe 4.8
Aussage b) ist richtig.

**Aufgabe 4.9**

| $i$ | $x_i$ | $y_i$ | $(x_i - \overline{x})^2$ | $(y_i - \overline{y})$ | $(x_i - \overline{x}) \cdot (y_i - \overline{y})$ |
|---|---|---|---|---|---|
| 1 | -2 | 1 | 4 | -2 | 4 |
| 2 | -1 | 1 | 1 | -2 | 2 |
| 3 | -1 | 3 | 1 | 0 | 0 |
| 4 | 1 | 3 | 1 | 0 | 0 |
| 5 | 1 | 5 | 1 | 2 | 2 |
| 6 | 2 | 5 | 4 | 2 | 4 |
| $\sum$ | 0 | 18 | 12 | 0 | 12 |

$$\overline{x} = 0 \; ; \quad \overline{y} = \frac{18}{6} = 3$$

$$b = \frac{s_{xy}}{s_x^2} = \frac{1/5 \cdot 12}{1/5 \cdot 12} = 1$$

$$a = \overline{y} - b \cdot \overline{x} = 3 - 1 \cdot 0 = 3$$

$$\underline{\underline{y = x + 3}}$$


**Aufgabe 4.10**

| $i$ | $x_i$ | $y_i$ | $x_i - \overline{x}$ | $y_i - \overline{y}$ | $(x_i - \overline{x})^2$ | $(y_i - \overline{y})^2$ | $(x_i - \overline{x}) \cdot (y_i - \overline{y})$ |
|---|---|---|---|---|---|---|---|
| 1 | 0 | 2 | -3 | -1 | 9 | 1 | 3 |
| 2 | 2 | 0 | -1 | -3 | 1 | 9 | 3 |
| 3 | 4 | 6 | 1 | 3 | 1 | 9 | 3 |
| 4 | 6 | 4 | 3 | 1 | 9 | 1 | 3 |
| $\sum$ | 12 | 12 | 0 | 0 | 20 | 20 | 12 |

a) $\quad \overline{x} = \frac{12}{4} = 3 \qquad \overline{y} = \frac{12}{4} = 3 \qquad n = 4$

$$s_{xy} = \frac{1}{n-1} \sum_{i=1}^{n} (x_i - \overline{x}) \cdot (y_i - \overline{y}) = \frac{1}{3} \cdot 12 = \underline{\underline{4}}$$

b) $\quad r = \frac{s_{xy}}{s_x \cdot s_y} = \frac{4}{\sqrt{(\frac{1}{3} \cdot 20) \cdot (\frac{1}{3} \cdot 20)}} = \frac{4}{\frac{1}{3} \cdot 20} = \frac{3}{5} = \underline{\underline{0.6}}$

**Aufgabe 4.11**
Aussage a) ist richtig.

**Aufgabe 4.12**

| Student | 1 | 2 | 3 | 4 | 5 | 6 | 7 | 8 | 9 | 10 |
|---|---|---|---|---|---|---|---|---|---|---|
| Körpergröße | 180 | 170 | 174 | 190 | 165 | 182 | 178 | 169 | 184 | 189 |
| Platz | 3 | 7 | 8 | 2 | 10 | 5 | 6 | 9 | 1 | 4 |
| Rang nach Körpergröße | 6 | 3 | 4 | 10 | 1 | 7 | 5 | 2 | 8 | 9 |
| Differenz $d_i$ | 3 | 4 | 4 | 8 | 9 | 2 | 1 | 7 | 7 | 5 |
| $d_i^2$ | 9 | 16 | 16 | 64 | 81 | 4 | 1 | 49 | 49 | 25 |

$$\sum_{i=1}^{10} d_i^2 = 314$$

$$r = 1 - \frac{6 \cdot \sum_{i=1}^{10} d_i^2}{n^3 - n} = 1 - \frac{6 \cdot 314}{1000 - 10} = 1 - \frac{1884}{990} = \underline{\underline{-0.903}}$$

**Aufgabe 4.13**
$b = 0.5$

$$\overline{y} = a + b \cdot \overline{x}$$
$$3 = a + 0.5 \cdot 6$$
$$a = 3 - 0.5 \cdot 6 = 0$$

so ergibt sich
$$\underline{\underline{y = 0.5 \cdot x}}$$


# 9.5 Wahrscheinlichkeit

**Aufgabe 5.1**
a)    Ein Skatspiel besteht aus 32 Karten mit je 4 Buben und Damen. Es wird der Additionssatz der Wahrscheinlichkeitsrechnung angewandt. Das Ziehen einer Dame bzw. eines Buben schließen sich natürlich gegenseitig aus. Deshalb gilt:
$p$(Bube <u>oder</u> Dame) = $p$(Bube) + $p$(Dame) = 4/32+4/32 = 1/4 = <u>0.25</u>

b1)    Wenn die erste gezogene Karte zurückgelegt wird, handelt es sich um unabhängige Ereignisse. Daher gilt nach dem Multiplikationssatz der Wahrscheinlichkeitsrechnung:
$p$(1.Karte=Kreuz-Ass <u>und</u> 2.Karte=Herz-Ass)
= $p$(1.Karte=Kreuz-Ass) · $p$(2.Karte=Herz-Ass)
= 1/32 · 1/32 = 1/1024 = <u>0.00098</u>

b2) Wenn die erste gezogene Karte nicht zurückgelegt wird, handelt es sich nicht mehr um unabhängige Ereignisse, da beim 2. Ziehen einer Karte zu berücksichtigen ist, dass nur noch 31 Karten im Stapel liegen. Daher gilt:

$p$(1.Karte=Kreuz-Ass und 2.Karte=Herz-Ass | 1.Karte=Kreuz-Ass)
= $p$(1.Karte=Kreuz-Ass) · $p$(2.Karte=Herz-Ass | 1.Karte=Kreuz-Ass)
= 1/32 · 1/31 = 1/992 = 0.001

## Aufgabe 5.2

a)      $p$(weiß oder braun)
= $p$(weiß) + $p$(braun) = 0.2 + 0.1 = 0.3

b)      $p$(schwarz oder schwarz gescheckt)
= $p$(schwarz) + $p$(schwarz gescheckt) = 0.3 +0.15 = 0.45

c)      $p$(weiß oder braun oder schwarz oder braun gescheckt)
= 1 - $p$(schwarz gescheckt) = 1 - 0.15 = 0.85

## Aufgabe 5.3

a)      $p$(Schmerzen) = 0.55
$p$(Sodbrennen) = 0.70
$p$(Schmerzen und Sodbrennen) = 0.35

Zur Anwendung kommt der Additionssatz der Wahrscheinlichkeitsrechnung für zwei Ereignisse, die sich nicht gegenseitig ausschließen. Dann gilt:
$p$(Schmerzen oder Sodbrennen)
= $p$(Schmerzen) + $p$(Sodbrennen) - $p$(Schmerzen und Sodbrennen)
= 0.55 + 0.70 - 0.35 = 0.90

b)      p(keine Schmerzen und kein Sodbrennen)
= 1 - p(Scherzen oder Sodbrennen) = 1 - 0.9 = 0.1

c)      $p$(höchstens ein Symptom)
= 1 - $p$(Schmerzen und Sodbrennen) = 1 - 0.35 = 0.65

## Aufgabe 5.4

$P_D = 0.08$      $P_K = 0.01$

Wegen der Unabhängigkeit der Ereignisse gilt der Multiplikationssatz der Wahrscheinlichkeitsrechnung. Dann ist:

$p$(Magenkrebs und Diabetes) = $p$(Magenkrebs) · $p$(Diabetes) = 0.08 · 0.01 = 0.0008

**Aufgabe 5.5**

$p$(Darminfekt) = 0.30    $p$(seekrank) = 0.50

Beide Erkrankungen werden als unabhängig voneinander angesehen, so dass der Multiplikationssatz der Wahrscheinlichkeitsrechnung angewendet werden kann.

a)  $p$(Darminfekt und seekrank) = $p$(Darminfekt) · $p$(seekrank) = 0.3 · 0.5 = 0.15

b)  Die Wahrscheinlichkeit ergibt sich nach dem Additionssatz der Wahrscheinlichkeitsrechnung, wobei sich beide Ereignisse gegenseitig nicht ausschließen. Es gilt:
    $p$(Darminfekt oder seekrank)
    = $p$(Darminfekt) + $p$(seekrank) - $p$(Darminfekt und seekrank)
    = 0.3 + 0.5 - 0.15 = 0.65

c)  $p$(nicht zu erkranken) = 1 - $p$(Darminfekt oder seekrank) = 1 - 0.65 = 0.35

d)  $p$(höchstens an einer Erkrankung zu leiden) = 1 - $p$(Darminfekt und seekrank)
    = 1 - 0.15 = 0.85


**Aufgabe 5.6**

$p(I) = 0.12$
$p(R) = 0.30$
$p(R|I) = 0.6$

Zu bestimmen ist $p(I|R)$! Es gilt:
$p$(Raucher und Infarkt) = $p$(Infarkt) · $p$(Raucher | Infarkt)
$p$(Infarkt und Raucher) = $p$(Raucher) · $p$(Infarkt | Raucher)

Daraus folgt:
$p$(Infarkt) · $p$(Raucher | Infarkt) = $p$(Raucher) · $p$(Infarkt | Raucher)

$$p(\text{Infarkt} \mid \text{Raucher}) = \frac{p(\text{Infarkt}) \cdot p(\text{Infarkt} \mid \text{Raucher})}{p(\text{Raucher})}$$

$$= \frac{0.12 \cdot 0.6}{0.3} = 0.24$$

**Aufgabe 5.7**

$p(M) = 0.06$

$P(S|M) = 0.70$

$p(S) = 0.3$

Gesucht ist $p(M|S)$!

Analog der Lösung von Aufgabe 4.6 gilt:

$$p(\text{Magengeschw.} | \text{Schmerz}) = \frac{p(\text{Magengeschw.}) \cdot p(\text{Schmerz} | \text{Magengeschw.})}{p(\text{Schmerz})}$$

$$= \frac{0.06 \cdot 0.7}{0.3} = \underline{\underline{0.14}}$$

**Aufgabe 5.8**

Die "Anzahl der neu entwickelten Medikamente, die in Tierversuchen erfolgreich waren" ist binomialverteilt mit $n = 10$ und $p = 0.15$. Dann ist die Wahrscheinlichkeit, dass von 10 neu entwickelten Medikamenten

a) keines auf den Markt kommt:

$$p(\text{kein Medikament wird zugelassen}) = \binom{10}{0} \cdot 0.15^0 \cdot 0.85^{10} = 1 \cdot 1 \cdot 0.1969 = \underline{\underline{0.1969}}$$

b) mindestens eines auf den Markt kommt:

$$p(\text{mind. ein Medikament wird zugelassen}) = 1 - \binom{10}{0} \cdot 0.15^0 \cdot 0.85^{10} = 1 - 1 \cdot 1 \cdot 0.1969 = \underline{\underline{0.8031}}$$

**Aufgabe 5.9**

a) Für eine standardnormalverteilte Zufallsvariable $X$ gelten die Werte aus Tabelle 4.1. Es ist

$s^2 = 400;$      $s = 20$

$z_1 = (80\text{-}100) / 20 = -1$      $z_2 = (120\text{-}100) / 20 = 1$

$F(+1) = 0.8413$      $F(-1) = 1 - F(+1) = 0.1587$

$F(+1) - F(-1) = 0.8413 - 0.1587 = \underline{0.6826} = p(80 \leq \text{Serumspiegel} \leq 120)$

b) $z = (130\text{-}100) / 20 = 1.5$

$F(1.5) = 0.9332$

$p(\text{Serumspiegel} > 130) = 1 - F(1.5) = \underline{0.0668}$

**Aufgabe 5.10**

a)  Die Größe "Anzahl an Tabletten, die den Mindestanforderungen nicht genügen" ist binomialverteilt mit $n = 10$ und $p = 0.03$. Dann ergibt sich durch

$$\binom{10}{1} \cdot 0.03^1 \cdot 0.97^9 = 10 \cdot 0.03 \cdot 0.76023 = \underline{0.228}$$

die Wahrscheinlichkeit, dass von 10 produzierten Tabletten genau eine Ausschuss ist.

b)

$$\binom{10}{0} \cdot 0.03^0 \cdot 0.97^{10} + \binom{10}{1} \cdot 0.03^1 \cdot 0.97^9 = 1 \cdot 1 \cdot 0.7374 + 0.228 = \underline{0.9654}$$

c)

$$\binom{10}{0} \cdot 0.03^0 \cdot 0.97^{10} = 1 \cdot 1 \cdot 0.7374 = \underline{0.7374}$$

# 9.6   Statistisches Schätzen

## Aufgabe 6.1

$$\overline{x} - t_{Tabelle}\left(1 - \frac{\alpha}{2}; FG = n-1\right) \cdot \frac{s}{\sqrt{n}} < \mu < \overline{x} + t_{Tabelle}\left(1 - \frac{\alpha}{2}; FG = n-1\right) \cdot \frac{s}{\sqrt{n}}$$

Es ist $t_{Tabelle}(0.975;24) = 2.064$ (vgl. Tabelle 5.1). Daraus folgt:

$$68 - 2.064 \cdot \frac{4}{5} < \mu < 68 + 2.064 \cdot \frac{4}{5}$$

$$\underline{66.35 < \mu < 69.65}$$

## Aufgabe 6.2

Wenn sich die Varianz um den Faktor 9 verkleinert, dann verkleinert sich die Standardabweichung $s$ um den Faktor 3. Betrachtet man nun die Formel für das Konfidenzintervall

$$\overline{x} - t_{Tabelle}\left(1 - \frac{\alpha}{2}; FG = n-1\right) \cdot \frac{s}{\sqrt{n}} < \mu < \overline{x} + t_{Tabelle}\left(1 - \frac{\alpha}{2}; FG = n-1\right) \cdot \frac{s}{\sqrt{n}}$$

so erkennt man, dass sich die Breite des Intervalls um den Faktor 3 verkleinert.

## Aufgabe 6.3

Zur Beantwortung der Fragen betrachten wir die Formel für das Konfidenzintervall für den Erwartungswert einer normalverteilten Variablen

$$\bar{x} - t_{Tabelle}\left(1 - \frac{\alpha}{2}; FG = n-1\right) \cdot \frac{s}{\sqrt{n}} < \mu < \bar{x} + t_{Tabelle}\left(1 - \frac{\alpha}{2}; FG = n-1\right) \cdot \frac{s}{\sqrt{n}}$$

a) Diese Aussage ist **falsch**, denn $\mu$ ist gar nicht bekannt!

b) Die obige Formel besagt, dass auf der linken Seite der Ungleichung vom Stichprobenmittelwert etwas abgezogen wird und auf der rechten Seite der Ungleichung derselbe Term zum Stichprobenmittelwert addiert wird. Deshalb liegt das Intervall symmetrisch zum Mittelwert $\bar{x}$ der Stichprobe. Die Aussage ist folglich **wahr**.

c) Wenn in der obigen Formel der Stichprobenumfang größer wird, so wird das Konfidenzintervall schmaler ($\sqrt{n}$ steht im Nenner). Es ist ohnehin klar, dass eine größere Stichprobe ein genaueres Urteil über den Parameter der Grundgesamtheit liefert. Die Aussage ist **falsch**.

d) Die obige Ungleichung zeigt, dass der Erwartungswert der Grundgesamtheit $\mu$ überdeckt wird und nicht der Stichprobenmittelwert $\bar{x}$, der genau bekannt ist. Daher ist die Aussage **falsch**.

e) Über zukünftige Beobachtungen kann ein Konfidenzintervall für den Erwartungswert $\mu$ der Grundgesamtheit keine Aussagen machen. Daher ist diese Aussage **falsch**.

f) In c) wurde deutlich, dass sich die Breite des Konfidenzintervalls mit zunehmendem Stichprobenumfang verkleinert. Wenn die Konfidenzwahrscheinlichkeit geringer wird, wächst die Irrtumswahrscheinlichkeit. Wenn man eher einen Irrtum zulässt, kann man seine Aussage präziser formulieren, das Intervall also kleiner gestalten. Aus Tabelle 6.1 erkennt man daher auch für $\alpha_1 > \alpha_2$

$$t_{Tabelle}(1 - \alpha_1 / 2; FG = n-1) < t_{Tabelle}(1 - \alpha_2 / 2; FG = n-1)$$

Die Aussage ist folglich **wahr**.

g) Mit wachsendem Stichprobenumfang wird in der Ungleichung der Term

$$t_{Tabelle}(1 - \frac{\alpha}{2}; FG = n-1) \cdot \frac{s}{\sqrt{n}}$$

immer kleiner. Damit konvergieren beide Intervallgrenzen gegen den Mittelwert $\bar{x}$, das heißt die Intervalllänge konvergiert gegen Null. Folglich ist die Aussage **wahr**.

# 9.7    Statistisches Testen

## Aufgabe 7.1

$$s^2 = \frac{(n_1-1)\cdot s_1^2 + (n_2-1)\cdot s_2^2}{n_1+n_2-2} = \frac{9\cdot 9 + 11\cdot 16}{10+12-2} = \underline{12.85}$$

$$s = \sqrt{12.85} = \underline{3.58}$$

$$t = \frac{\overline{x_1}-\overline{x_2}}{s}\cdot\sqrt{\frac{n_1\cdot n_2}{n_1+n_2}} = \frac{42-39}{3.58}\cdot\sqrt{\frac{120}{22}} = \underline{1.957}$$

Da $t < t_{Tabelle}(\alpha=0.05; FG=20) = 2.086$, besteht kein signifikanter Unterschied.

## Aufgabe 7.2

|  | Re-Infarkt | kein Re-Infarkt | Summe |
|---|---|---|---|
| **mit Verhaltenstraining** | 17 | 123 | 140 |
| **ohne Verhaltenstraining** | 29 | 121 | 150 |
| **Summe** | 46 | 244 | 290 |

$$\chi^2 = \frac{290\cdot(17\cdot 121 - 123\cdot 29)^2}{140\cdot 150\cdot 46\cdot 244} = \underline{2.81}$$

Da $\chi^2 < \chi^2_{Tabelle}(\alpha=0.05, FG=1) = 3.84$, lässt sich ein Unterschied zwischen beiden Gruppen statistisch nicht nachweisen.

## Aufgabe 7.3

| Person | 1 | 2 | 3 | 4 | 5 | 6 | 7 | 8 | 9 | 10 |
|---|---|---|---|---|---|---|---|---|---|---|
| Schlafdauer in Stunden mit A | 10 | 9 | 8 | 9 | 10 | 11 | 9 | 8 | 7 | 11 |
| Schlafdauer in Stunden mit B | 9 | 11 | 7 | 12 | 13 | 14 | 8 | 11 | 8 | 14 |

Als Differenzen ergeben sich:  1  -2  1  -3  -3  -3  1  -3  -1  -3

Weiterhin werden Mittelwert und Standardabweichung der Messreihe der Differenzen berechnet:

$$\overline{d} = \frac{-15}{10} = -1.5$$

$$s = 1.84$$

$$t = \frac{\overline{d}}{s} \cdot \sqrt{n} = \frac{-1.5}{1.84} \cdot 3.16 = \underline{-2.58}$$

Da $|t| > t_{Tabelle}(\alpha=0.05; FG=9) = 2.262$, lässt sich statistisch nachweisen, dass sich die Schlafmittel A und B unterscheiden; B hat eine stärkere Wirkung.

## Aufgabe 7.4

| Patient | 1 | 2 | 3 | 4 | 5 | 6 | 7 | 8 | 9 | 10 | 11 | 12 |
|---|---|---|---|---|---|---|---|---|---|---|---|---|
| Medikament | A | A | A | A | A | A | B | B | B | B | B | B |
| Mg-Spiegel | 0.79 | 0.81 | 0.95 | 1.06 | 0.98 | 0.91 | 0.86 | 0.92 | 0.97 | 1.22 | 1.21 | 0.90 |

Es ergeben sich folgende Ränge:     1  2  7  10  9  5  3  6  8  12  11  4

$R_1 = 34$          $R_2 = 44$

$$U_1 = 6 \cdot 6 + \frac{6 \cdot 7}{2} - R_1 = 36 + 21 - 34 = 23$$

$$U_2 = 6 \cdot 6 + \frac{6 \cdot 7}{2} - R_2 = 36 + 21 - 44 = 13$$

$$U = \min(U_1, U_2) = 13$$

$$z = \frac{|13 - 18|}{\sqrt{(36 \cdot 13/12)}} = \underline{\underline{0.80}}$$

Da $z < 1.96$, lässt sich statistisch nicht belegen, dass sich beide Medikamente in ihrer Wirkung unterscheiden.

## Aufgabe 7.5

a)   Es handelt sich um unabhängige Stichproben. Nach Prüfung, ob das Merkmal "erreichte Punktzahl" normalverteilt ist, sind der $t$-Test für unabhängige Stichproben bzw. der $U$-Test nach MANN-WHITNEY geeignete statistische Testverfahren.

b)   Es handelt sich um verbundene (abhängige) Stichproben. Als Schnelltest wäre der Vorzeichentest anwendbar, besser ist der $t$-Test für verbundene Stichproben.

c)   Aus den Angaben lässt sich eine Vierfeldertafel aufstellen, die mit dem Chi-Quadrat Test für Kontingenztafeln geprüft werden kann.

d)   Es handelt sich um verbundene (abhängige) Stichproben. Als Schnelltest wäre der Vorzeichentest anwendbar, besser ist der $t$-Test für verbundene Stichproben.

**Aufgabe 7.6**

a)  Die Nullhypothese prüft stets einen Sachverhalt über Parameter der Grundgesamtheit. Da man in wissenschaftlichen Untersuchungen (zumeist) Stichproben vorliegen hat, prüft ein statistischer Test, ob das Stichprobenresultat mit der Behauptung in der Nullhypothese (über die Grundgesamtheit) verträglich ist oder nicht. Die Aussage ist also **wahr**.

b)  Diese Aussage ist **falsch**. Die Nullhypothese formuliert die Gleichheit beider Behandlungen (die Differenz ist <u>Null!</u>). Wird sie durch einen statistischen Test abgelehnt, so sind Unterschiede nachgewiesen.

c)  Lehnt ein statistischer Test die Nullhypothese ab, obwohl sie in Wirklichkeit richtig ist, macht der Test einen Fehler 1. Art. Die Aussage ist **wahr**.

d)  Es ist zwar richtig, dass der $t$-Test für unabhängige Stichproben normalverteilte Beobachtungen voraussetzt, der Chi-Quadrat Test für eine Vierfeldertafel jedoch nicht, da er auf Häufigkeiten zurückgreift. Daher ist die Aussage **falsch**.

e)  Der $t$-Test für unverbundene (unabhängige) Stichproben prüft, ob zwei Erwartungswerte (Mittelwerte der Grundgesamtheiten) gleich sind oder nicht. Ob zwei Merkmale unabhängig sind oder nicht, kann zum Beispiel mit dem Chi-Quadrat Test für Kontingenztafeln geprüft werden. Diese Aussage ist **falsch**.

f)  Diese Aussage ist **wahr**. Da der $t$-Test für verbundene Stichproben einzelne Wertepaare miteinander vergleicht, muss der Umfang der beiden Stichproben gleich groß sein.

g)  Der $t$-Test für unverbundene (unabhängige) Stichproben setzt unter anderem voraus, dass für das zu testende Merkmal Normalverteilung vorliegt. Wenn die Verteilung nicht bekannt ist bzw. ein Test ergeben hat, dass keine Normalverteilung vorliegt, so muss auf die Anwendung des $t$-Tests für unabhängige Stichproben verzichtet werden. Der $U$-Test von MANN-WHITNEY ist dann geeignet. Die Aussage ist **wahr**.

h)  Wenn der Wert einer Prüfgröße im Annahmebereich der Verteilung der Teststatistik liegt, so kann die Nullhypothese nicht abgelehnt werden, bleibt also weiterhin gültig. Diese Aussage ist **wahr**.

# 9.8  Typische Anwendungsbeispiele

**Aufgabe 8.1**
Die 5-Jahres-Überlebensrate kann aus der empirischen Verteilungsfunktion der Überlebenszeiten berechnet werden. Dazu wird zum Wert 5 Jahre (oder 60 Monate) auf der $x$-Achse der zugehörige $y$-Wert bestimmt, der der 5-Jahres-Überlebensrate entspricht.

**Aufgabe 8.2**
Die 5-Jahres-Überlebensrate beträgt <u>für jeden Patienten</u> beim Dickdarmkarzinom 70 %. Damit ist die 5-Jahres-Überlebensrate eines bestimmten Patienten völlig <u>unabhängig</u> von der 5-Jahres-Überlebensrate eines anderen Patienten.

# 10 Begriffserläuterungen

**abhängige, verbundene, paarige Stichproben**
Messwerte von Messungen am gleichen Beobachtungsobjekt oder an Paaren von Beobachtungsobjekten werden als abhängige, verbundene oder paarige Stichproben bezeichnet.

**absolute Häufigkeit**
Anzahl der beobachteten Werte einer bestimmten Merkmalsausprägung.

**Additionssatz der Wahrscheinlichkeitsrechnung**
Der Additionssatz der Wahrscheinlichkeitsrechnung besagt, dass die Summe der Einzelwahrscheinlichkeiten von beliebigen Ereignissen stets gleich ist der Wahrscheinlichkeit für das Eintreten von mindestens einem dieser Ereignisse, falls diese **disjunkt** sind.

**Alternativhypothese**
Der in einem Test geprüften Nullhypothese $H_0$ steht die Alternativhypothese $H_A$ gegenüber. Sie gilt, wenn der statistische Test die Nullhypothese ablehnt.

**Annahmebereich**
Annahmebereich nennt man bei statistischen Tests den Bereich (bzw. das Intervall) der Werte der benutzten Prüfgröße, für den die Nullhypothese angenommen wird.

**arithmetischer Mittelwert**
Lagemaß bei symmetrischen Verteilungen. Summe aller Messwerte dividiert durch den Stichprobenumfang.

**asymmetrisch**
Eine Verteilungsform, die nicht symmetrisch ist. Sie steigt auf einer Seite steiler an als auf der anderen.

**Balkendiagramm**
Möglichkeit einer grafischen Darstellung von Merkmalen mit Hilfe vertikaler, konstant breiter Balken mit Zwischenräumen. Auf der Abszisse sind die Merkmalsausprägungen abgetragen.

**bedingte Wahrscheinlichkeit**
Die bedingte Wahrscheinlichkeit $p(A|B)$ eines Ereignisses A ist die Wahrscheinlichkeit für das Eintreten dieses Ereignisses unter der Bedingung, dass ein bestimmtes anderes Ereignis B schon eingetreten ist.

**Beobachtungseinheit**
Bei einer Untersuchung beobachtet man Objekte oder Individuen, die man als
Beobachtungseinheiten oder Untersuchungseinheiten bezeichnet.

**Bestimmtheitsmaß**
Maß für die Güte eines Regressionsmodells zur Beurteilung der Frage, wie gut eine Punktwolke
durch das Regressionsmodell beschrieben wird. Wertebereich von 0 bis +1.

**bimodale Verteilung**
Verteilung mit zwei Gipfeln und somit mit zwei Modalwerten.

**binomialverteilte Zufallsvariable**
Eine Zufallsvariable, die bei $n$ Wiederholungen eines Zufallsexperimentes mit alternativem
Ausgang (zum Beispiel Erfolg oder Misserfolg) und Unabhängigkeit zwischen den Wieder-
holungen die Anzahl der Erfolge wiedergibt, heißt binomialverteilt mit den Parametern $n$
(Anzahl der Wiederholungen) und $p$ (Wahrscheinlichkeit für "Erfolg" bei jeder der $n$
Wiederholungen).

**Boxplot**
Grafische Darstellung quantitativer Messwerte und ihrer Parameter im Kastendiagramm.

**Chi-Quadrat Test für Kontingenztafeln**
Der Chi-Quadrat Test ist zur Analyse kategorialer Daten geeignet. Ziel der Analyse ist die
Erfassung der Beziehungsstruktur der in einer Kontingenztafel verknüpften kategorialen
Merkmale. Es wird die stochastische Unabhängigkeit beider Merkmale geprüft.

**Dezile**
Lagemaß für ordinalskalierte und metrische Merkmale. Quantile, die eine geordnete Reihe in
10 gleichgroße Teilgruppen zerlegen.

**DIMDI**
Abkürzung für "Deutsches Institut für medizinische Dokumentation und Information". Sein
Sitz ist in Köln und seine Aufgabe besteht darin, die gesamte deutsche medizinische Literatur
zu erfassen, aufzuarbeiten und Interessenten zugänglich zu machen.

**disjunkt**
Zwei Ereignisse heißen disjunkt, wenn sie nicht gleichzeitig eintreten können.

**empirische Verteilungsfunktion**
Die Zuordnungen von relativen Summenhäufigkeiten $F(x_i)$ zu den Merkmalswerten $x_i$ einer diskreten Zufallsvariablen bezeichnet man als empirische Verteilungsfunktion. Sie gibt damit zu jedem Wert $x_i$ die relative Häufigkeit von Beobachtungen kleiner oder gleich $x$ an. Da man empirisch mit einer kleinen Anzahl von Beobachtungen operiert, wird <u>nicht</u> die Wahrscheinlichkeit angegeben.

**Erwartungswert**
Der Erwartungswert $E(X)$ einer Zufallsvariablen $X$ gibt ihren Mittelwert in der Grundgesamtheit an.

**Exposition**
Bei Vorliegen eines vermuteten medizinischen Einflussfaktors spricht man von Exposition.

**Fall-Kontroll-Studie**
Eine Gruppe von Erkrankten (Fälle) wird mit einer Gruppe von Nicht-Erkrankten (Kontrolle) hinsichtlich einer zeitlich vorausgegangenen Exposition durch einen Einflussfaktor verglichen. Fall-Kontroll-Studien sind retrospektive Studien.

**Fehler 1. Art**
Beim Prüfen der Nullhypothese mit einem statistischen Test besteht der Fehler 1. Art in der Ablehnung von $H_0$ durch den Test, obwohl $H_0$ in Wirklichkeit richtig ist.

**Fehler 2. Art**
Beim Prüfen der Nullhypothese gegen eine Alternativhypothese $H_A$ mittels eines statistischen Tests besteht der Fehler 2. Art in der Annahme von $H_0$, obwohl $H_A$ in Wirklichkeit zutrifft.

**geometrisches Mittel**
Lagemaß für quantitative Merkmale. Durchschnittswert bei multiplikativ verknüpften Merkmalswerten.

**gewichtetes Mittel**
Mittelwert der Mittelwerte mehrerer unterschiedlich großer Stichproben. Die einzelnen Mittelwerte werden mit ihrer Stichprobengröße gewichtet.

**gewogenes Mittel**
Siehe gewichtetes Mittel.

**harmonisches Mittel**
Spezialfall des arithmetischen Mittels für verhältnisskalierte Merkmale. Für Durchschnitt aus Verhältniszahlen zu verwenden.

**Häufigkeit**
Darstellung der geordneten Merkmalsausprägungen und die Angabe, wie oft sie auftreten (absolut oder relativ).

**Histogramm**
Möglichkeit zur grafischen Darstellung von Häufigkeiten mit Hilfe aneinander gerückter Balken.

**Inzidenz**
Anteil der Neuerkrankten innerhalb eines bestimmten Zeitraumes (Neuerkrankungsrate).

**Irrtumswahrscheinlichkeit**
Bei Konfidenzintervallen ist die Irrtumswahrscheinlichkeit die Wahrscheinlichkeit $\alpha$, dass das aus der Stichprobe berechnete Intervall den zu schätzenden Parameter nicht überdeckt.

**Klasse**
Festgelegtes Intervall von Merkmalswerten stetiger Merkmale.

**Klassenanzahl**
Anzahl der Klassen (Intervalle), in die die Merkmalsausprägungen zusammengefasst werden.

**Klassenbreite**
Differenz aus oberer und unterer Klassengrenze.

**Kohortenstudie**
Eine festgelegte Gruppe von Probanden wird anhand des Vorhandenseins bzw. Fehlens eines interessierenden Ereignisses in Gruppen (Kohorten) eingeteilt und über einen vorgegebenen Zeitraum beobachtet. Kohortenstudien sind prospektive Studien.

**Konfidenzintervall**
Bei der Intervallschätzung wird für den zu schätzenden Wert eines Parameters der Grundgesamtheit aus der Stichprobe ein Intervall ermittelt, in dem mit einer vorgegebenen Wahrscheinlichkeit der zu schätzende Wert der Grundgesamtheit liegt. Dieses Intervall nennt man Konfidenzintervall zu der vorgegebenen Wahrscheinlichkeit.

**Konfidenzwahrscheinlichkeit**
Die Wahrscheinlichkeit, dass ein aus einer Stichprobe berechnetes Konfidenzintervall den wahren Wert des Parameters (der Grundgesamtheit) einschließt.

**Kontingenzkoeffizient**
Maß für die Stärke des Zusammenhanges zwischen nominalskalierten Merkmalen. Wertebereich von 0 bis +1, wobei 0 statistische Unabhängigkeit bedeutet.

**Kontingenztafel**
Tabellarische Darstellung der gemeinsamen Häufigkeitsverteilung eines $k$-fach und eines $m$-fach gestuften Merkmals.

**Korrelation**
Beurteilt die Stärke des Zusammenhanges zwischen den Merkmalen einer Punktwolke.

**Korrelationskoeffizient (Maßkorrelationskoeffizient nach Pearson)**
Ein dimensionsloses Maß für die Stärke und Richtung des linearen Zusammenhanges zwischen metrischen Merkmalen. Er nimmt Werte zwischen -1 und +1 an.

**Korrelationskoeffizient (Rangkorrelationskoeffizient nach Spearman)**
Ein dimensionsloses Maß für die Stärke und Richtung des linearen Zusammenhanges zwischen Merkmalen, die die Voraussetzungen für die Berechnung eines Maßkorrelationskoeffizienten nach Pearson nicht erfüllen. Er nimmt Werte zwischen -1 und +1 an.

**Kovarianz**
Maß für den Grad des Miteinander-Variierens zweier Merkmale. Ist von den Maßeinheiten der Merkmale abhängig. Kann Werte von $-\infty$ bis $+\infty$ annehmen.

**Kreisdiagramm**
Grafische Darstellung von Häufigkeiten als Sektoren in einem Kreis. Jeder Kreissektor repräsentiert die absolute oder relative Häufigkeit einer Merkmalskategorie.

**Kreuztabelle**
Anderer Begriff für Kontingenztafel.

**kumulative relative Häufigkeit**
Summe der relativen Häufigkeiten bis zur $i$-ten Merkmalsausprägung oder Klasse. Der Wert der letzten Merkmalsausprägung ist 1, da hier alle relativen Häufigkeiten aufaddiert sind.

**Lageparameter**
Maßzahlen, die die Lage der Messwerte (ihr Zentrum) auf der Abszissenachse kennzeichnen, zum Beispiel der Mittelwert.


**Längsschnittstudie**
Untersuchung des zeitlichen Verlaufs, das heißt ein oder mehrere Merkmale werden zu verschiedenen Zeitpunkten beobachtet.


**Maßkorrelation**
Korrelation nach Pearson.


**Matched-Pairs-Technik**
Das künstliche Zusammenstellen von Kontrollgruppen, um gewisse Ähnlichkeiten zur Fallgruppe zu erreichen.


**Median**
Lagemaß bei asymmetrischen Verteilungen. Derjenige Wert, der die in aufsteigender Folge geordnete Messwertreihe in zwei gleiche Teile zerlegt, so dass 50 % aller Werte unter dem Median und 50 % über dem Median liegen.


**Methode der kleinsten Quadrate**
Methode zur Schätzung unbekannter Parameter. Die Summe der quadrierten Abweichungen der beobachteten Messungen wird von dem durch das Modell erklärten Wert minimiert. Wird zum Beispiel bei der Regressionsrechnung angewandt.


**Mittelwert**
Siehe arithmetischer Mittelwert.


**mittlere Abweichung**
Ist ein Streuungsmaß. Ist das arithmetische Mittel der absoluten Abweichungen der beobachteten Werte vom arithmetischen Mittelwert.


**mittleres Abweichungsquadrat**
Ist ein Streuungsmaß. Ist das arithmetische Mittel aus den quadrierten Abweichungen der beobachteten Werte vom arithmetischen Mittel.

**Modalwert (Modus)**
Lagemaß, das mindestens Nominalskala voraussetzt. Die Merkmalsausprägung, die am häufigsten an einem Merkmal beobachtet wurde.


**Multiplikationssatz der Wahrscheinlichkeitsrechnung**
Mittels des Multiplikationssatzes der Wahrscheinlichkeitsrechnung kann die Wahrscheinlichkeit für das gleichzeitige Auftreten mehrerer Ereignisse bestimmt werden.


**negativer Vorhersagewert eines diagnostischen Tests**
Anteil der tatsächlich Gesunden unter den negativ Diagnostizierten. Synonyme Begriffe sind negative Korrektheit bzw. prädiktiver Wert eines negativen Testergebnisses.


**Nominalskala**
Qualitative Merkmale werden auf einer Nominalskala aufgetragen. Dabei werden den Merkmalsausprägungen Zahlen zugewiesen. Ihren numerischen Relationen wie Differenz oder Verhältnis kommt jedoch keine empirische Bedeutung zu.


**Normalverteilung**
Eine Zufallsvariable $X$ mit einer glockenförmigen Dichtefunktion heißt normalverteilt. Die Verteilung wird durch zwei Parameter (Mittelwert (Erwartungswert) und Standardabweichung) eindeutig bestimmt.


**Nullhypothese**
Die Hypothese, dass zwei Grundgesamtheiten bezüglich eines Parameters übereinstimmen, wird Nullhypothese genannt. Es wird also angenommen, dass die wirkliche Differenz gleich Null ist. Sie wird durch einen statistischen Test geprüft.


**Odds Ratio**
Quotenverhältnis oder Chancenverhältnis, mit dem ein Ereignis eintritt.


**Ordinalskala**
Bei qualitativen Merkmalen, die auf einer Ordinalskala aufgetragen werden, besteht zwischen den Merkmalsausprägungen eine Ordnungsbeziehung.


**Parameter**
Maßzahlen (zum Beispiel für Mittelwert, Varianz usw.) in der Grundgesamtheit bezeichnet man als Parameter. Sie werden meistens mit griechischen Buchstaben bezeichnet (zum Beispiel $\mu$ für den Erwartungswert).


**Perzentile**
Lagemaß, das mindestens Ordinalskala voraussetzt. Quantile, die eine geordnete Reihe in 100 gleichgroße Teilgruppen zerlegen.

**Polygonzug**
Die geradlinige Verbindung der Mittelpunkte einer jeden Klasse an den oberen Kanten in einem Histogramm.


**populationsattributables Risiko**
Der Anteil aller Krankheitsfälle, der durch die Eliminierung der Exposition vermieden werden kann.


**positiver Vorhersagewert eines diagnostischen Tests**
Anteil der tatsächlich Kranken unter den als krank Diagnostizierten. Synonyme Begriffe sind positive Korrektheit bzw. prädiktiver Wert eines positiven Testergebnisses.


**Prävalenz**
Anteil (Proportion) Erkrankter an der Gesamtpopulation an einem gewissen Stichtag (Krankenbestandsrate).


**Prüfgröße**
Die Prüfgröße (Teststatistik) eines statistischen Tests ist eine aus den Stichprobenwerten berechnete Maßzahl. Für diese Maßzahl kann bei Gültigkeit der Nullhypothese $H_0$ bestimmt werden, wie groß die Wahrscheinlichkeit für das Vorliegen des beobachteten bzw. eines noch extremeren Stichprobenresultats ist.


**Punktwolke**
Grafische Darstellungsmöglichkeit von Verbundhäufigkeiten in einem Diagramm. Jede Messachse repräsentiert ein Merkmal.


**qualitatives Merkmal**
nicht quantifizierbare Eigenschaften von Objekten, auf Grund derer man sie in Klassen oder Kategorien einteilen kann (Geschlecht, Nationalität)


**Quantil**
$k$-Quantile heißen die $k$-1 Zahlen, die den Wertebereich einer Zufallsvariablen so in $k$ Abschnitte teilen, dass die Wahrscheinlichkeit für das Auftreten von Werten der Zufallsvariablen in jedem Abschnitt ein $k$-tel ist. Anders ausgedrückt, unter einem speziellen $x$-Quantil versteht man den Wert einer Häufigkeitsverteilung, der angibt, dass ein $x$-tel aller Werte kleiner oder gleich diesem Wert ist.


**quantitatives Merkmal**
Merkmal, dem man Zahlen zuerkennen kann und dessen Ausprägungen zählbar oder messbar sind.

**Quartil**
Lagemaß für ordinalskalierte oder metrische Merkmale. Merkmalswerte, die die geordnete Reihe der Merkmalsausprägungen in 4 gleiche Teile zerlegen.

**Quartilsabstand (Hälfteabstand)**
Streuungsmaß, das die Differenz aus oberem und unterem Quartil angibt. Größe des Bereichs, in dem 50 % der mittleren Beobachtungswerte liegen.

**Querschnittsstudie**
Untersuchung von verschiedenen Gruppen hinsichtlich eines oder mehrerer Merkmale zu einem bestimmten Zeitpunkt.

**Rangkorrelation**
Siehe Korrelation nach Spearman.

**Regression (lineare)**
Durch eine beobachtete Punktwolke in der Ebene wird eine Gerade angepasst.

**Regressionsgerade $y = b \cdot x + a$**
Die Gerade, die durch die lineare Regression bestimmt wurde und der Punktwolke am besten angepasst ist.

**Regressionskoeffizient**
Koeffizient der Regressionsgeraden, der geometrisch der Anstieg der Regressionsgeraden ist.

**relative Häufigkeit**
Anteil der absoluten Häufigkeit der beobachteten Merkmalsausprägungen gemessen an der gesamten Zahl der Beobachtungen.

**relatives Risiko**
Der multiplikative Faktor, um den sich die Erkrankungswahrscheinlichkeit erhöht, wenn man einer definierten Exposition ausgesetzt ist.

**repräsentativ**
Eine Stichprobe, deren Eigenschaften mit den Eigenschaften der Grundgesamtheit übereinstimmt, heißt repräsentativ. Sie ergibt sich in der Regel, wenn jedes Element der Grundgesamtheit die gleiche Chance erhält, in die Stichprobe zu gelangen.

**Schätzwert**

Die aus Zufallsstichproben errechneten Zahlenwerte, zum Beispiel für den Mittelwert oder die Standardabweichung, heißen Schätzwerte. Der Begriff drückt die Ungenauigkeit aus, die in einem Stichprobenresultat liegt.

**Scheinkorrelation**

Korrelation, die durch die Wirksamkeit eines oder mehrerer Drittmerkmale verursacht wird. Zusammenhänge zwischen Merkmalen, die sachlogisch nicht korrekt sind.

**Schiefe**

Maß zur Charakterisierung der Symmetrie bzw. Asymmetrie einer Verteilung.

**SCIENCE Citation Index**

Enthält ein Verzeichnis aller in einem bestimmten Zeitraum erschienenen Publikationen in ausgewählten Zeitschriften, die zitiert wurden.

**Sensitivität eines diagnostischen Tests**

Die Sensitivität (Empfindlichkeit) eines Tests entspricht dem Anteil der vom Test erkannten tatsächlich Kranken.

**sich (gegenseitig) ausschließend**

Zwei sich (gegenseitig) ausschließende Ereignisse sind disjunkt.

**Signifikanzniveau**

Signifikanzniveau ist ein Synonym für die Irrtumswahrscheinlichkeit eines statistischen Tests. Die Irrtumswahrscheinlichkeit ist die Wahrscheinlichkeit für das Auftreten eines Fehlers 1. Art, das heißt, dass man ohne Vorliegen echter Unterschiede Signifikanz erhält.

**Spannweite (Variationsbreite, Range)**

Ist ein Streuungsmaß, das die Differenz zwischen dem größten und kleinsten Beobachtungswert eines Merkmals beschreibt.

**Spezifität eines diagnostischen Tests**

Die Spezifität eines Tests entspricht dem Anteil der vom Test erkannten tatsächlichen Gesunden.

**Standardabweichung**

Ist ein Streuungsmaß für die Variabilität der Messwerte. Sie ist die Quadratwurzel aus der Varianz.

**Standardfehler des Mittelwertes**
Ist ein Streuungsmaß für den Mittelwert. Er gibt an, wie groß die Streuung des Mittelwertes der Stichprobe um den wahren Mittelwert der Grundgesamtheit ist.

**standardnormalverteilte Zufallsvariable**
Eine normalverteilte Zufallsvariable mit dem Mittelwert (Erwartungswert) gleich Null und der Varianz $V(X)=1$ heißt standardnormalverteilt.

**statistischer Test**
Ein Verfahren, das für jede Stichprobe die Entscheidung herbeiführt, ob das Stichprobenergebnis die Nullhypothese (über die Grundgesamtheit) stützt oder nicht, heißt statistischer Test. Die Durchführung eines statistischen Tests geschieht mit Hilfe der Berechnung einer Prüfgröße.

**stetige Merkmale**
Merkmale, die in einem Intervall unendlich viele Werte annehmen können.

**Stichprobe**
Eine Teilmenge, die nach einer bestimmten Ziehungsvorschrift einer Grundgesamtheit entnommen wurde, heißt Stichprobe.

**(stochastisch) unabhängige Ereignisse**
Zwei Ereignisse A und B sind dann stochastisch unabhängig, wenn das Eintreten von Ereignis A nicht die Wahrscheinlichkeit für das Eintreten von B beeinflusst.
Einfach ausgedrückt: $p(A \text{ und } B) = p(A) \cdot p(B)$.

**Streudiagramm**
Diagramm für zwei metrische Merkmale, in dem die Zusammenhänge zwischen den Merkmalen als Punktwolke sichtbar gemacht werden.

**Streuungsparameter**
Maßzahlen, die die Breite der Verteilung der Messwerte um ihr Zentrum kennzeichnen.

**Summenhäufigkeit**
Maßzahl für die Homogenität bzw. Heterogenität der Merkmalswerte.

**symmetrisch**
Eine Verteilungsform, deren Dichtefunktion an einer durch das Maximum gehenden Parallelen zur $y$-Achse gespiegelt werden kann.

## *t*-Test

Prinzipiell gibt es zwei *t*-Tests. Der *t*-Test für unabhängige Stichproben ist ein spezieller statistischer Test zum Vergleich zweier Mittelwerte (Erwartungswert) $\mu_1$ und $\mu_2$, die aus unabhängigen Stichproben geschätzt werden. Der *t*-Test für abhängige Stichproben prüft den aus den Paardifferenzen geschätzten Mittelwert. Geprüft wird die Nullhypothese, dass die Paardifferenzen aus einer Grundgesamtheit mit dem Erwartungswert Null stammen.

## *U*-Test von MANN-WHITNEY

Der *U*-Test von MANN-WHITNEY ist ein Rangtest. Er dient zum Vergleich zweier unabhängiger Stichproben bei nichtnormalverteilten Grundgesamtheiten.

## Überlebenszeit

Zeit, die vom Eintreten des Patienten in die Studie bis zum Auftreten eines definierten kritischen Ereignisses (nicht unbedingt nur der Tod!!) vergeht.

## unabhängige Stichproben

Unabhängige Stichproben entstehen, wenn unterschiedliche Probanden (zum Beispiel Gesunde/Kranke; Jüngere/Ältere) in den Stichproben vertreten sind.

## unimodale Verteilung

Eine Verteilung mit nur einem Gipfel, einem Maximum und somit auch nur einem Modalwert.

## Urliste

Ist eine Liste, in der die Merkmalswerte für alle Beobachtungseinheiten einzeln aufgelistet werden.

## Variabilität

Ist die Streuung einer Verteilung.

## Varianz

Ist ein Streuungsmaß für die Variabilität.

## Variationskoeffizient (Variabilitätskoeffizient)

Ist ein relatives Streuungsmaß zur Darstellung der durchschnittlichen Abweichung. Eine dimensionslose Maßzahl zum Vergleich von Streuungen verschiedener Stichproben.

**Verbundhäufigkeit**

Absolute Häufigkeit $n_{ij}$ des gemeinsamen Auftretens einer bestimmten Ausprägung $A_i$ und einer bestimmten Ausprägung $B_j$ beim gleichzeitigen Beobachten der zwei Merkmale $A$ und $B$.

**Verteilungsfunktion**

Die Verteilungsfunktion $F(x)$ gibt zu jedem Wert von $x$ die Wahrscheinlichkeit an, dass die Zufallsvariable $X$ einen Wert annimmt, der kleiner oder gleich $x$ ist.

**Vierfeldertafel**

Ist ein Spezialfall einer Kontingenztafel, die aus 2 Zeilen und 2 Spalten besteht. Beide Merkmale sind Alternativmerkmale, haben also nur zwei Ausprägungen. Die Zellen der Vierfeldertafel enthalten die Häufigkeiten der den 4 möglichen Merkmalskombinationen entsprechenden Teile einer Stichprobe oder Grundgesamtheit.

**Vorzeichentest**

Der Vorzeichentest ist ein Schnelltest zur Prüfung des Unterschieds zweier verbundener Stichproben oder des Medians einer einzigen Stichprobe.

**Wahrscheinlichkeitsfunktion**

Die Wahrscheinlichkeitsfunktion $f(x)$ gibt zu jedem Wert von $x$ die Wahrscheinlichkeit an, dass die Zufallsvariable $x$ einen Wert annimmt, der gleich $x$ ist.

**Wilcoxon-Test**

Im Falle nicht gegebener Normalverteilung, bei sehr kleinen Stichproben oder beim Vorhandensein von Ordinalskalen ersetzt der Wilcoxon-Test den gepaarten $t$-Test für abhängige Stichproben.

**zensierte Überlebenszeit**

Wenn bis zum Studienende das kritische Ereignis noch nicht eingetreten ist, der Patient an einer anderen Krankheit, die nicht studienrelevant ist, verstorben ist oder aus anderen nicht studienrelevanten Gründen aus der Studie ausscheidet, so heißt die beobachtete Überlebenszeit zensiert.

**Zufallsexperiment**

Ein Experiment, dessen Ausgang nicht vorhergesagt werden kann, heißt Zufallsexperiment.

**zuschreibbares Risiko**

Der Anteil der auf die Exposition zurückzuführenden Krankheitsfälle an allen Krankheitsfällen unter den exponierten Personen.

# Lösungen zu den MC-Aufgaben

| | | | | |
|---|---|---|---|---|
| MC-1: | Lösung D | | MC-41: | Lösung C |
| MC-2: | Lösung C | | MC-42: | Lösung E |
| MC-3: | Lösung C | | MC-43: | Lösung C |
| MC-4: | Lösung E | | MC-44: | Lösung E |
| MC-5: | Lösung D | | MC-45: | Lösung E |
| MC-6: | Lösung E | | MC-46: | Lösung D |
| MC-7: | Lösung E | | MC-47: | Lösung D |
| MC-8: | Lösung B | | MC-48: | Lösung E |
| MC-9: | Lösung A | | MC-49: | Lösung D |
| MC-10: | Lösung C | | MC-50: | Lösung D |
| | | | | |
| MC-11: | Lösung A | | MC-51: | Lösung A |
| MC-12: | Lösung C | | MC-52: | Lösung C |
| MC-13: | Lösung B | | MC-53: | Lösung D |
| MC-14: | Lösung B | | MC-54: | Lösung A |
| MC-15: | Lösung C | | MC-55: | Lösung E |
| MC-16: | Lösung C | | MC-56: | Lösung E |
| MC-17: | Lösung C | | MC-57: | Lösung B |
| MC-18: | Lösung C | | MC-58: | Lösung B |
| MC-19: | Lösung A | | MC-59: | Lösung B |
| MC-20: | Lösung C | | MC-60: | Lösung E |
| | | | | |
| MC-21: | Lösung D | | MC-61: | Lösung E |
| MC-22: | Lösung E | | MC-62: | Lösung A |
| MC-23: | Lösung B | | MC-63: | Lösung A |
| MC-24: | Lösung B | | MC-64: | Lösung B |
| MC-25: | Lösung C | | MC-65: | Lösung E |
| MC-26: | Lösung B | | MC-66: | Lösung C |
| MC-27: | Lösung C | | MC-67: | Lösung D |
| MC-28: | Lösung E | | MC-68: | Lösung C |
| MC-29: | Lösung A | | MC-69: | Lösung C |
| MC-30: | Lösung C | | MC-70: | Lösung B |
| | | | | |
| MC-31 | Lösung D | | MC-71: | Lösung B |
| MC-32: | Lösung A | | MC-72: | Lösung C |
| MC-33: | Lösung A | | MC-73: | Lösung D |
| MC-34: | Lösung C | | MC-74: | Lösung A |
| MC-35: | Lösung B | | MC-75: | Lösung C |
| MC-36: | Lösung B | | MC-76: | Lösung C |
| MC-37: | Lösung C | | MC-77: | Lösung B |
| MC-38: | Lösung A | | MC-78: | Lösung B |
| MC-39: | Lösung A | | MC-79: | Lösung A |
| MC-40: | Lösung E | | MC-80: | Lösung E |

```
MC-81:    Lösung B
MC-82:    Lösung A
MC-83:    Lösung D
MC-84:    Lösung E
MC-85:    Lösung C
MC-86:    Lösung A
MC-87:    Lösung B
MC-88:    Lösung D
MC-89:    Lösung A
MC-90:    Lösung D


MC-91:    Lösung D
MC-92:    Lösung E
MC-93:    Lösung E
MC-94:    Lösung E
MC-95:    Lösung E
MC-96:    Lösung C
MC-97:    Lösung E
MC-98:    Lösung A
MC-99:    Lösung A
MC-100:   Lösung E


MC-101:   Lösung C
MC-102:   Lösung A
MC-103:   Lösung E
```

# Literaturhinweise

**Harms, V.:**
Medizinische Statistik.
Harms Verlag (2012)

**Heinecke A., Hultsch, E., Repges, R.:**
Medizinische Biometrie.
Springer Verlag (1992)

**Renner, D.:**
GK2 Medizinische Biometrie.
12. Auflage, Chapman & Hall (2001)

**Sachs, L.:**
Angewandte Statistik.
13. Auflage, Springer Verlag (2009)

**Trampisch, H.J., Windeler, J.:**
Medizinische Statistik.
Springer Verlag (1997)

**Krentz, H.:**
Statistische Analysen mit SPSS in der Medizin.
Band 1: Beschreibende Statistische Analysen
Band 2: Schließende Statistische Analysen
Band 3: Grafische Darstellung statistischer Kennwerte
Shaker Verlag (2008, 2009)

# Sachwortverzeichnis